Barbara Sichtermann • Ingo Rose

Fräulein Doktor im Kaiserreich

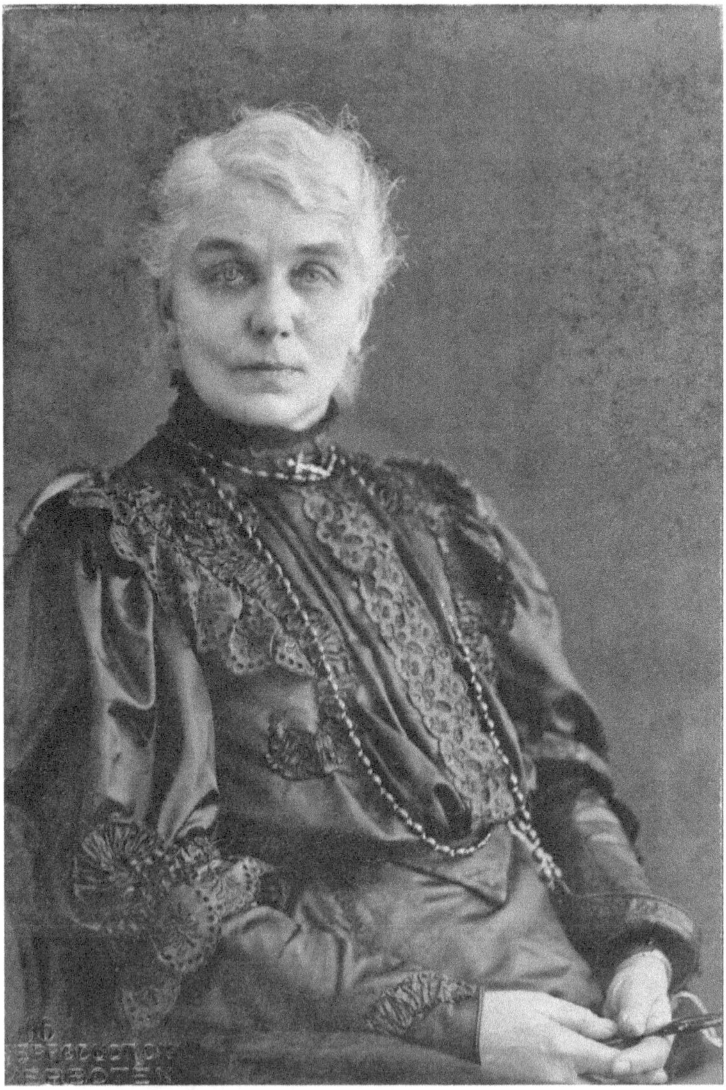

Barbara Sichtermann • Ingo Rose

Fräulein Doktor im Kaiserreich

Die Lebensgeschichte der Franziska Tiburtius

Osburg Verlag

Frontispiz: Franziska Tiburtius, um 1915

Erste Auflage 2023

www.osburgverlag.de

Lektorat: Bernd Henninger, Heidelberg
Korrektorat: Annette Bockler-Osburg, Ratzeburg
Umschlaggestaltung: Judith Hilgenstöhler, Hamburg
Satz: Hans-Jürgen Paasch, Oeste
Druck und Bindung: CPI books GmbH, Leck
Printed in Germany
ISBN 978-3-95510-336-1

Inhalt

I

Aus freiem Wissen

Als der Krieg ausbrach, weilte die junge Franziska Tiburtius in London. Sie unterrichtete Deutsch am Institut der würdigen Miss Boswood und stand kurz vor dem Antritt ihrer nächsten Stelle, bei der sie mehr Verantwortung zu tragen haben würde: als Erzieherin der vier Töchter des braven Reverend Mr. Roupell in Walton-on-the-Hill, Grafschaft Surrey. »*Der dunkle Schatten, der schon seit Wochen über Deutschland schwebte, verdichtete sich plötzlich.* ›War is declared‹, *flüsterte Miss Boswood mir zu, als wir am Tag vor meiner Abreise im Gärtchen hinter dem Hause Frische suchten. Zwei Kriege, 1864 und 1866, hatte ich schon mit Bewusstsein und einigem Verstand und Nachdenken erlebt; ich kannte den Druck, der sich auf alle Herzen legt; aber es war beide Male so schnell vorüber, es war so glänzend gegangen, dass den meisten gar nicht recht ins Bewusstsein gedrungen war, wie schwer das Leid für den einzelnen sein kann. Der Sinn des österreichischen Krieges war den wenigsten aufgegangen, er war im Volk zu Anfang nicht populär und blieb auch in seinem letzten Ziel unverstanden, aber dass Bismarcks Werk und Bismarcks Persönlichkeit etwas Gewaltiges sein mussten, dass sein Blick weiter reichte als der ihre, dämmerte damals auch seinen Gegnern.*« Und jetzt, nur knapp vier Jahre später, waren es die Franzosen, die gegen die Deutschen mobilmachten. Warum nur ertrugen sie es nicht, dass die deutschen Länder nach Einheit strebten? Und was sagten die Briten zu alldem? Franziska bat Miss Boswood um englische Zeitungen. »›All right to the German side, all wrong to the French‹, *tönte es aus* Times *und* Daily News *und dem ganzen englischen Blätterwald.*« Das war erst mal beruhigend. So konnte Franziska als deutsches Fräulein unbehelligt auf der Insel reisen. Aber würde es so bleiben? Miss Boswood erklärte Franziska, dass die Sympathie der Engländer für die Deutschen auf einer ziemlich wackeligen Grundlage beruhe. Friedrich, der Kronprinz von Preußen, war mit Königin Victorias Lieblingstochter, die auch Victoria hieß, verheiratet. Und schon von daher schlüge das Herz der Briten für die Preußen. In der Tat, dachte Franziska, das ist für politische Sympathie und gar für Parteinahme in einem Krieg ein äußerst wackeliges Fundament.

Während Franziska den Ledergurt um ihren Koffer festschnallte, dachte sie weiter und überlegte kurz, ob sie nicht Miss Boswood um ein paar zusätzliche Tage Unterkunft bitten und eine Schiffspassage in die Heimat nach Stralsund buchen solle. War nicht ihr Platz jetzt im eigenen Land, etwa als Hilfskrankenschwester in einem Lazarett? Und überhaupt, wo befand sich Carl? Als Stabsarzt würde er womöglich an die Front geschickt! Franziska überschlug ihre finanzielle Lage. Für die Heimreise würde es eventuell reichen, aber dann? Die Mutter verfügte selbst über nur karge Mittel, bei ihr würde sie nicht unterschlüpfen können, sie würde für sich selbst sorgen müssen. Wie sollte das gehen? Und wartete nicht der freundliche Reverend Roupell im Pfarrhaus zu Walton auf sie? Sie hatte zugesagt, die Stelle anzutreten, sie sah sich in der Pflicht. Und die Verletzung dieser Pflicht – jeglicher Pflicht – war ein entschiedenes *No go* für Franziska. Ferner: der Lohn, den Mr. Roupell geboten hatte, war nicht zu verachten, sie würde etwas zurücklegen können. Franziska setzte ihren Sonntagshut vorsichtig in die Hutschachtel, schloss den Deckel und entschied, sich auf den Weg nach Surrey zu machen.

***

Entscheidungen waren zu Franziskas Zeit nicht unbedingt Sache der Frauen – abgesehen von Haushaltsangelegenheiten und der Frage, ob zu Mittag gebratene oder gebackene Kartoffeln zu reichen seien. Eine existenzielle Entscheidung aber sollte eine Frau nur einmal im Leben treffen, und das war die für einen Ehemann. Danach waren alle Entscheidungen für oder gegen was auch immer Sache des Mannes –, er konnte sogar bei der Kartoffelfrage bestimmen, sofern er sich dazu herablassen mochte oder persönlich die eine oder andere Präferenz hegte. Aber es war ja nun so, dass nicht alle Frauenspersonen einen Mann fanden, es gab sogar welche, die gar keinen wollten. Zu ihnen gehörte Franziska. Vielleicht war es die innige Neigung zu ihrem älteren Bruder Carl, der ihr schon in früher Jugend das Träumen vom idealen Gatten abgenommen hatte, vielleicht auch die Furcht vor einem Vorgesetzten in ihrem Leben, der alle Entscheidungen für sie zu fällen haben würde – Franziska wusste es selbst nicht. Klar war nur, dass die Ehe nicht das war, was sie erstrebte, auch wenn Kinderlosigkeit der Preis war. Sie wollte diejenige bleiben, die entschied, für ihr ganzes Leben. Doch die Spielräume, die sich auftaten, wenn eine Frau wie sie ihren Lebensweg auf eigenen Füßen gehen wollte, waren eng. Nicht nur in Preußen, wo Franziska herkam, auch in England, in Frankreich, überall. Der Lebensunterhalt musste ja bestritten, das Geld dafür verdient werden – nur wie? *»Es gab damals eigentlich nur einen Beruf, der für gebildete Frauen ›aus guter Familie‹ wählbar war, den der Lehrerin. Und auch da war es zweifelhaft, ob man nicht ›die Kaste‹ verlor! Im Lehrfach hatte ich einige Erfahrungen, glaube auch im Rückschauen, dass ich nicht eine ganz schlechte Lehrerin war; denn wo der Gegenstand mich mitnahm, erlangten die Schülerinnen wohl auch ein ziemlich lebhaftes Bild, jedenfalls habe ich stets die Aufmerksamkeit meiner Schülerinnen wach erhalten können, auch der weniger begabten. Ich bemühte mich immer aus freiem Wissen, nicht aus unmittelbar vorher mühsam Zusammengetragenem ihnen mitzuteilen.«* Ihre Tätigkeit in England gehörte zu Franziskas Ausbildung. Hier wollte sie ihre Kenntnis der englischen Sprache erweitern und verfeinern, womöglich sich auch von den britischen Bildungsinstituten für ihre eigene Berufstätigkeit etwas abschauen. *»Ich habe stets einen regen Zug in die Weite verspürt und auch ein lebhaftes Interesse für die englische Geschichte.«* Zu Hause auf Rügen hatte sie das Lehrerinnenexamen abgelegt, *»das mir wenig Schwierigkeiten machte und ein gutes Zeugnis einbrachte«*.

Nach ihrer Rückkehr aus Großbritannien, mit den englischen Erfahrungen im Gepäck und der Weltsprache mächtig, wollte sich die erfahrene Lehrerin einer weiteren Prüfung unterziehen: dem Vorsteherinnenexamen. So hatte sie entschieden. Denn obschon das Unterrichten sie reizte, hätte sie ja doch als Lehrerin an einer Mädchenschule, sei die von der Kirche eingerichtet oder in privater Hand, immer eine Schuldirektorin vor der Nase gehabt. Das war eine Aussicht, die ihr gar nicht behagte. Ihre eigenen Vorstellungen vom »freien Wissen« hätte sie womöglich nicht umsetzen können. Indessen: selbst als eine solche Vorsteherin aufzutreten, gar eine Schule zu gründen und sie nach den neuesten Erziehungsmethoden zu gestalten und zu führen, das gefiel ihr unbedingt. Und so schaute sie sich in London im dortigen Mädchenschulwesen aufmerksam um, immer bereit, Neues zu erfahren und womöglich Impulse für ihr eigenes Schulprojekt zu empfangen.

Sie wurde enttäuscht. »*Dass es mit der Übernahme von Einrichtungen aus dem englischen Pensionat in die in Aussicht genommene Schule in Stralsund nichts war, sah ich bald. Vielleicht war Miss Boswoods Schule auch für England schon etwas altmodisch, doch wegen ihres feinen Tons sehr geschätzt. Zwölf bis sechzehn junge Mädchen von fünfzehn bis achtzehn Jahren, dem sogenannten gebildeten, jedenfalls sehr zahlungsfähigen Mittelstand und der Gentry angehörig, erhielten dort den letzten Schliff für die Welt, der keineswegs in positivem Wissen bestand, – damit waren sie sehr wenig beschwert, und es wurde auch sichtlich sehr viel weniger Gewicht darauf gelegt, als auf* good manners, good breeding *und die verschiedenen* accomplishments, *die nun mal zum Begriff der Lady gehörten.*« Es gibt so viel, was man wissen kann, dachte sich Franziska. Nicht alles, irgendwo ist eine Grenze, irgendwo beginnt das Geheimnis des Universums. Aber diesseits der Grenze, wo der menschliche Geist forschend tätig ist, da ist so viel Wissen angehäuft, historisches, philosophisches, naturwissenschaftliches, da gibt es Schätze an

Erkenntnis zu heben für alle, die Muße haben, um die Bestände zu sichten und sich in die Erzählungen über William den Eroberer oder die Fallgesetze des Isaac Newton zu vertiefen. Weiß ich schon genug? Nicht annähernd. Ich hatte auf der Schule kein Latein und auch keine Mathematik, aber, versicherten mir Miss Boswood und auch meine Lehrerinnen einst in Stralsund, das sei ganz unwichtig, denn ich würde nicht in die Lage kommen, diese Fächer zu unterrichten. Ich könne nur eine Mädchenschule leiten, und auf dem Lehrplan für Mädchen hätten alte Sprachen und Logik keinen Platz. Wozu künftige Hausfrauen und Mütter damit quälen? Franziska sagte Ja und Amen auf solche Belehrungen hin, dachte aber dann an das Glück, das sie empfunden hatte, als sie in ihrer »Englischen Geschichte« über Elisabeth I. las und wie diese Königin ihr Land regierte, Frieden schuf und niemals heiraten wollte und auch nicht geheiratet hat, obwohl alle Minister und Hofräte das unbedingt von ihr verlangten. Franziskas Glücksgefühl entsprang weniger der Gewissheit, hier eine Art Vorbild gefunden zu haben, als der schieren Tatsache, dass sie all dies *wusste*: Elisabeth, das sechzehnte Jahrhundert, Shakespeare, Maria Stuart. Sie wusste das. Und was gab es nicht alles noch! Schon als Kind las Franziska unentwegt – obwohl Lesen für ein Mädchen als fast unschicklich galt. *»Ich war eine grausliche Leseratte, kein Buch war vor mir sicher. Es fand sich immer eine halbe Stunde, wo Bücher im Wohnzimmer unbewacht lagen, verboten war es ja gerade nicht, weil niemand daran dachte. Aber ich fragte lieber nicht, denn im Unterbewusstsein hatte ich recht wohl das Gefühl, dass es sich nicht gehörte.«* Sie las französische Romanciers wie Eugène Sue in deutscher Übersetzung, las Sachbücher über die Geheimnisse der Natur und die Erzählungen des Fritz Reuter auf Niederdeutsch. Heimlich besorgte sie sich das Lateinbuch des Bruders und übte Vokabeln, um einmal Cäsar lesen zu können oder Cicero. Aber sie schämte sich auch für ihre Neugierde und trug das Buch an seinen Platz zurück. Sie versuchte sich zu arrangieren. Doch es klappte nicht wirklich. Für ihre eigene

Mädchenschule träumte sie von einem Lehrer, der Latein und Mathematik unterrichtete. Es würde in der Zeitung stehen. Und sie würde Ärger mit der Bildungsabteilung des Bürgermeisteramtes bekommen.

Franziska Caroline Charlotte Tiburtius ist am 24. Januar 1843 in Bisdamitz an der Tromper Wiek auf Rügen zur Welt gekommen. Ihr Vater war ein Gutspächter, die Familie nicht reich, aber auch nicht arm. Frau Tiburtius gebar neun Kinder, Franziska war das Nesthäkchen. Zwei Knaben starben in jungen Jahren, noch vor Franziskas Geburt, der älteste Sohn erlag 22-jährig einer Lungenentzündung im Jahre 1848, da war Franziska fünf. Nun hatte sie außer ihren vier Schwestern Dorothea, Antonia, Bertha und Marie nur noch einen einzigen großen Bruder, Carl, der neun Jahre älter und seiner jüngsten Schwester innig zugetan war und viel an ihrer Seite. Carls wegen, der das Gymnasium besuchen sollte, zog die Familie 1851 nach Stralsund. Hier ging Franziska auf eine private Mädchenschule. Vier Jahre später starb der Vater. Jetzt mussten alle Kinder, auch die Jüngste, zusehen, bald auf eigene Füße zu kommen. Carl studierte Medizin, Franziska ging mit siebzehn als Erzieherin zu Baron Lyngen nach Werbelow, danach als Gouvernante ins Haus des Herrn von Behr-Schmoldow. In Rambin auf Rügen absolvierte sie 1868 ihre Ausbildung zur Lehrerin. Pläne für eine Schulgründung reiften in Stralsund im Hause der Mutter, zu der Franziska nach ihrem Examen umzog. Aber dafür mussten noch ein paar zusätzliche *accomplishments* in ihren Lebenslauf eingetragen werden. Man entschied sich für einen Aufenthalt in England, eine Agentur regelte die Anstellung erst in London, dann in Walton. Die Überfahrt kostete mehr als gedacht, Carl, inzwischen Stabsarzt bei der preußischen Armee, gab etwas hinzu. Franziska war in diesem Sommer 1870, als sie ihrem *»regen Zug in die Weite«* folgte, 27 Jahre alt.

***

Walton-on-the-Hill, ein Dorf in der Heide, lag in den nördlichen Downs mit kreidigem Untergrund und wenig Bäumen, nahe der für ihre spektakulären Pferderennen berühmten Stadt Epsom. Franziska hatte es gut getroffen, denn die Pfarrersfamilie, bei der sie nun im Dachstübchen wohnen würde, war ausgesprochen liebenswert, wenngleich auch etwas anstrengend. In ihren Lebenserinnerungen schildert sie die Leutchen: den Reverend als einen schrulligen, gemütlichen Patriarchen, der auch zu Hause gern predigte, Mrs. Roupell als eine hochnervöse Dame, die den einen Tag aufgeregt herumlief und den nächsten stumm in der Ecke saß. Der einzige Sohn war Seemann und gerade auf den Weltmeeren unterwegs. Die vier Töchter, die Franziska zu unterrichten hatte, hießen Minnie, Nellie, Nina und Mary, sie waren neunzehn, siebzehn, fünfzehn und zehn Jahre alt. Franziska nannte sie »Wildlinge«. Alle vier mochten ihre Lehrerin, waren wissbegierig und phantasievoll und lernten gerne Deutsch. Am beliebtesten waren bei ihnen die Musikstunden, die am frühen Morgen stattfanden – im Salon, da, wo das Klavier stand. Nie fehlte eines der Mädchen bei diesem Unterricht. Sie waren, wie die meisten Menschen in England, fest davon überzeugt, dass alle Deutschen geborene Musikgenies seien, und so wurde die neue deutsche Miss ehrfürchtig angestaunt, auch wenn sie nur ein paar Kadenzen spielte.

Ein besonders nahes Verhältnis entwickelte Franziska zu Mr. Roupell. Mit ihm konnte sie über den Krieg sprechen, und er klopfte öfters im Dachstübchen an – manchmal schickte er auch eins der Mädchen –, um Franziska eine Zeitung mit den neuesten Berichten vom Frontverlauf zu bringen. Inzwischen war es August des Jahres 1870. Franziska wusste aus dem Briefwechsel mit Carl, dass ihr Bruder als Oberstabsarzt eingezogen worden war – er versorgte verletzte deutsche Soldaten irgendwo in Frankreich. Die französischen Truppen waren zahlenmäßig den Preußen und ihren Verbündeten unterlegen, das hatte ihr Mr. Roupell auseinandergesetzt, auch hieß es, dass die Preußen rein waffentechnisch mehr zu bieten hatten. Dennoch konnte Frankreich gleich zu Beginn Saarbrücken besetzen; aber in den Schlachten von Weißenburg und Wörth schlugen die Verbündeten den Feind zurück. »Euer Kronprinz leistet ganze Arbeit«, sagte Mr. Roupell und zwinkerte ihr zu. Franziska seufzte. In der Zeitung stand auch, dass die preußische Armee große Verluste zu verzeichnen hatte. Carl wird Tag und Nacht im Einsatz sein, dachte sie. Wahrscheinlich ist das der Grund, warum er immer seltener schreibt.

In der Tat hatte Carl Tiburtius gewaltig zu tun; dabei waren es nicht mal so sehr die Obliegenheiten des Arztes, das Verbinden von Wunden, die Operationen und Amputationen, die ihn in Atem hielten. Er hatte vor allem mit Logistik zu schaffen, musste die Lazarette einrichten, dafür sorgen, dass die Verwundeten von den Rändern des Schlachtfelds zu ihm transportiert wurden und entscheiden, ob die Genesenen zurück ins Feld oder lieber nach Hause geschickt werden sollten. Er kannte das alles, er hatte schon im Krieg mit Österreich vor vier Jahren den Posten des Oberstabsarztes innegehabt, war bei Königgrätz dabei gewesen, als die Preußen im Verbund mit den süddeutschen Truppen entgegen aller Erwartung den Sieg über die Österreicher davontrugen. Damals hatte es ihn noch befriedigt, zu gewinnen. Jetzt erschauerte er angesichts der Ströme von Blut, die der Krieg fließen ließ, und er konnte des Nachts nur noch beten und keine Briefe mehr schreiben. Manchmal aber raffte er sich doch noch auf, setzte sich an den kleinen, wackeligen Tisch im Zelt, spitzte seine Feder und schrieb einen Liebesbrief an eine gewisse Henriette Hirschfeld. Er kannte und verehrte diese Frau schon länger, und kurz bevor er einrückte, hatte er sich mit ihr verlobt. Die Familie wusste es noch nicht; umso wichtiger war es für Carl, der Geliebten in Briefen seiner Treue zu versichern und seiner Hoffnung Ausdruck zu geben, dass beide sich bald wieder in den Armen liegen würden. Für einen weiteren Brief an Franziska fehlte ihm dann die Kraft.

Es kam der 2. September 1870 mit der Schlacht von Sedan, Kaiser Napoléon III. wurde gefangen genommen. Diesmal war es der Junge von nebenan, der Franziska auf der Straße traf und ihr die Nachricht vom deutschen Sieg zurief:

»Jetzt müssen Sie Ihren Hut in die Luft werfen!«

»Kann ich nicht, er ist festgepinnt. Tu du es für mich.«

»Was werden die Deutschen jetzt sagen? Ich denke mal: Himmelkreuzdonnerwetter! Das ist das einzige deutsche Wort, das ich kenne.«

Franziska besann sich darauf, dass sie bei aller Freude über den Sieg ja doch auch eine strenge Lehrerin war und sagte:

»Das ist ein übler Fluch, und kein Deutscher wird ihn aussprechen. Sie werden sagen: ›Nun danket alle Gott!‹«

Der Nachbarsjunge warf seine Mütze in die Luft. »Es war unsere Princess Victoria, deren Geist Ihre Truppen beschützt hat.«

***

Franziska, der Nachbarsjunge und auch Mr. Roupell und seine Damen hatten sich zu früh gefreut, der Krieg ging weiter, bis ins nächste Jahr hinein. In Paris kam es zu bürgerkriegsähnlichen Unruhen, Revolutionäre riefen die Republik aus, Sozialisten gar die Kommune, die Provisorische Regierung verweigerte den Friedensschluss. Die Bedingung hätte in der Abtretung Elsass-Lothringens bestanden, das schien nicht hinnehmbar. Und was geschah in England? Die französische Hartnäckigkeit machte Eindruck; zwar vertrat die *Daily News* weiter den deutschen Standpunkt, die meisten anderen Blätter jedoch schwenkten um, die Stimmung kippte. *»Das arme, tapfere Frankreich!«*, riefen die Menschen in Walton, und selbst Mr. Roupell zwinkerte nicht mehr. Erst als Paris gefallen war, schwante den Franzosen, dass sie verloren hatten. Den Engländern machte dieser Sieg Preußens und seiner Verbündeten Bayern, Württemberg, Baden und Hessen nun doch Sorgen. Denn als auch noch die Reichsgründung erfolgte und der Preußenkönig nunmehr Kaiser Wilhelm I. hieß, sah England seine gewohnte Größe und seinen Einfluss durch den stolzen kontinentalen Nachbarn bedroht. Franziska in ihrem südenglischen Dorf hatte sich stets allseits geschätzt gefühlt, spürte aber jetzt eine wachsende Reserviertheit. Ihr schien, dass die wackelige Grundlage für die Sympathie mit den Deutschen nun eingebrochen war. Sie spielte mit dem Gedanken, ihren Englandaufenthalt abzukürzen und nach Hause zurückzukehren. Vielleicht wäre die Familie Roupell sogar ganz froh, sie los zu sein? Die politischen Vorbehalte gegen das neue Deutsche Reich könnten weiter wachsen und sie selbst womöglich auf der Straße beschimpft werden. Franziska saß in ihrem Dachstübchen und las Carls Briefe vom Sommer und Herbst noch einmal. Darin drängte er Franziska, doch bitte verschärft darüber nachzudenken, ob sie nicht den Schritt tun solle, den er ihr schon länger, schon vor der Englandreise, nahegelegt hatte. Er nämlich sah sie nicht als Lehrerin, auch nicht als Schulvorsteherin. Er hat etwas Besseres mit ihr vor. Schließlich war sie, fand er, abgesehen von Henriette Hirschfeld das intelligenteste Mädchen, das er je getroffen hatte. Außerdem war ihr ein Pflichtgefühl eigen sowie ein Freimut, was Entscheidungen betraf, die, das wusste er nur zu gut, grundlegende Voraussetzungen waren für den Beruf, den er selbst ausübte.

Als Carl im heimischen Stralsund erstmals zu seiner Schwester sagte: »Du wärst eine großartige Ärztin!«, schüttelte Franziska noch lachend den Kopf und fragte:

»Wie soll das gehen? Kennst du eine Schule, an der ich das Abitur ablegen könnte?«

Sie wusste ja, dass Frauen nicht Medizin studieren konnten, dass Frauen überhaupt nicht zugelassen waren an den Universitäten, egal an welcher Fakultät, und dass sie eine Spinnerei war, diese Idee ihres Bruders, sie müsse Medizinerin werden. Naja, es gab schon mal hier und da eine Ausnahme, in Dublin gab es zwei Frauen, die es an die Universität geschafft hatten, auch in Amerika sorgten die ersten beiden Ärztinnen des Landes für Furore. Aber hier, im konservativen Preußen? Gymnasien waren den Jungs vorbehalten. Franziska wollte das Schicksal nicht herausfordern, sie wollte ihre eigene Mädchenschule gründen, dieser Plan erschien ihr verwegen genug.

Carl sah ihr in die Augen. »Gut, geh nach England. Aber wenn du wieder hier bist, komme ich auf die Sache zurück.«

Franziska schüttelte ob der Flausen ihres Bruders noch einmal den Kopf, diesmal heftig.

»Was ist mit Mathematik?«, rief sie. *»Es gilt als feststehend, dass Frauen niemals Mathematik begreifen können.«*

»Was nicht alles als feststehend gilt«, erwiderte Carl. »Ich gebe dir heute Abend eine Stunde in Trigonometrie. Du wirst sehen.«

»Ich habe es selbst schon versucht«, gestand Franziska. »Ich habe mir nicht nur dein Lateinbuch, sondern auch dein Mathematikbuch ausgeliehen. Ich bin vollständig gescheitert.«

»Ohne Unterweisung geht das nicht. Lass mich dein Lehrer sein. Glaub ja nicht, dass du die Einzige in der Familie bist, die pädagogische Fähigkeiten besitzt.«

Und später in London und in Walton bekam Franziska Briefe von Carl, in denen stets ein Bogen mit Zeichnungen und Überlegungen zu allerlei Dreiecken beigefügt war. Die Empfängerin wusste genau, worauf der Absender anspielte, wenn sie den Brief vorsichtig mit dem Federmesser öffnete, um dann zwei gefaltete Bögen aus dem Couvert zu ziehen, einen beschriebenen und einen mit Zeichnungen und Erklärungen zu den Katheten und der Hypotenuse. Sie konnte dann nicht anders als in sich hinein zu lächeln, »Carl …« zu murmeln und sich ihrer Entscheidung, eine Schule für Mädchen zu gründen, noch einmal innerlich fest zu versichern. Aber sie setzte sich dann doch hin und rechnete die Quadrate über den kürzeren Seiten des rechtwinkeligen Dreiecks aus – nicht ohne Befriedigung.

»Wie war mein Bruder auf den Gedanken gekommen, dass ich Ärztin werden müsse? Vielleicht hatte eine Frau ihm den Anstoß gegeben; er war befreundet mit Henriette Hirschfeld, der ersten Zahnärztin in Berlin. Als junge Frau war sie Mitte der sechziger

Jahre nach Amerika gegangen, hatte dort Zahnheilkunde studiert und sich in Berlin eine Existenz aufgebaut. In Amerika hatte sie die Schwestern Elisabeth und Emily Blackwell kennengelernt, die dort bereits seit einigen Jahren eine ärztliche Praxis betrieben.« So berichtet es Franziska in ihren Lebenserinnerungen. Jene Henriette Hirschfeld sollte nicht nur im Leben ihres Bruders, sondern auch in ihrem eigenen Leben eine große Rolle spielen. Und diese interessante, in den USA zur Doctor of Dental Surgery promovierte Dame hat im Jahre 1870, als Franziska in England die vier Roupell-Töchter unterrichtete und dabei immer an die Kriegsnachrichten und das Schicksal ihres Bruders denken musste, noch eine andere junge Frau auf den Gedanken gebracht, ein Studium der Medizin aufzunehmen. Diese Frau hieß Emilie Lehmus, war eine Pfarrerstochter aus Fürth in Franken und lernte Henriette bei einem Besuch in Berlin eher zufällig kennen. Emilie war Lehrerin, genau wie Franziska. Sie unternahm mit Henriette eine Spreewaldwasserfahrt, die in die Geschichte des Frauenstudiums eingegangen ist. Denn auf dieser Fahrt gelang es Henriette, Emilie davon zu überzeugen, dass sie als Frau, die nicht heiraten wollte, mehr erreichen könne als die für Eheverweigerinnen vorgezeichnete Laufbahn einer Lehrerin.

»Und Sie konnten in Berlin ohne Weiteres eine zahnärztliche Praxis eröffnen?«, fragte Emilie, die ihren Hut festhielt, weil ein Wind ging und der Spreewaldkahn schwankte.

»Ohne Weiteres nicht«, antwortete Henriette. »Der Kampf mit den Behörden hatte es in sich. Aber mittlerweile …« Sie zögerte. »Ich entdecke eine gewisse Neugier in Ihrem Gesicht, Fräulein Lehmus. Kann es sein, dass Sie …?«

Emilie ließ den Hut los und tauchte ihre Hand ins Spreewasser. Sie beobachtete den Fährmann, wie er geschickt mit seinem »Rudel« den Kahn auf Kurs hielt.

»Ich bin nicht zufrieden als Lehrerin«, bekannte sie. »Ich interessiere mich für alles, was mit Medizin zu tun hat.«

Henriette nickte. »Es gibt Mittel und Wege. Auch für Sie als Frau.«

***

Im Januar 1871 erhielt Franziska endlich wieder Post von Carl. Der Brief war kurz. Darin stand lediglich, dass er an Typhus erkrankt sei, sich aber auf dem Wege der Besserung befinde. *»Ich bin seit einigen Tagen wieder bei Besinnung und werde wohl bald nach Deutschland transportiert. Mach Dich frei und komm heim, Deinen alten Bruder zu pflegen.«* Diesmal lag kein Blatt mit mathematischen Formeln bei. Stattdessen redete der Bruder sie mit ihrem Kosenamen aus Kindertagen an: *»Hase«*. Franziska atmete tief aus. Jetzt war es so weit, sie musste Abschied nehmen von den Roupells. Jeder würde es verstehen, und es war so üblich, dass eine Frau, die irgendwo in Diensten stand, sofort und ohne eine Frist ihre Sachen packen und abreisen musste, wenn ein Mitglied ihrer eigenen Familie erkrankt war und Hilfe brauchte. *»Es wurde beschlossen, dass Minnie und Nelly nun als erwachsen zu gelten und Unterricht und Erziehung der beiden jüngeren Töchter Nina und Mary zu übernehmen hatten.«* Der Reverend gab der *»Miss Teibörsches«* seinen Segen, und Mrs. Roupell weinte ein wenig. Der Nachbarsjunge winkte über den Zaun. Ihre Reise führte Franziska im Februar 1871 zunächst nach London, wo die hilfsbereite Miss Boswood sie unterbrachte. *»In London fand ich eine Deutschland durchaus feindliche Stimmung vor. Es war ja inzwischen die Reichsgründung in Versailles gewesen. Wie recht hatte Bismarck, die Einmischung Englands zu fürchten! Aber jetzt ging mir der Ärger der Engländer nicht mehr zu Herzen. Ich fuhr durch Eis und Schnee der Heimat zu. Doch wie warm und glücklich im Gemüt! In Berlin traf ich mit meinem Bruder zusammen.«*

Carl war nicht allein, als Franziska ankam. An seinem Bettrand saß Henriette, die Hand an seiner Stirn, prüfend, ob er Fieber hätte. Franziska hatte die berühmte Zahnärztin schon vor ihrer Abreise nach England als Freundin ihres Bruders getroffen. Und sie erkannte sie auch jetzt gleich wieder. Ehe sie stutzen konnte ob der Intimität der Szene, erhob sich Henriette, ging auf Franziska zu und schloss sie in ihre Arme. Sie flüsterte: »Jetzt wundere dich nicht, liebe Schwägerin in spe, dein Bruder und ich sind verlobt.« »Gl…Glückwunsch!«, stotterte Franziska und wurde rot. Sie winkte Carl mit der Hand. Und wusste erst nicht recht, was sie fühlen sollte, dann merkte sie, dass sie nicht nur überrascht, sondern auch hocherfreut war. Diese außergewöhnliche Henriette würde Teil ihrer Familie sein! »Ihr habt es gut getroffen, ihr beide«, sagte sie und lächelte. Gegen Abend stand Carl aus dem Bett auf und setzte sich mit seiner Schwester und seiner Verlobten an den Abendbrottisch. Die drei redeten bis tief in die Nacht. Danach war es entschieden: Franziska würde sich nicht für das Vorsteherinnenexamen in Stralsund anmelden, sondern sich in Zürich um ein Studium der Medizin bewerben. Die Universität dort nahm Frauen auf – in allen Fakultäten. *»Dass mein Lebensschiff einen anderen Kurs nahm, schreibe ich dem Einfluss meines Bruders zu. Und dem seiner späteren Frau, meiner Schwägerin, die während eines Aufenthalts in Amerika dort die Schwestern Blackwell und die Anfänge des Frauenstudiums kennengelernt hatte.«*

Henriette Hirschfeld-Tiburtius war in der Tat die Person, die dafür gesorgt hat, dass Franziska Tiburtius und Emilie Lehmus, die später in Berlin die erste von Frauen geführte Praxis eröffnen sollten, die ausgetretenen Pfade des Lehrerinnen-Daseins verließen und ein Studium der Medizin aufnahmen – im Ausland, weil es im Inland nicht möglich war.

Im Falle Franziska Tiburtius tat allerdings Bruder Carl das Seine, um die Schwester dazu zu bringen, mehr von sich zu verlangen, doch im Falle Emilie Lehmus war Henriette fast allein die treibende Kraft. Man muss hinzufügen, dass der Fürther Pfarrer Lehmus seine sechs Töchter frei erzogen hatte und ihnen viel zutraute, sie infolgedessen alle sechs mit einem starken Selbstbewusstsein ausgestattet waren. Emilie war gleichwohl immer ein stilles und zurückhaltendes Mädchen gewesen, aber eher im Sinne des »stillen Wassers«, das »tief« ist. Als sie von Henriette auf der Spreewaldwasserfahrt erfuhr, dass ein Studium der Medizin in Zürich auch für sie in Frage käme, ergriff sie ihre Chance und immatrikulierte sich. Und als Franziska dort eintraf, hatte Emilie alles für ihren Empfang vorbereitet.

***

Henriette Pagelsen kam 1834 in Westerland auf Sylt zur Welt, auch sie war eine Pfarrerstochter. Neunzehnjährig wurde sie mit dem Gutsbesitzer Christian Hirschfeld vermählt, die Ehe verlief ausgesprochen unglücklich. Christian trank, Henriette nicht, es gab Krach, sie verließ ihn, es kam zur Scheidung. Das war seinerzeit ein schwerer Makel im Lebenslauf, insbesondere bei einer Frau. Durch die Zeitung erfuhr Henriette von den beiden Ärztinnen in Amerika, den Blackwells. Sie lieh sich das Geld für die Überfahrt, schlug sich durch nach Philadelphia und erreichte mit ihrer unglaublichen Beharrlichkeit, dort am College of Dental Surgery zum Studium der Zahnmedizin zugelassen zu werden. Es gab eine Vorläuferin: eine Frau aus Cincinnati hatte schon Zahnmedizin studiert, allerdings ohne Abschluss. Henriette fiel durch glänzende Leistungen auf und wurde zum Examen zugelassen. Als Dr. dent. surg. kehrte sie nach Deutschland zurück, ging nach Berlin und etablierte sich dort mit einem ›Atelier zur Zahnbehandlung‹. Von Vorteil für sie war, dass die Erlaubnis zur Niederlassung von Zahnmedizinern in Preußen noch weitgehend ungeregelt geblieben war. So konnte Henriette allerlei Gesetzeslücken für sich nutzen und schließlich eine gutgehende Praxis mit Zustimmung der Behörden betreiben. Sie lernte den Dr. Carl Tiburtius kennen und mochte ihn sogleich und er sie. Was hatte sie nicht alles zu erzählen von Amerika! Sie traf dessen Schwester Franziska, die hübsche angehende Lehrerin, und als Carl später bemerkte, dass er auch Franziska für fähig hielte, Zahnärztin oder Ärztin zu werden, stimmte Henriette sofort zu. »In Zürich ist ein Studium für Frauen möglich«, rief sie aufgeregt und wollte am liebsten gleich zu Franziska eilen, um sie von weiteren Zusatzausbildungen für das Lehramt abzuhalten und für ein Studium der Medizin zu erwärmen. Aber da war Franziska schon nach England abgereist. Das Gespräch, das Henriette mit ihr hätte führen wollen, musste sie aufschieben. Sie führte es stattdessen bald mit Emilie Lehmus auf der Spreewaldwasserfahrt – mit dem bekannten Erfolg.

***

Es fiel Franziska nicht leicht, ihren Schulgründungsplan endgültig aufzugeben. Sie hatte ihn gefasst, weil sie etwas ändern, etwas wiedergutmachen wollte, was in den modernen Gesellschaften gründlich schieflief: die Bildung der Mädchen. Die fand im Grunde, beziehungsweise als eine gründliche, gar nicht statt. Oft hatte Franziska daran zurückgedacht, wie sie sich als Kind mit einem Buch in die Kammer hinter der Küche oder im Wohnzimmer hinter die schweren Gardinen zurückgezogen hatte, um unbemerkt zu lesen. Und sie fand als Erwachsene, dass das nicht nur ein irgendwie auch lustiges Versteckspiel gewesen war, sondern eine Demütigung. Warum bloß sollten Mädchen nicht lesen? Nichts wissen? Weil, das verstand sie inzwischen, ihr Horizont eng bleiben sollte, ganz bezogen auf die Familie, das Haus, die Kinder und die Küche. Weiblicher Ehrgeiz sollte im Keim erstickt werden, damit die Frau den männlichen Vormund in der Ehe und in ihrem ganzen späteren Leben akzeptierte. Sie brauchte ihn dann auch wirklich, weil sie qua Frau ein Dummerchen war. Aber Bildung, genauer: Wissen, das hatte Franziska inzwischen erfahren, war mehr als die Voraussetzung dafür, einen Beruf auszuüben, die ja Ehefrauen nicht brauchten, es war die Aneignung eines geistigen Schatzes, der in das ganze Leben hineinstrahlen und glücklich machen konnte. Wer etwas wusste, wollte meist noch mehr wissen, und so wurden die Knaben, die in der Jugend angehalten worden waren, Latein und Mathematik zu treiben, neugierig auf Vieles und lernten, wenn die Gelegenheiten sich boten und ihr Geist lebendig blieb, immer mehr und wurden immer klüger, bis es dann so erschien, als seien sie von Natur aus an Geisteskraft den Mädchen überlegen. Ob das wirklich so war? Franziska zweifelte. Es war keineswegs so, dass Mädchen gar nichts lernten. Die allgemeine Schulpflicht war in Preußen 1761 eingeführt worden, und seit Beginn des 19. Jahrhunderts gab es »Höhere Töchterschulen«. Wie verräterisch aber war schon diese Bezeichnung! Immer musste der Familienrahmen herhalten, wenn es um die Erziehung von Mädchen ging. Und der Staat kümmerte sich nur um die Elementarbildung der Schülerinnen, ihre Weiterbildung nach der Grundschule lag ganz in kirchlicher oder privater Hand. Sie war keineswegs obligatorisch wie bei den Knaben, sie war ein Extra, das »höhere« Gesellschaftsschichten sich leisteten und für das sie bezahlten. In dieses Feld hatte Franziska mit ihrer Schule eindringen und es anders machen wollen: den Mädchen sagen, dass Wissen ihr Leben verbessern würde, ihnen Einblicke verschaffen könnte in die Geschichte und das Walten der Natur und sie so in den Stand gesetzt würden, an der Entwicklung der Staaten, der Wissenschaften, der Künste betrachtend oder sogar selbst gestaltend teilzunehmen. Auf ihrer Schule sollte es nicht mit Sticken, Tanzen, guten Manieren und Haushaltsführung sein Bewenden haben, ihre Schülerinnen sollten lernen zu denken. Das war ihr Plan gewesen. Nicht nur ihr Plan, auch ihr Traum, ihr ideales Ziel. Das Mädchen mit Buch, lesend hinter der Gardine kauernd, das sie einmal gewesen war, hatte ihr diese Aufgabe für ihr Leben gestellt. Und nun? Sollte sie das alles opfern – nur wegen der ungewissen Aussicht auf ein Studium, für das sie außer ihrem Wissensdurst keinerlei Voraussetzung mitbrachte?

Carl sagte: »Ja. Sei ein wenig egoistischer, liebe Schwester. Warum sollst du als Schulvorsteherin einen Lehrer einstellen, der deinen höheren Töchtern Latein und Mathematik beibringt, wenn du selbst es lernen kannst? Das hast du doch immer gewollt. Jetzt musst du es tun. Und nachdem du den Satz des Pythagoras verstanden hast, bin ich sicher, dass du bald auch Seneca lesen wirst. Nu jib dir ma 'n Ruck, min Diern! Büst doch keen Bangbüx, min Hase.«

Carl fiel, wenn er deutlich werden wollte, gerne ins Plattdeutsche. Henriette sah Franziska einfach nur an. Ihr Lächeln machte Franziska verlegen. Sie sagte:

»Ihr habt recht. Ich werde es tun. Aber die Schule, die ich mir ausgedacht habe, ist immer noch in meinem Kopf. Und dann ...« Sie schluckte. »Dann wäre da die Frage der Kosten. Woher soll ich –« Carl hob die Hand.

»Es versteht sich, dass wir dir aushelfen. Ich bin sicher, das wird eine gute Investition.«

»Lehrerinnen gibt es wie Sand am Meer«, sagte Henriette. »Keine von der außergewöhnlichen Art, die du verkörpert hättest, Fanny, aber doch genug, um die nachwachsende Mädchengeneration vor dem Analphabetismus zu retten. Ärztinnen gibt es keine. Dafür Patientinnen! Frauen über Frauen sitzen da und stöhnen und halten sich den Bauch, denn sie wollen sich mit ihren Unterleibsbeschwerden keinem Mann ausliefern. Sie warten nur darauf, dass eine Frau eine Praxis eröffnet, so eine wie du, der sie alles sagen können.« Und Henriette erzählte von Emilie Lehmus und wie sie dieser jungen Frau, die des Besserwissens vor einer Mädchenklasse müde geworden war, einen dicken Floh ins Ohr gesetzt hatte. Mittlerweile studierte Fräulein Lehmus in Zürich.

»Ich habe ihre Adresse. Ich werde ihr telegrafieren und sie bitten, uns genau zu sagen, welche Unterlagen du an die Universität schicken musst, wenn du dich bewirbst. Du solltest keine Zeit verlieren, Fanny. Die Universität in Zürich ist sehr beliebt, immer mehr Studenten schreiben sich ein, seit vier Jahren sind Frauen zugelassen. Vielleicht gibt es bald einen Numerus clausus. Im Herbstsemester solltest du beginnen.«

Franziska erschrak. »So bald schon? Aber ... aber dann verpasse ich doch eure Hochzeit!« Das gab ein Gelächter – erst von Carl und Henny, dann von allen dreien.

Henny rief: »Wenn's weiter nichts ist! Da können wir dir entgegenkommen. Wir heiraten erst nächstes Jahr, in deinen ersten Semesterferien!«

***

Henriette Hirschfelds Berliner Praxis befand sich in der Behrenstraße in der Stadtmitte. Frau Doktor hatte nach Abschluss ihres Studiums in Philadelphia und nach ihrer Rückkehr in die zukünftige Reichshauptstadt zwar keine Approbation als niedergelassene Zahnärztin erhalten können, aber die im Jahre 1869 in Preußen durchgesetzte »Kurierfreiheit« gab ihr die Möglichkeit, sich als zahnheilkundige Behandlerin in einem »Atelier« zu etablieren. Zahnärztin durfte sie sich allerdings nicht nennen, auch den Doktortitel nicht führen, sie befand sich statusmäßig eher auf der Ebene von Heilpraktikern. Die in Amerika ausgebildeten Zahnheilkundigen galten indessen viel, man wusste in Berlin um die hohe technische und wissenschaftliche Qualität eines Studiums in Amerika und akzeptierte die Abschlüsse aus den USA durchaus. Henriette behandelte in erster Linie Frauen und Kinder. Sie war die allererste weibliche Zahnheilkundige in Preußen, und es galt als ausgemacht, dass eine Frau, wenn sie denn schon praktizierte, dann nur oder doch vor allem weibliche Patienten und Kinder übernehmen solle. Ärztlicher oder quasi-ärztlicher Umgang einer Frau mit einem fremden Mann galt als unsittlich. Diese Einschränkung machte Henriette nichts aus. Der Ruf, der ihr vorauseilte, brachte dann aber auch Männer dazu, ihre Praxis aufzusuchen, und die wurden keineswegs abgewiesen. Ihr prominentester Patient indessen war eine Frau: Kronprinzessin Victoria höchstselbst, die von der tüchtigen Zahnärztin vernommen hatte und sich von ihr das Gebiss richten ließ.

In der Behrenstraße, Parallelstraße des Boulevards »Unter den Linden«, hatte Henriette auch ihre Wohnung – in hohen, hellen Räumen hinter ihrem Zahnatelier. Carl war in Rixdorf wohnhaft, hielt sich aber meist bei seiner Verlobten auf und nächtigte dort auch, was sittlich gesehen nicht ganz einwandfrei war, aber hingenommen wurde, da der Mann ja nun während eines Feldzugs für das Vaterland erkrankt war und Pflege brauchte. Auch Franziska fand in der großen Wohnung Unterschlupf und bald Gelegenheit, sich ein wenig zu revanchieren, indem sie dabei half, die Instrumente zu reinigen und die Praxisräume in Ordnung zu halten. Das Dreigespann vertrug sich bestens – Carl ließ sich umsorgen und gab der Schwester Mathematikstunden, Henny arbeitete im Atelier und Franziska ging einkaufen. Und sie suchte alle Papiere zusammen, die sie für ihre Immatrikulation brauchte. Manchmal wurde ihr dabei ein bisschen schwindelig. Denn die Idee »ihrer« Schule kam immer wieder mit Macht zurück. So spaltete sie sich in zwei Franziskas. Die eine hielt mit starrem Griff an der Perspektive einer eigenen Schule fest, die andere suchte Papiere für die Uni Zürich zusammen und träumte von einem Doktortitel und vielen dankbaren Patientinnen. Dabei hatte es die erste, die konservative Franziska mit der Schulidee, schwer, sich zu behaupten, denn von beiden Mitbewohnern Carl und Henny kamen bei täglichen Gesprächen harte Argumente für ein Studium in Zürich auf den Tisch, und so ergab es sich, dass die Schul-Franziska immer fahler und kleiner und schwächer wurde und schließlich vollends zerbröselte, woraufhin die Züricher Studentin in spe unaufhaltsam erstarkte und Franziska wieder zu einer einheitlichen, ungespaltenen Person mit festen Absichten wurde. Die Entscheidung war gefallen, Franziska stellte sie nicht mehr in Frage. Als Carl sich vollständig erholt hatte und plante, in den Dienst zurückzukehren, fuhren die drei zur Mutter nach Stralsund, um sie von der Verlobung in Kenntnis zu setzen und in Franziskas Pläne einzuweihen. Für die arme alte Mutter war das ein bisschen viel auf einmal, aber sie fasste sich und segnete ihre Kinder. »Dat is denn wohl de neje Tijd«, sagte sie, und damit meinte sie ebenso das neue Kaiserreich und das Zahnatelier ihrer künftigen Schwiegertochter wie das voreheliche Zusammenleben von Carl und Henny und die Studienpläne ihrer Fanny. Sie war aber dann doch ein wenig stolz auf alle drei.

***

In Berlin spazieren zu gehen, machte Spaß. Überall wurden neue Häuser gebaut, »Unter den Linden« ragten palaisartige Prachtbauten auf. Schon zu Beginn des Jahrhunderts hatte sich Berlins Wachstum beschleunigt, Fabriken siedelten vor den Toren der Stadt, Maschinenbau, Eisenbahn, Chemie und die »Allgemeinen Elektrizitätswerke«. Die Gegend nördlich des Oranienburger Tores nannten die Berliner »Feuerland«, denn die vielen Schlote der Eisengießereien verpesteten die Luft und spien Tag und Nacht Funken. Als ein Mahnmal des wissenschaftlichen Geistes wirkte die Humboldt-Universität, die das Erbe der berühmten Gelehrten-Brüder weitertragen sollte. Und nun war Berlin noch Hauptstadt des Reiches geworden! Der Sieg über Frankreich brachte üppige Reparationen ein, die zu großen Teilen nach Berlin flossen und hier einen Bauboom auslösten. Es gab aber auch das andere, das arme Berlin. Die Stadt hatte 1871 gut 800 000 Einwohner, ein knappes Viertel lebte in ›übervölkerten‹ Kleinwohnungen, den berüchtigten Mietskasernen. Viele Familien brachten trotz der beengten Wohnverhältnisse Schlafburschen und Schlafmädchen bei sich unter, um sich etwas dazu zu verdienen – ihre Betten wurden nie kalt. Gut ein Prozent der Berliner waren obdachlos, vereinzelt besetzten sie abrissreife Häuser. Besonders an den ›Ziehtagen‹ jeweils am ersten April und Oktober gab es kräftige Mietaufschläge und deswegen Rangeleien, die Ordnungshüter waren während dieser Zeit auf dem Quivive. Im Polizeibericht vom 4. August steht: »*Zu verkennen ist indessen nicht, dass die in allen Stadttheilen gegen die Hauswirthe wegen ihres willkührlichen Schaltens und insbesondere wegen des fortwährenden Steigerns des Mietzinses herrschende Erbitterung in den eng und von meist unbemittelten Leuten bewohnten Stadttheilen einen einigermaßen bedenklichen Grad erreicht hat.«* Der einsetzende Bauboom konnte die Missstände nur langsam wenden, arme Familien wohnten die Neubauten ›trocken‹, und wurden darüber krank. Franziska lernte dieses schmuddlige Berlin samt der latenten Gewaltbereitschaft seiner Bewohner bei Carl in Rixdorf kennen. Aber sie fürchtete sich nicht. Sie dachte eher an die Möglichkeiten, die sich ihr als Ärztin bieten würden, hier Abhilfe zu leisten. Und fuhr zurück in die Stadtmitte, wo die reich dekorierten Häuserfassaden von Wohlstand kündeten. London fiel ihr ein, die andere Großstadt, die sie durchwandert hatte. Zwar reichte Berlin in Ausdehnung, Geschichtsträchtigkeit, Würde und Schönheit an London nicht heran, aber es machte durchaus etwas her. ›Was hier noch fehlt, sind ärztliche Praxen von Frauen für Frauen‹, dachte Franziska und schubste einen Pferdeapfel vom Trottoir in den Rinnstein.

Spazieren ging sie am liebsten mit Henny. Die beiden hatten denselben Schrittrhythmus und machten zur selben Zeit gern eine Pause. Dann saßen sie am Ufer der Spree und fütterten Enten mit altem Brot. Wenn sich beim Wandern ihre Hutkrempen berührten, kicherten sie und warfen einander einen entschuldigenden Blick zu. Franziska bewunderte die neun Jahre ältere Henriette, was aber dieser gar nicht so behagte. Als Fanny mal wieder davon sprach, wie kühn es doch von Henny gewesen sei, als unbegleitete Frau ins Ausland zu gehen, schnitt Henny ihr das Wort ab:

»Du wirst doch auch allein ins Ausland gehen.«

»Aber nicht gleich über den großen Teich!«

»Ich ging nach Amerika, weil mir nichts anderes übrigblieb, verstehst du? Außerdem lebte mein ältester Bruder, der Kapitän geworden ist, in den Staaten. So lag mir die Auswanderung als Perspektive nicht ganz so fern.«

»Aber es war doch eine sehr weite Reise. Und der furchtbare Bürgerkrieg dort war noch nicht lange her. Und nur um zu studieren …«

Henriette steuerte eine Bank am Ufer der Spree an. »Das war nicht der einzige Grund. Genau genommen hatte ich völlig falsche Vorstellungen von meinen Studienmöglichkeiten, als ich losfuhr.«

»Wie? Du bist nicht mit dem dezidierten Ziel –«

»Nein, meine Liebe. Ich war auf der Flucht.« Franziska wandte sich so abrupt zu Henriette um, dass beider Hutkrempen aneinanderstießen.

»Was willst du damit sagen?«

»Das, was ich sage. Ich dachte, ich gehe ins Exil. Immerhin hatte ich Verwandtschaft drüben, also fuhr ich nicht völlig ins Blaue hinein. Aber es war wirklich so, dass ich mich in meiner Heimat nicht mehr zu Hause fühlte. Nach der Scheidung von Hirschfeld bin ich nach Berlin gezogen, zu einer Freundin. Die fand, ich müsse mir eine Stelle suchen, und ich selbst wollte das ja auch. Du weißt, ich war vollkommen mittellos. Christian Hirschfeld hat unseren Hof nahe bei Kiel nicht nur heruntergewirtschaftet, er hatte ihn beliehen. Und dann war er noch von seinem Verwalter mächtig übers Ohr gehauen worden. Als er starb, das ist jetzt vier Jahre her, hinterließ er nichts als Schulden, *I tell you*. Ich versuchte dann, hier irgendwo Arbeit zu finden, aber es war schwierig. *Auf die wenigen Stellen, die es für Frauen überhaupt gab, bewarben sich dann auch noch viel zu viele. Einmal bekam ich eine Absage von einem höflichen Arbeitgeber, darin hieß es, er bedaure sehr, mein Gesuch ablehnen zu müssen, er habe 150 Bewerbungen erhalten, aber eben nur eine Stelle zu vergeben.* Es ist klar, dass sich unter solchen Umständen das Gehalt einer Hausdame am Existenzminimum bewegte. Und bei mir war da noch mein prekärer Status. Eine Familie, bei der ich kurzzeitig als Gesellschafterin anheuerte, machte mir die Hölle heiß, als sie erfuhr, dass ich geschieden war. Ich kündigte und wollte mir etwas anderes suchen, stieß aber überall auf verschlossene Türen. Ich hatte ja keinerlei Referenzen.

Und eine geschiedene Frau zu sein, das war fast noch schlimmer, als hätte ich eine Gefängnisstrafe wegen Mordes verbüßt, *believe me*! Ich fühlte mich wie eine Ausgestoßene, und ich war eine Ausgestoßene. Also beschloss ich, mich als Witwe auszugeben, wusste aber inzwischen, dass eine Zukunft als Hausdame oder Gouvernante für mich nicht in Frage kam. Die persönliche Abhängigkeit bei solcherart Anstellungen ist einfach unerträglich, du kennst das selber. Da erfuhr ich aus der Zeitung von den Schwestern Blackwell in den Staaten. Ich dachte sofort: Das ist vielleicht auch meine Chance. Man will mich hier in Berlin nicht, also werde ich fortgehen. Aber ich werde zurückkommen. Und ich werde es euch zeigen!« Henriette sah zu Franziska hinüber, Triumph hatte in ihrer Stimme geklungen, und jetzt lächelte sie ihre Schwägerin an, wobei ihre Zähne blitzten. »Wir können es so machen wie die Blackwells, du und ich, wenn du aus Zürich zurück bist. Wir sind beide von der Waterkant, du von der Ostsee und ich von der Nordsee, wobei ich dann später auch an der Ostsee gelandet bin. Wahrscheinlich haben wir beide diese Abenteuerlust der Wikinger im Blut.« Franziska zog die lange Nadel aus ihrem Hut und nahm das mit Seidenrosen geschmückte riesige Ding vom Kopf, um sich Henny ungestört von Krempen zuwenden zu können.

»Sapperlot! Henny, was hast du durchgemacht!«

»Ich warne dich vor der Ehe, Fanny! Tapp nie in diese Falle! Der Einzige, der für so ein ungewisses Abenteuer in Frage käme, ist dein Bruder, und der ist vergeben.« Fanny griente. Ein paar Enten kamen angeschwommen, und sie zog das alte Brot hervor.

»Bist du dabei geblieben – dich als Witwe auszugeben?«

Henny rückte ein bisschen näher an Fanny heran und sagte leise: »Das kommt darauf an. Im Familienkreise wissen alle Bescheid. Aber außerhalb, also drüben in Amerika und hier gegenüber den Behörden und meinen Patientinnen – da trete ich als Witwe Hirschfeld auf. Aber das wird nun bald nicht mehr nötig sein. Wenn Carl und ich erst verheiratet sind, dann bin ich Frau Hirschfeld-Tiburtius und fertig.«

»Gut, Henny. Ich werde nicht plaudern, keine Sorge. Lass uns einen Pakt schließen. Wenn ich zurück bin, machen wir beide es wie die Blackwell-Schwestern.«

***

Eine hochwichtige Kategorie für Menschen, die Verantwortung trugen, war im deutschen Kaiserreich die »Pflicht«. Das galt für alle, auch für Frauen, und es galt schon lange. Die »Pflicht« hatte sich als Lebenszweck einst im kriegerischen Preußen herausgebildet, die Pfarrer predigten sie ebenso wie die Vorgesetzten, und nun, wo Preußen das Staatengebilde »Deutsches Reich« anführte, war die Pflicht zu einer Art idealem Auftrag geworden, der die Menschen im Reich verband. Das Studierverbot für Frauen bedeutete nicht, dass Frauen nicht wichtig waren. Im Gegenteil, ihnen oblag sogar eine ganz besonders hohe Pflicht: das Leben des Volkes zu erhalten, indem sie Kinder zur Welt brachten und dem Manne zu Diensten waren. Franziskas Mutter Auguste Tiburtius hatte neun Kindern das Leben geschenkt; sie hatte viel Leid ertragen müssen, drei ihrer Söhne waren ihr wieder genommen worden, das war allzu viel Trauer. Aber der, der ihr geblieben war, Carl, hatte ihr alle Ehre gemacht, als Militärarzt hatte er in zwei Kriegen seine Pflicht getan und sogar sein Leben bei Kämpfen an der Loire aufs Spiel gesetzt. Das hatte ihm zwei Orden eingebracht. Jetzt war er heimgekehrt, krank, aber am Leben. Und er war verlobt, mit einer reizvollen jungen Witwe, die sich als Zahnheilerin selbständig gemacht hatte, was ja fast nicht zu glauben war. Sogar die Kronprinzessin kam vorgefahren, um sich von Henriette Hirschfeld in den Mund gucken zu lassen! Augustes Töchter hatten sich teils standesgemäß verheiratet, teils das Lehramt angestrebt, mit ihnen war es gut gegangen. Nur die Jüngste, die besonders zärtlich geliebte Franziska, ihr ›Hase‹, war irgendwie aus der Art geschlagen. Sie saß bei Dorftanzereien eher am Rande herum, vielleicht auch, weil sie zu schnell gewachsen war und nicht recht wusste, wohin mit ihren langen Gliedern. Auffällig war das schöne Lockenhaar, waren die großen Augen. Aber sie selbst schien gar nicht stolz darauf zu sein. Oft war sie in Gedanken, Mutter Auguste hatte sie mehrfach in einer Ecke sitzend wahrgenommen mit einem Buch auf den Knien. Eine innere Stimme hatte der Mutter damals gesagt, es sei falsch, das Kind aufzustören oder gar auszuschelten, und so ließ sie es gewähren. Als Franziska dann mit sechzehn Jahren von der Schule abging und verkündete, sie wolle Lehrerin werden, da wunderte sich niemand, denn dieses Mädchen hatte immer schon etwas von einem Blaustrumpf gehabt, und zwei der älteren Schwestern hatten es schließlich auch nicht anders gemacht. Es folgte für Franziska die Ausbildung mit dem Lehrerinnenexamen, und sie schnitt glänzend ab. Also hatte sie den richtigen Weg gewählt! Der Idee von der eigenen Schule hatte die Mutter indessen eher skeptisch gegenübergestanden. Wirtschaftliche Kenntnisse und Organisationstalent waren für so ein Unternehmen unabdingbar – ob Franziska darüber verfügte? Nun waren sie alle drei bei ihr zu Besuch: Der ganz wiederhergestellte Carl, seine Verlobte Henriette und die liebe Fanny. Als Mutter Auguste vernahm, dass die Tochter das Vorsteherinnenexamen gar nicht machen wolle, weil sie entschieden habe, nach Zürich an die Universität zu gehen, blieb ihr der Mund offenstehen. Das war noch herausfordernder und ungewisser als jegliche Schulgründung! Die Last der Pflicht auf Fannys Schultern würde noch um Vieles größer werden. Frau Tiburtius schaute von Franziska zu Carl, dann zu Henriette und wieder zu Franziska und merkte, dass die beiden Älteren auf Fannys Seite standen. Ihr fiel auch ein, dass Carl schon damals, als Franziska noch zur Schule ging, die Fähigkeiten der Schwester gepriesen und davon gesprochen hatte, dass ihretwegen eine Ausnahme gemacht werden und sie an der Charité studieren müsse, um Ärztin zu werden. Jetzt war sie aber doch in Ängsten um das Mädchen, das womöglich zu hoch hinauswollte, und sie sagte das auch. Aber die drei ließen keine

Einwände gelten. Frau Tiburtius faltete die Hände im Schoß. Sie sah nicht erfreut aus. Carl klopfte ihr auf die Schulter.

»Und noch etwas, *Mudding*«, sagte er, »bitte sprich mit niemand über diesen Plan. Er muss unser Geheimnis bleiben.« Die Mutter nickte. Sie hätte schon von sich aus diese fast skandalöse Geschichte nicht weitergetragen. Tief im Herzen aber wusste sie, dass ihr Hase eine gehorsame, eine pflichtbewusste Tochter war. Das tröstete sie. Und ihr Junge, der tüchtige Carl, würde jetzt zurück in den Dienst gehen – er war dem Magdeburger Füsilierregiment Nr. 36 zugeteilt. Was für eine ehrenvolle Laufbahn!

Die Mutter gehörte nun zu dem kleinen Zirkel, der davon wusste, dass ihre Jüngste entschlossen war, in die Schweiz zu gehen und dort Medizin zu studieren. Mit Henriette und Carl hatte Franziska entschieden, ihren Studienplan vollständig geheim zu halten. Es war nämlich so: Wenn sie in Zürich einen Misserfolg erleiden sollte, sei es bei der Immatrikulation, sei es später beim Examen oder bei der Doktorprüfung, so wäre ihr der Rückweg in den Lehrberuf höchstwahrscheinlich abgeschnitten. Kaum jemand würde eine Lehrerin einstellen oder gar einer jungen Frau den Kredit für die Gründung einer Schule gewähren, die zuvor bei dem ganz und gar unpassenden Schritt an eine Universität im Ausland und dann noch für ein Studium der Medizin gescheitert war. Sie wäre für ihr Leben quasi abgestempelt. Es würde ihr ähnlich ergehen wie einer geschiedenen Frau. Kein Mensch, der auf sich hielt, würde mit ihr zu tun haben wollen. Also hatten Carl, Henny und Fanny sich verabredet: Sie wollten den Zeigefinger über ihre Lippen legen. Wenn jemand nach Franziska fragte, so wollten Carl und Henny sagen: Sie macht Ferien an der Nordsee, bei Hennys Verwandten. Jetzt war auch die Mutter in Kenntnis gesetzt worden, aber sie würde schweigen, ganz aus eigenem Antrieb. Nur noch eine weitere Person wusste von Franziskas Plänen: Emilie Lehmus, die Pfarrerstochter aus Fürth, die in Zürich studierte und Franziska telegrafisch eine Liste der Unterlagen hatte zukommen lassen, die sie für die Immatrikulation dort brauchen würde.

II

Dem Kommenden mutig entgegen

Im Oktober fuhr Franziska mit der Eisenbahn von Berlin nach Zürich. Henny brachte sie zum Lehrter Bahnhof, einem der acht großen Kopfbahnhöfe in der neuen Reichshauptstadt. Er war funkelnagelneu, gerade erst eingeweiht, die Berliner nannten ihn »das Schloss unter den Bahnhöfen«. Von hier fuhren besonders viele Expresszüge in den Süden ab. Fanny sah sich ehrfürchtig nach allen Seiten um. Ein Gepäckträger eilte herbei, übernahm die Koffer und die beiden Hutschachteln. Henny verteidigte den Proviantkorb, es kam immer wieder vor, dass solche Körbe leer im Abteil eintrafen.

»Kolossal«, äußerte Fanny anerkennend, als die beiden durch das prächtige Empfangsgebäude schritten. Wenn nur der viele Rauch nicht wäre.

»Wie schnell geht doch die Zeit«, sagte Henny, »es ist kaum sechs Jahre her, da trabten die ersten Pferdebahnen durch die Stadt!«

Franziska galt innerhalb der Familie seit ihrem Englandbesuch als Weitgereiste, aber im Innern war sie nach wie vor ein Mädchen vom Lande, sie hatte noch keine wirklich funktionierenden Filter zur Abwehr der Zumutungen der Großstadt – Lärm, Gestank und Enge – entwickelt, und Bahnhöfe waren, spätestens wenn man die Eingangshalle durchquert hatte und der ungeschlachten Dampfrösser mit ihrem Gedröhne und Gezische ansichtig wurde, die Brennpunkte solcher Zumutungen. Franziska verspürte den Impuls umzukehren und in der Dorotheenstadt als Englischlehrerin ein bescheidenes Dasein zu fristen. Doch da hatte Henny schon das Abteil ausgemacht. »Hier!«, rief sie und reichte Fanny den Korb. Hennys Augen waren gereizt vom Dampf der Lokomotive, und Fanny schien es jetzt ganz und gar unmöglich, Abschied zu nehmen. Doch der Stationsvorsteher pfiff bereits. Franziska raffte ihre Röcke und stieg in den Zug. Sie winkte und warf Kusshände und schämte sich nicht, dass sie weinte. Sie war keineswegs die Einzige im Coupé, die sich die Wangen trocknete. Ach, die Bahnhöfe jener Zeit! Sie waren nicht nur Schauplätze moderner Energie und Technologie, sondern auch von Trennungen und Tränen.

Es gab mehr als einen Grund für Franziska, sich auf Zürich zu freuen, denn die Schweiz galt als beschaulich und freundlich, hier hätte sie keine großstädtische Hektik zu fürchten. Doch auch Zürich sollte bald schnell wachsen, auch hier war der repräsentative Hauptbahnhof gerade erst fertiggestellt und in Betrieb genommen worden, auch hier war die Station als Kopfbahnhof angelegt, allerdings als »unechter«, denn einige Schienen führten an ihm vorbei. Fanny holte den letzten Apfel aus ihrem Korb. Ein neuer Lebensabschnitt geht ja meist mit nicht unerheblichen Verwerfungen einher. Das Alte ist nicht mehr vorhanden, das Neue hat noch keine Gestalt angenommen, da kann man ganz schön ins Taumeln kommen. Und dann war auch noch das Wetter alles andere als erfreulich. *»Der melancholische Herbsttag ging in einen finsteren, sternenlosen Abend über, als der Zug in den Bahnhof von Zürich einfuhr. Es war so ein Tag, von dem der Dichter Lenau gesagt hat: ›Der Himmel lässt, nachdenkend seiner Trauer, die Sonne lässig fallen aus der Hand.‹ Über dem Bodensee fing er an zu weinen, und über Zürich rann es bindfadendick hernieder; vor dem Bahnhof ein wogendes Meer glitzernder Regenschirme, die Laternen spiegelten sich in der Nässe des Pflasters, und die raschen kleinen Limmatwellen warfen das tanzende Bild zurück. Alles schien trübselig, unwirklich und ungewiss, wie die Zukunft, der ich entgegenging.«*

Franziska war mit ihren 28 Jahren keine ganz junge Frau mehr, die meisten Damen in ihrem Alter waren längst unter der Haube. Sie suchte auch keine Arbeit, sie war auf sich gestellt und reiste allein. Und mit allein reisenden Frauen war es so eine Sache. Fanny kannte die Situation ja schon von ihrer Englandreise her. Damals war sie in London abgeholt worden, Miss Boswood übernahm die Verantwortung für ihren jungen Gast in dem Moment, in dem die Deutsche englischen Boden betrat. Jetzt in Zürich war es nicht ganz so einfach. Sie würde die Verantwortung für sich selbst zu tragen haben – im Hotel, bei der Zimmersuche, auf den Straßen der Stadt, an der Universität. Man hatte sie gewarnt, für junge Frauen sei die Ankunft in Zürich nicht ganz ungefährlich. In den Nischen der großen Bahnhofshalle lauere so manches üble Gelichter. Sie könne in die Fänge professioneller Kupplerinnen und in die Prostitution geraten. Zwar gab es Gesetze gegen derlei Umtriebe, es hatte sich jedoch ein System herausgebildet, Verbote zu umgehen. Bordelle tarnten sich als Tabak- oder Papierwarengeschäfte, in den Stellenvermittlungsbüros arbeiteten nicht selten Frauen, die zugleich im Kuppeleigeschäft tätig waren. Franziska solle also auf der Hut sein und sich auf keinen Fall ansprechen oder irgendwohin einladen lassen. Sie sah sich um. Die Züricher erschienen ihr alle recht bieder und mit ihren eigenen Angelegenheiten befasst. Sie trippelte unter dem Regenschirm des Gepäckträgers her, ließ ihre Koffer und die Hutschachteln in einem Einspänner verstauen und sich zum »Zürcher Hof« kutschieren. Dort nahm sie ein Zimmer, es lief alles glatt. Die behagliche Wärme und das kräftige Essen brachten sie zurück *auf festen Boden* und gaben ihr die nötige Zuversicht, *dem Kommenden mutig entgegenzugehen und sich oder die Verhältnisse zu modeln, wie es eben am besten gehen wollte.*

***

Sie war ja nicht ganz allein in der Fremde, Emilie Lehmus erwartete sie und kannte die Gepflogenheiten vor Ort. Abholen von der Bahn konnte Emilie sie allerdings nicht, sie würde erst ein paar Tage später exakt zur ersten Vorlesung in Zürich eintreffen, häusliche Obliegenheiten (genauer: die Hochzeit einer Schwester) hielten sie daheim in Fürth noch fest. Aber einen Namen und eine Adresse hatte Emilie nach Berlin an Henny telegrafiert: Fräulein Stefanija Berlinerblau, Stapferstraße 14 in Oberstrass. Dort trafen sich einige von Fannys künftigen Kommilitoninnen, die würden ihr erstmal weiterhelfen. Den Weg dahin musste sie allein finden. »*Die Orientierung war nicht schwer. Zürich war damals eine Mittelstadt von etwa 35.000 Einwohnern, die in ganz engen Gassen am Limmatausfluss aus dem See sich zusammendrängte; aber wie herrlich grün und durchsichtig eilte der schnelle Fluss dahin* …« Hinweise der Bewohner führten Fanny in die Oberstadt in Richtung Rigiplatz. Das Schweizerdeutsch verstand sie erstaunlich gut, wobei sie nicht genau wusste, ob es für die Züricher nicht deren Hochdeutsch war. Der Puls dieser Stadt ging merklich gemächlicher als der Berlins, das gefiel Franziska auf Anhieb, es entsprach der tiefen Ruhe ihrer Pommerschen Heimat. Schließlich fand sie das richtige Haus.

»Ich suche ein *Fräulein Berlinerblau* –«

»*Jo friili, gönt Sie nu ufe.*«

»Merci vielmal.«

»Uhfhöre luschtig si, des Fräulein Tiburtius isch do.«

»*Ein mittelgroßes Zimmer, vier jugendliche, etwas exotisch aussehende weibliche Wesen um den Tisch in der Mitte; darauf ein Schädel, ein aufgeschlagener anatomischer Atlas, ein mächtiger geheizter Samowar, der unendliche Mengen Tee spenden konnte, eingemachte Früchte, Zigarettenschachteln, Tabaksbeutelchen; in der Sofaecke lehnte freundlich ein Skelett.*«

Die jungen Medizinstudentinnen, die hier versammelt waren, kamen aus Südrussland, waren allesamt Jüdinnen, die recht gut Deutsch konnten; womöglich lag es daran, dass sie zu Hause Jiddisch gesprochen hatten. Fräulein Berlinerblau, eine liebenswürdige, offenherzige Person, gab Franziska genauestens Auskunft über alles, was für die Einschreibung beim Studiengang Humanmedizin bedacht werden musste. »*Einige Studentinnen hatten schon zwei oder mehr Semester hinter sich, waren die Berater und Führer der ›Neuen‹, die nach und nach eintrafen und gleich mir Rat und Einführung suchten.*«

Für den nächsten Tag hatte sich die Studentinnengruppe in der Gastwirtschaft »Frauenfeld«, nicht weit entfernt von der Stapferstraße, verabredet. Hier war ein Hinterzimmer für die Studentenschaft reserviert, für die ortskundigen Beraterinnen ebenso wie für die noch ahnungslosen Erstsemester. Von dort aus sollte es auf Zimmersuche gehen. Franziska kam ein wenig zu früh. Als sie das Hinterzimmer betrat, waren Stefanija Berlinerblau und ihre anderen Bekannten vom Vortag noch nicht da. Ein großer Tisch war gedeckt, in einer Ecke saß, in Lektüre vertieft, *»ein rätselhaftes Wesen, dessen naturgeschichtliche Eingliederung mir zunächst völlig unklar war; ein runder Knabenkopf, schief gescheiteltes, kurz geschnittenes Haar, enorme blaue Brille, ganz jugendliches Gesicht mit zarten Farben, dunkle dicke Tuchjacke, im Munde die brennende Zigarette, alles äußere Drum und Dran eigenartig – und doch war irgendetwas nicht im Einklang mit der angestrebten Männlichkeit. Verstohlen schaute ich unter den Tisch und gewahrte einen hellen verwaschenen Kattunrock! Das Wesen nahm nicht die geringste Notiz von mir und blieb vertieft in ein dickleibiges Buch, in kurzen Pausen und mit unendlicher Geschicklichkeit aus einem Beutelchen mit Tabak und etwas Seidenpapier Zigaretten drehend, die in wenigen Zügen erledigt waren. Das Naturphänomen war, wie sich später herausstellte, eine siebzehnjährige Russin aus Moskau. Sie studierte nominell Philosophie ohne die geringsten fachlichen Vorkenntnisse, und bei sehr mangelhafter Bekanntschaft mit der deutschen Sprache.«*

In ihren Memoiren schildert Franziska mit ebenso viel Verwunderung wie verhaltener Sympathie die Szene der russisch-jüdischen Mädchen, die in Zürich ihre eigene Subkultur pflegten, indem sie die Freiheit, Wissen zu erwerben, die das Zarenreich ihnen verwehrte, freudig auskosteten und ganz nebenbei die Zwänge des feinen Benehmens und der weiblichen Kostümierung abstreiften. So was hatte Franziska noch nie gesehen, und es amüsierte sie. Aber es flößte ihr auch eine unbestimmte Furcht ein. Die Russinnen trugen ihr langes Haar offen oder schoren es kurz, sie rauchten in der Öffentlichkeit und redeten laut. Gern trugen sie Matrosenlackhüte und gingen in Hosen oder einer Art Uniform umher, deshalb wohl wurden sie »Kosakenpferdchen« genannt. Man sagte es nicht, wenn sie es hören konnten, es war ein bisschen gemein, denn die russischen Studentinnen waren durchweg gute Kameradinnen. Sie halfen nicht nur einander, sondern auch anderen, und sie waren immer für einen Spaß zu haben. Allerdings munkelte man, einige unter ihnen hingen der Weltanschauung des Nihilismus an, wollten in ihrer Heimat eine Revolution anzetteln und den Zaren stürzen. Franziska hielt es für geraten, einen gewissen Abstand zu den Kosakenpferdchen einzuhalten.

Allmählich fanden sich im Hinterzimmer weitere Studentinnen und Erstsemester ein, auch Jünglinge setzten sich ohne viel Aufhebens zu den Mädchen an den Tisch.

»Die Mahlzeit wird mit größter Einschränkung des Zeremoniells eingenommen; herumgereicht werden die Speisen nicht, jeder langt über den Tisch und holt sich, was er will, die Herren ohne einen Gedanken an die Damen zu verschwenden; man schluckt hinunter, so schnell man kann, kommt und geht, wie man will.«

Alle redeten so laut und lebhaft auf Russisch, dass Franziska gar vermutete, hier werde ein heftiger Streit ausgetragen.

Auch über sie wurde getuschelt, wie ihr Stefanija hinterher erzählte.

»Wer ist sie?«

»Die kommt aus Deutschland.«

»Was will sie?«

»Medizin studieren.«

»Unsinn, sie ist viel zu schwächlich dazu, sie wird bald an Schwindsucht sterben.«

Fannys Kommentar: *»Diese Prognose machte freilich dem diagnostischen Blick eines künftigen Arztes keine besondere Ehre. Das Essen war übrigens sehr gut: Borscht mit eingeschnittenen Fleischstücken, roter Bete und reichlich saurer Sahne.«*

Nach der Stärkung brach man zur Zimmersuche auf. Wie in Universitätsstädten üblich gab es zu Semesterbeginn einen geschäftigen Wohnungswechsel, überall hingen Schilder *»Zimmer zu vermieten«*, die alten und neuen Studenten zogen aus und ein mit Säcken, Kisten und Koffern, was das Zeug hielt. Allerdings musste Franziska – wie auch die anderen Mädchen – bei ihren Nachfragen des Öfteren ein: *»Tut uns leid, wir vermieten nur an Herren!«* einstecken. Die Herren waren ja nun meist nicht pflegeleicht und eher laut, dennoch wurden sie weiblichen Zimmersuchenden vorgezogen; man scheute bei Damen etwaigen Herrenbesuch und im Zusammenhang damit den Kuppeleiparagrafen, ferner die Gefahr der Verstrickung in Unsittlichkeiten, die von einer allein wohnenden Frau unweigerlich ausginge. Frauen konnten zwar Berge besteigen – die Britin Lucy Walker hatte kürzlich als erste Frau den Gipfel des Matterhorns erklommen, und diese Leistung war noch in aller Munde –, alleine wohnen durften sie nicht. Doch Franziska hatte Glück. Bei der Jungfer Kägi, die in der Hintergasse 3 ein paar Zimmer zu vermieten hatte, bekam sie eines, das auch noch preiswert war, und Stefanija nahm gleich das angrenzende. *»So war denn die Heimstätte für die nächsten zwei Jahre gewonnen, und stille, ruhige, glückliche Stunden habe ich dort verlebt.«* Es gab sogar ein Klavier im Haus, und Fanny, die ja auch Musik unterrichtet hatte, konnte mit kleinen Chopin-Einlagen für die Jungfer Kägi und die übrigen Bewohnerinnen verhindern, dass *»ihre Finger einrosteten«*. Der neue Wohnsitz befand sich nah an den zukünftigen Wirkungsstätten der Studentinnen – nur fünf Minuten von der Universität und drei vom Spital und der Anatomie entfernt; besser hätten sie es nicht treffen können. *»Nun ging's in die Unterstadt ins Hotel, meine Sachen holen.«* Abends saß Franziska am Tisch in ihrem *»eigenen Stübchen«* und teilte brieflich ihren Angehörigen die neue Anschrift mit. Auch Emilie Lehmus erhielt eine postalische Nachricht: »Besuchen Sie mich bitte in der Hintergasse 3!«

Nun war da noch die Hürde der Einschreibung zu nehmen. Eigentlich eine Formalie, doch die Universität konnte auch ablehnen, wenn sie Bedenken hatte. Und hinsichtlich der Frauen hatten schließlich die meisten Bildungsinstitutionen Vorbehalte, eine kleine Unsicherheit war also berechtigt. Für Franziska war es sogar eine eher große Unsicherheit, denn sie hatte, wenn sie in Berlin an ihre Immatrikulation dachte, stets das steinerne Gesicht eines Professors vor Augen gehabt, der sie anfuhr: »Was? Sie wollen hier studieren? Kommt gar nicht in Frage!«

Jetzt übergab sie alle ihre Unterlagen dem Pedell Henke, eine Art Hausmeister, der gegenüber der Studentenschaft aber auch als Aufpasser fungierte und daher meist ›Pudel‹ genannt wurde. Danach musste sie noch beim Rektor vorsprechen, damit der sein Plazet gebe. Das Wartezimmer war gut gefüllt, mit ›Frl. Franziska Tiburtius‹ und ihrem Heimatort trug sich Fanny ins Meldebuch ein. Anschließend bemerkte sie, wie einige der männlichen Erstsemester mehr oder weniger geschickt in das Buch schielten, um zu schauen, woher sie wohl komme. Die wenigen Frauen unter den Studenten waren eben immer noch außergewöhnlich und weckten Neugier. Einzeln wurde man ins Büro des Rektors gebeten. *»Hinter einem grünen Tisch der Professor Gusserow, ein damals noch ziemlich junger, blonder Herr mit wohlwollender Amtsmiene; eine kurze Vermahnung«:*

»Verehrtes Fräulein Tiburtius, wollen Sie mir versprechen, sich innerhalb und außerhalb der Universität so zu betragen, dass keine Klagen, von welcher Seite auch immer, an Ihre Alma Mater gerichtet werden? Als eine der ersten Frauen an unserer ehrwürdigen Universität tragen Sie eine ganz besondere Verantwortung.«

»Ja, natürlich, das gelobe ich.«

»Was sind denn Ihre Beweggründe für ein Studium der Medizin?«

»Ich möchte Menschen, insbesondere Frauen und Kindern helfen, und ich möchte meine eigenen Geschicke bestimmen.«

»Das sind gute Gründe. Hiermit überreiche ich Ihnen die Statuten der Universität. Es gelten die gleichen Bedingungen wie für alle anderen, nur die Bestimmungen über Duelle fehlen verständlicherweise. Herzlich willkommen in Zürich!«

Unter der Matrikelnummer 4029 wurde Franziska nun als ordentliche Studentin der Medizin im Register der Universität geführt.

***

Die Züricher Hochschule war in ihrer jetzigen Form 1833 gegründet worden, sieben Jahre später ließ sie Frauen als Gasthörerinnen zu. Im Jahre 1867 war es eine Russin, Nadeschda Suslowa, die als erste Frau an der Medizinischen Fakultät promovierte. Die Gründergeneration dieser Alma Mater war nicht bloß hochherzig und dem Ziel der Frauenförderung verpflichtet, sie hatte auch vernommen, dass die höheren Stände in vielen Ländern Europas ihre Töchter gerne auf eine Universität schickten, damit sie gebildet zurückkehrten und ihren Familien Ehre machten und dass sie dafür keine Kosten scheuen würden. Also erhob sie saftige Studiengebühren, die im Falle von ausländischen Studentinnen gerne nach oben korrigiert werden durften. Doch die Geschäftstüchtigkeit tat der guten Sache keinen Abbruch. Die Idee des Frauenstudiums stieß auf Resonanz, junge Mädchen kamen aus allen Weltwinkeln, und die Eltern zahlten. Der Universität ging es gut.

Im Jahr als Suslowa promovierte, erhob sich vor der Universitätsverwaltung das Problem, dass ja die kluge Frau gar nicht ordentlich eingeschrieben war, sie war seit 1863 nur eine Gasthörerin gewesen. Das durfte nicht sein, daher entschied man, Suslowa rückwirkend zu immatrikulieren. Das Jahr 1863 markiert mithin den Beginn des Frauenstudiums im deutschsprachigen Raum; damals wurde der Weg angelegt, den jetzt Franziska Tiburtius beschritt. »*Und so stand ich dann vor dem Abschnitt, den ich vielleicht als den glücklichsten, jedenfalls als den freiesten meines Lebens betrachte. Trotz vieler Unsicherheit, Zweifel, Unruhe, äußeren und inneren Kämpfen hebt sich in der Erinnerung meine Studienzeit hell und leuchtend hervor – die Zeit, in der ich nur für mich selbst die Verantwortung trug, wo ich einsammeln und mein eigenes Streben betrachten durfte als Teilnahme an einer Arbeit für das Allgemeine.«*

Am Tag vor Beginn des Lehrbetriebs klopfte die Jungfer Kägi an Franziskas Tür und rief:

»*S'ischt es Frauenzimmer da, die Sie sprechen will.*« Franziska öffnete, und da stand »*eine zierlich gebaute Dame mit lebhaften dunklen Augen, blühender Gesichtsfarbe, schnellen, geschickten Bewegungen – Fräulein Lehmus, die inzwischen heimgekehrt war.*« Franziska bat die Besucherin hinein, Jungfer Kägi brachte Tee. Es gab Unmengen zu fragen, zu erläutern, zu bereden, zu trinken und zu erinnern. Emilie hatte Bücher und Mitschriften für das erste Semester dabei, außerdem Blumen und Kuchen. Sie sah sich um und fand:

»Hier lässt es sich leben. Und die Wirtin – ganz eine Gute, gell?« Sie erwähnte die Spreewaldwasserfahrt mit Henny und versprach, Fanny stets mit Rat und Tat zur Seite zu stehen. Sie sagte:

»Morgen wirst du beim Professor Hermann von Meyer hören, Anatomie, ein Deutscher, uns Studentinnen gegenüber wohlwollend, das ist ein Glück. Sonst gibt es schon mal dumme Sprüche, weißt, aber die lässt du an dir abperlen. Das lernt sich schnell.«

Franziska war ganz gerührt, sie schlug vor, noch einen Spaziergang zu machen, mochte die Landsmännin, der sie sich über Henny schon seit Monaten verbunden fühlte, gar nicht wieder gehen lassen. »*Wir hatten den Wunsch, Fühlung miteinander zu nehmen, und der Himmel hatte einmal dem scheidenden Sommer noch als Zugabe einen dieser herrlichen Herbsttage beigefügt, wo das langsame Absterben in der Natur als ein Entschlummern in Schönheit und Glanz erscheint.*« Sie liefen in die Unterstadt

»und an den See, ein Dampfschiff brachte uns an irgendeine Uferstation, und hinauf ging's auf Fußpfaden oder auch ohne Weg und Steg durch den herbstlichen Wald.«

***

Am Tage der ersten Vorlesung in der medizinischen Fakultät stand Franziska, die wieder mal zu früh dran war, einige Minuten still vor dem würdigen Bau mit dem Turm und rekapitulierte in Gedanken, wie sie hierhergekommen war. Von ihrer Berliner Zeitungslektüre war ihr die Bemerkung eines Witzboldes in Erinnerung geblieben, der die zunehmende Präferenz junger Frauen für bessere Bildung und gar berufliche Qualifikation als *»Revolution der Tanten«* bezeichnet hatte, *»und es liegt ein Stückchen Wahrheit in dem Spott. Wie alle Revolutionen war die Frauenbewegung nicht aus sich selbst oder als die Erfindung einzelner entstanden, sondern als Resultat einer Reihe von Veränderungen in den Lebensbedingungen, in der wirtschaftlichen Lage des Volkes; seitdem die Maschinenarbeit in den Haushalt eingriff, fand die unverheiratete Frau nicht mehr Platz und Versorgung im Verwandtenhaushalt. So war es zunächst das gewerbliche Gebiet, auf dem neue Verdienstmöglichkeiten für Frauen zugänglich gemacht wurden.«* Die Erfindung der Wasserleitung und der Konservendose – später kamen dann noch allerhand Gerätschaften hinzu machte die Dienste einer Tante als Haushaltshilfe nach und nach überflüssig. Die ledigen Frauen mussten raus aus dem Haus und selber Geld verdienen. So eine Tante war ja auch sie. Aber war die »Verdienstmöglichkeit« schon alles? Wollte sie nur Ärztin werden, um ein überdurchschnittliches Einkommen zu erwirtschaften? Nein, fand Franziska, das ist zu kurz gedacht. Wie hat es Friedrich Schleiermacher so treffend ausgedrückt in seinem *»Katechismus der Vernunft für edle Frauen? ›Lass dich gelüsten nach der Männer Bildung, Kunst, Weisheit und Ehre.‹«* Das war ihr Motiv, da gehörte sie hin. Inzwischen strömten die Studenten mit ihren Käppis und Büchern unterm Arm von allen

Seiten heran. Manche schauten sich irritiert nach ihr um. Was macht denn diese Weibsperson hier? Franziska gab sich den Ruck, den Carl von ihr verlangt hatte, und reihte sich ein in den Strom. Sie ging sogar so weit, dem einen oder anderen Studiosus zuzulächeln. In der Tür zum Hörsaal berührte jemand ihren Arm. Eine Frau! Eine Kommilitonin. Sie stellte sich vor als Julie Sinclair aus Russland. Franziska war augenblicklich erleichtert.

»Bei unserem ersten Erscheinen im Präpariersaal gab es einen unangenehmen Auftritt: Es war unter den Studenten bekannt geworden, dass die Frauenzimmer – ›Frauenzimmer‹ bedeutete damals im schweizerischen Sprachgebrauch ›Dame‹ ohne jeden Beiklang – zum ersten Mal kommen würden. Als wir eintraten, war der Saal dicht gefüllt, auch von den anderen Fakultäten zahlreiche Mitläufer, und es erhob sich ein wüster Lärm, Schreien, Johlen, Pfeifen usw. Da hieß es ruhig Blut behalten. Bald erschien Professor von Meyer mit seinem Assistenten, und man ging mit Ernst und Selbstverständlichkeit an die Arbeit, ohne dass das Vorgefallene mit einem Wort berührt wurde. Auf dem Heimwege, den Fräulein Sinclair und ich gemeinsam einschlugen, gesellte sich Professor von Meyer zu uns und sprach uns gut zu. Die Demonstration hätte sich keineswegs gegen uns beide persönlich gerichtet, dergleichen würde auch nie wieder vorkommen. Und es ist auch nicht geschehen. Der Assistent hatte dem Professor von dem Krawall berichtet, und der hatte mit einigen kräftigen Worten Ruhe geschaffen und die Unruhestifter hinausgeworfen.«

Es war Franziska nicht egal, dass sie neben neunzehnjährigen Buben und zwanzigjährigen Mädchen im Hörsaal saß. Einen kleinen Trost bot Emilie, die noch zwei Jahre älter war als sie und sich gar nichts daraus machte; aber sie war ja auch schon zwei Semester weiter. Franziska fühlte, dass sie keine Zeit zu verlieren hatte, und nahm sich entsprechend in die Pflicht. Sie schrieb mit, was sie hörte, auch wenn sie es nicht verstand. Sie »*sammelte*«, wie sie selbst es nannte, Wissen wie ein Eichhörnchen die Nüsse, für später, für jetzt, für alle Zeit. Sie hatte sich, seit sie daheim in Bisdamitz die Gänse hüten musste, gewünscht, hinter die Geheimnisse des Lebens und der Welt zu kommen und irgendwann einen Schlüssel in der Hand zu halten, der sie befähigte, allen Rätseln, vor die eine kleine Gänsemagd und erst recht eine große Gouvernante täglich gestellt wird, auf die Spur zu kommen. Jetzt wurde ihr der Schlüssel gereicht – durch die Professoren Hermann von Meyer, Gustav Huguenin, Ludimar Herrmann, durch die Nachhilfe Emilies, durch Austausch mit Stefanija und Julie und durch allerlei andere Lektüre, die dazumal verbindlich war, weil alle darüber sprachen und ihre Weltbilder daran ausrichteten. Da gab es zum Beispiel das Werk *»Kraft und Stoff«*, eine neue materialistische Philosophie von Ludwig Büchner, die den Geist ganz auf Materie zurückführte und nicht nur in philosophischen Seminaren, sondern auch an Kaffeetafeln und natürlich unter den Studenten in deren Buden und am Ufer der Limmat eifrig diskutiert wurde – nicht zu reden von Ernst Haeckel und seiner *»Natürlichen Schöpfungsgeschichte«*. Alle diese neuen Gedanken, die dazu beitragen sollten, den Naturwissenschaften neben Theologie und Geistesfächern und über sie hinaus ihren gebührenden Platz in der modernen Welt zu sichern, fesselten die Aufmerksamkeit der jungen Frau, bevor ihr noch klar sein konnte, was sie für sie bedeuten würden. Sie wusste, das alles gehörte zu dem Schlüssel, der ihr jetzt in die Hände gelegt wurde, und sie erwachte jeden Morgen mit gehörigem Stolz auf ihre neue Position als stud. med. Tiburtius, Matrikel 4029. Dieser Stolz ließ sie auch das Heimweh ertragen, das manchmal in ihr Herz kroch, ließ sie Carl und Henny weniger vermissen und brachte sie dazu, sich in den Gängen der Universität zwischen Hörsaal, Präpariersaal und Mensa weit ausschreitend und mit erhobenem Kopf zu bewegen und den dahingezischten Pöbeleien so mancher junger Burschen mit zur Schau getragener Gleichgültigkeit zu begegnen.

In Franziskas Elementarbildung hatte die protestantische Religion ihren festen Platz gehabt, man übertrieb es nicht mit der

Frömmigkeit und auch nicht mit dem Kirchgang, aber man dankte Gott zum Erntefest und betete am Sonntag. Jetzt wollte der Zeitgeist, dass nicht etwa Gott der Schöpfer des Menschengeschlechts gewesen sei, sondern dass eine ominöse »Entwicklung« zur Ausbildung der menschlichen Spezies geführt habe, wobei es, was die Vorgeschichte betraf, auf die Affen als Ahnen hinauslief. Vielleicht war da etwas dran, sofern man Gott als Schöpfer der Affen gelten lassen wollte, dachte Franziska. Aber dass, wie Jakob Moleschott verkündigte, der *»Gedanke nur eine Bewegung des Stoffes«* sei, wollte ihr nicht einleuchten. Es musste mehr dahinterstecken. *»Ich hatte ja schon zu lange im Leben gestanden, mich mit zu vielem innerlich und nach außen hin auseinandersetzen müssen, um nicht die Flachheit, das Unzureichende, das Grobe dieser Art Naturphilosophie zu fühlen, war aber noch nicht so weit, eine Widerlegung formulieren zu können.«* Es hatte doch auch was für sich, als Studiosa ein wenig älter zu sein. Die Befreiung aus der Enge eines allzu platten Materialismus begann für Franziska mit Emil Dubois-Reymonds Schrift *»Über die Grenzen der Naturerkenntnis«:* Was wissen wir denn schon?, fragt der Gelehrte. *»Ignoramus«* und *»Ignorabimus«* (= Wir wissen nicht und werden nicht wissen). Dieser Professor, ein deutscher Mediziner und Philosoph und Franziska dem Namen nach von Berlin her bekannt *»mahnte zur Bescheidenheit und zur Vertiefung. Seine Schrift leitete einen allmählichen Umschwung ein, eine Abkehr von der rein materialistischen Weltauffassung. Der materialistische Hochmut kam zur Selbstbesinnung. Ich kann nicht ausdrücken, mit welcher Befriedigung wir sein Traktat gelesen haben. Was wir gefühlt, wurde in klaren Worten ausgesprochen.«*

***

Was es aber allen Grenzen des Wissens zum Trotz doch zu wissen gab, musste Franziska sich aneignen, und da sparte sie nicht mit Lektüre und regelmäßigem Besuch der Vorlesungen. Sie las

Emilies Mitschrift der Anatomie-Vorlesung des Professors von Meyer wieder und wieder, besorgte sich seine Publikationen über die menschliche Konstitution und lernte die Fachausdrücke. »*Extensor digiti minimi proprius, supinator longus, extensor digitorum communis*«, so sprechen Mediziner über die Muskeln der Hand. Aber was ist die »*supinierte Stellung*«? Und was die »*supinatorische Bewegung*?« Oder gar die »*pronierende Wirkung*« zweier Muskeln? Emilie hatte daheim von ihrem Vater, dem Pfarrer Lehmus, schon genügende Lateinkenntnisse erworben, bei Franziska aber haperte es damit. Sie ließ sich von Stefanija einen jungen Priester empfehlen, der Lateinstunden zu einem annehmbaren Preis gab. Schwieriger war es mit der Mathematik. »*Da wurde ich von Freunden an einen Dozenten der Technischen Hochschule, Professor Olivier, gewiesen; er war ein jüngerer Herr von angenehmem Äußeren. Während ich mein Anliegen vorbrachte, sah er mich unentwegt forschend an, und als ich fertig war, saß er noch eine Weile nachdenklich da, sodass ich gar nicht recht wusste, woran ich war.*« Der gute Mann ging auf und ab, krauste die Stirn, sah zu Franziska hin und bemerkte schlussendlich, »*es würde ihn wohl interessieren, eine Dame zu unterrichten, doch könne er sich nicht allzu viel davon versprechen. Er glaube nicht, dass Frauen Verständnis für Mathematik hätten, und wenn er sähe, dass es verlorene Zeit sei, dürfe ich ihm nicht übelnehmen, wenn er die Stunden als aussichtslos aufgäbe.*« Was blieb Franziska übrig, sie musste sich darauf einlassen. Und weil nun die Erwartungen des Professors Olivier an seine Schülerin so ausgesprochen niedrig waren, »*schlug das Pendel*«, wie Franziska berichtet, binnen Kurzem »*nach der anderen Seite aus*«. Überall erzählte der begeisterte Olivier von einer jungen Deutschen, die er unterrichtete und die ein unglaubliches Verständnis für Mathematik aufweise. Und er nannte ihren Namen! Zufällig gehörte zu seinem engeren Bekanntenkreis auch eine Dame aus Stralsund, die bei dem Namen Tiburtius stutzte und nachfragte und sich am folgenden Tag von Jungfer Kägi bei Franziska melden ließ. Auf diese ja im Grunde ehrenvolle

Weise wurde nun Franziskas Geheimnis – ihr Studium im Ausland – vorzeitig gelüftet. »*Zum Glück kam es mir damals schon nicht mehr so sehr darauf an, da ich nach zwei Monaten schon ziemlich sicher war, dass ich meine Sache durchführen würde.*« Sollten doch die Leute in Stralsund ihre Köpfe schütteln, wenn sie vernahmen, dass Franziska in Zürich etwas so Außerordentliches trieb wie ein Studium der Medizin, was kümmerte sie das. Zumal auch die Züricher oft nicht wussten, was sie von einer Medizinstudentin halten sollten. Denn Franziska hatte inzwischen das getan, was ihr von der Familie aufgetragen worden war: Sie hatte Besuche bei Züricher Honoratioren gemacht und dabei ein »Empfehlungsschreiben« ihres Bruders, des hochangesehenen Stabsarztes Dr. Carl Tiburtius, vorgezeigt. Die feinen Züricher zeigten sich von Franziskas Antrittsbesuch hocherfreut und luden die hübsche junge Frau zum Abendessen ein. Aber als dann die Rede darauf kam, was sie denn hier in Zürich tue, hieß es: »*Ahh so, Sie studieren Medizin … Naja, wir wollen nicht davon sprechen!*« Und das galt als Entgegenkommen.

Die Vorbehalte der Gesellschaft, der schweizerischen ebenso wie der deutschen, gegen junge Frauen, die Mühen auf sich nahmen, um – wo auch immer – ein Studium der Medizin zu beginnen, galten weder dem Wissensdurst der Mädchen, noch bloß ihrer Bereitschaft, sich gegen das Herkommen zu stemmen und Wissen zu erwerben statt zu heiraten, sie galten der unterstellten moralischen Fragwürdigkeit von Frauen, die sich anmaßten, den Menschen von innen kennenzulernen, dem Manne gar auf und in den Unterleib zu schauen und angesichts dessen, was sie dort erblicken würden, nicht ohnmächtig hinsinken, nein, sondern eventuell ein Skalpell ansetzen würden. Pfui Teufel. Die Besessenheit vor allem der höheren Stände von der »Keuschheit« der Frauen und von der Verderbnis, die jedem Mädchen drohte, das in einer anderen Situation als in der Hochzeitsnacht Hoden und Penis eines Mannes gewahrte und gar berührte, war allgemein und unhinterfragbar. Beziehungsweise: Es war die

Medizinstudentin, die diese Besessenheit hinterfragte, und deshalb war sie ohne das Empfehlungsschreiben eines Würdenträgers völlig unmöglich und persona non grata. Diese Einstellung, um nicht zu sagen: dieser Wahn, war Franziska wohl bewusst. An jenem Abend bei den vornehmen Leuten war sie schon stolz genug, *»um fühlen zu lassen, wie ich meinen Beruf auffasse. Und die Herren haben es verstanden. Ich schreibe dies nur zur Illustration der Auffassungen jener Zeit. Der heutigen Generation wird es unverständlich sein.«* Franziska Tiburtius schrieb ihre Lebenserinnerungen zu Beginn der 1920er-Jahre. Bis dahin war viel geschehen. Frauen konnten das Abitur machen und sich an den Universitäten einschreiben, und viele von ihnen belegten Medizin und wurden Ärztinnen. Als Franziska fünfzig Jahre zuvor am Tisch einer reichen Schweizer Familie saß und ihre Rösti verzehrte und dabei von den Herren gegenüber taxiert wurde, kam ihr zu Bewusstsein: Es ist auch die Moral, die sich ändern muss, nicht nur das Immatrikulationsverfahren. Was denken sich diese Kerle? Dass wir Frauen stante pede zu Huren oder Hexen werden, wenn wir es wagen, einen nackten Mann, der vor uns auf dem Krankenlager oder auf dem Seziertisch liegt, zu untersuchen und anzufassen? Was ist das für ein kurioser Irrtum? Und sie hatte das stolze Gefühl, zu den Ersten zu gehören, die über diesen Irrtum aufklärten. Einfach durch ihr Tun.

Als sie erfuhr, dass eine Gruppe von Züricher Medizinstudenten eine Petition beim Senat der Universität eingereicht hatte, in der sie einen Stopp der Aufnahme von Studentinnen forderten, weil sie sich durch deren überflüssige Anwesenheit – was nützte den Damen ihr Wissen, da sie ja doch irgendwo und irgendwann hinter den Mauern eines Hauses in der Familie verschwinden würden – empfindlich gestört fühlten, sah es Franziska nicht mehr als lästige Pflicht an, in besseren Züricher Familien Besuche zu machen, sondern als eine wichtige Aufgabe. Sie wollte dazu beitragen, dass die Leute ihre Vorurteile loswürden. Aus einem Brief an ihre Mutter: *»Begreifst Du, dass es unsereinem* *komisch vorkommt, gefragt zu werden, ob denn Studieren sehr schwer sei, ob man schon in der Anatomie gewesen, ob man des Lernens nicht gar überdrüssig werde usw., um sich dann danach mehr oder weniger verblümt sagen zu lassen, dass man doch eigentlich ein Mensch sei wie jeder andere? Ich finde es schon so natürlich, dass ich Medizinerin bin, dass mir solche Fragen durchaus komisch vorkommen und ich in meine Antworten allerlei Bosheit einmische.«* Immerhin wurde Franziska zugutegehalten, dass sie keine blaue Brille und keinen Matrosenhut trug, Kennzeichen, die man hier für Attribute einer Studentinnenuniform hielt. Sie zeigte sich gern elegant in langen dunklen, mit Stickereien verzierten Kleidern, ganz nach der Mode. Nur die riesigen Hüte, die sie gewohnt war und die die Kaiserzeit von den Damen verlangte, ließ sie jetzt zu Hause in ihren Schachteln. Sie störten beim Lesen und erst recht beim Präparieren. Die Petition der Studenten übrigens verlief im Sande.

***

Eine andere Familie, die Franziska mit einem Empfehlungsschreiben in der Hand aufsuchte, kam ursprünglich aus Deutschland, sie hieß Witt. Vater Witt stammte aus Holstein und war als junger Chemiker nach St. Petersburg gegangen. Hier wurde er zum Professor ernannt *»und er verstand es, sich trotz seines knorrigen Friesentums bei den Studenten Vertrauen und in der Gesellschaft eine Stellung zu erwerben. Er heiratete eine Russin. Um seinen Sohn nicht zum russischen Heeresdienst verpflichtet zu sehen, verließ er Russland und ließ sich in Zürich nieder.«* Als Franziska die Witts kennenlernte, war Sohn Otto achtzehn Jahre alt, eine siebzehnjährige Tochter Anna war auch dabei. Niemand stieß sich hier an Franziskas Ehrgeiz und ihrem Status als Medizinstudentin, im Gegenteil, die Familie nahm sie auf wie ein drittes Kind. In die Spiele, die hier getrieben wurden, gemeinsames Singen, Pantomimen, Scharaden, Verkleidungen oder Rätselraten ließ sie sich begeistert hineinziehen. *»Das Leben hat mir viel*

Gutes und Freundliches gebracht, von jugendlichem Vergnügtsein aber nur einen ganz bescheidenen Teil.« Im Hause Witt holte sie nach, was sie als siebzehnjährige Gouvernante hatte versäumen müssen, wobei der Altersabstand zu Otto und Anna sich völlig verlor. Es wurde aber nicht nur gescherzt, man diskutierte auch heiß über den Materialismus und »*Kraft und Stoff*« sowie »*Die Entstehung der Arten*« von Charles Darwin, »*und mit welchem Ernst und Eifer!*«. Hier lernte Franziska das Debattieren ohne Rechthaberei und Geschrei, sondern mit Überlegung, Geduld und der Bereitschaft, die Position der anderen zu verstehen.

Ludimar Hermann war ein sehr angesehener Professor an der Züricher Universität, er galt als Schüler von Dubois-Reymond, und sein Fachgebiet war die Physiologie. Franziska nannte ihn den »*feinsten Kopf und schärfsten Denker unter den Lehrern der ersten beiden Studienjahre*«. Sie versäumte keine seiner Vorlesungen und Abendvorträge, schrieb mit, so schnell sie konnte, und repetierte seine klaren Worte abends vorm Zubettgehen. »*Ich glaube, dass ich durch ihn erst einen Einblick in die Art wissenschaftlichen Denkens erlangt habe.*« Sein »*Lehrbuch der experimentellen Toxicologie*« lag auf ihrem Nachttisch, und wann immer sie eine freie Minute hatte, blätterte und las sie darin. Die Sprache des Professors erfreute sie ob ihrer Modernität und Schlankheit. Im Vorwort schrieb er: »*Was diesem Werk neben den bestehenden Handbüchern hauptsächlich ein Existenzrecht verleiht, ist die entschiedene Verbannung jeglicher umständlichen Phrase. Wenn auch Ausdrücke wie ›Lähmung der Lunge‹, ›erregende Wirkung auf das Blut‹ und dergleichen zum Glück nur noch in wenigen Werken eine Rolle spielen, so haben doch noch immer viele verwerfliche vitalistische Bezeichnungen in der toxicologischen Literatur eine nicht mehr zum Geiste unserer Wissenschaft passende Verbreitung.*« Nun gehörte ausgerechnet Professor Hermann zu den Dozenten, die es nicht gerne sahen, wenn Frauen in ihrem Hörsaal Platz nahmen. »*Umso mehr war seine Gerechtigkeit ihren Leistungen gegenüber anzuerkennen*«, wie Franziska notierte. Er hätte niemals einer Frau die Tür gewiesen, er wollte einfach nur kein Aufsehen und keine Ablenkung, denn in seinem Hörsaal sollte es nur um die Physiologie des Menschen gehen. Aber irgendwann musste er doch Stellung beziehen. Ein Professor aus Basel, Dr. Theodor von Bischoff, hatte ein Pamphlet veröffentlicht, in dem er darlegte, dass Frauen nicht zum Studium geeignet seien, weil *»ihre Gehirnmasse ein niedrigeres Gewicht habe, als die der Männer«*. Einen solchen Stuss konnte Hermann nicht durchgehen lassen. Er widmete dem Kollegen Bischoff eine eigene Vorlesung, von der Franziska so Bericht erstattet: *»Sie haben gehört oder gelesen, meine Herren – wir Frauen wurden ignoriert –, dass in neuerer Zeit versucht worden ist, und zwar von Herrn Professor Bischoff aus Basel, aufgrund eines durchaus unzureichenden anatomischen Materials, ohne Berücksichtigung anderer Verhältnisse als dem Gewicht des Gehirns, Schlüsse zu ziehen über Eignung und Befähigung von Frauen zum Studium. Diese Art der Behandlung des Problems halte ich für unrichtig und die Basis für fehlerhaft.«* So wurde das Frauenstudium zur akademischen Streitfrage – nicht nur in Zürich. Die Studentinnen saßen dabei und dachten sich: Wir sind hier. Wir verstehen, was vorgetragen wird. Und wir schaffen sogar öfters die besseren Abschlüsse. Folgende launige Bemerkung eines Studenten machte damals die Runde: Es sei kein Wunder, wenn die Mädchen bei Prüfungen besser abschnitten als die Jungen. Schließlich hätten sie des Abends immer Zeit, ihre Köpfe über die Bücher zu beugen und zu büffeln, während ihre männlichen Kommilitonen in der Kneipe sitzen müssten. Das war ja nicht nur ein Witz, sondern eine durchaus realistische Schilderung des Studenten- beziehungsweise Studentinnenlebens. Letzteres konnte als eigenständiges kaum vorhanden sein. Das Studentendasein hingegen schloss die Burschenherrlichkeit ein, das nächtliche Umherstreifen, das Wetttrinken in Gasthäusern und auch die eine oder andere Schlägerei, zu schweigen von Duellen. Soziologisch betrachtet sind solche Umtriebe nicht unwichtig für eine spätere Karriere, denn in der Jugend werden die freundschaftlichen Bande geknüpft, die durch gemeinsame Gesetzesübertretungen nicht reißen müssen, sondern sich sogar festigen können und später nützlich werden. *Manus manum lavat* (= Eine Hand wäscht die andere.) Kein anderer als der gewissenhafte Professor Ludimar Hermann schrieb ein Lied über das fröhliche Studentenleben in Zürich, das seinerzeit berühmt und natürlich auch der Studentin Tiburtius bekannt war:

»Beneidet mich nicht allzu sehr,
ihr Herrn Kommilitonen!
Dem Burschen macht's das Herz so schwer,
am Limmatstrand zu wohnen.
Da führt manch wunderschöner Weg
woandershin als ins Kolleg;
Ja, ihr an Spree und Pleiße
Habt's leichter mit dem Fleiße!«

Professor Hermann stammte aus Königsberg und wurde in Berlin promoviert. Er liebte den See und die Berge und das Städtchen Zürich, nahm dennoch später einen Ruf in seine Heimatstadt an. Auch Franziska war vom Limmatstrand bezaubert und genoss den Anblick der Alpen, sie musste das Ringen um ihr Verständnis der menschlichen Physiologie und der damit verbundenen Toxikologie nach Professor Hermann immer wieder unterbrechen und an der Seite von Emilie auf Wanderschaft gehen. Dabei sangen die beiden manchmal sein populäres Lied (nach der Melodie von »Oh alte Burschenherrlichkeit«) – zweistimmig. Es hat sechs Strophen. Die letzte:

»Und doch, wär mir die Wahl gestellt:
Ich würd's nicht lang bedenken.
Nach keinem andern Ort der Welt
tät ich die Schritte lenken.
Und muss ich einst Philister sein,
denk ich voll Wehmut Zürich dein …«

Die beiden Studentinnen kletterten als Damenseilschaft in die eine oder andere Wand hinein. Aber an die Leistungen einer Lucy Walker kamen sie nicht im Entferntesten heran, weshalb sie mit ihren Kletterkünsten auch nicht prahlten.

***

Daheim in der Hintergasse wurde Fanny zuweilen ebenfalls müde von der Wissenschaft. Sie klopfte dann vorsichtig an die Tür des Nebenzimmers, und wenn sie Glück hatte, war Stefanija Berlinerblau zu Hause und ihrerseits auf eine Studierpause aus. Dann setzten sich die beiden aufs Sofa, tranken Tee, und Steffi sprach von ihrer Heimat Russland. Sie war selbst anfangs ein Kosakenpferdchen gewesen, mit Kurzhaarfrisur und Tabaksbeutel am Gürtel, hatte aber dann mehr Gefallen an einem bürgerlichen Lebenszuschnitt gefunden und trug ihre Haare jetzt wohlfrisiert und normale dunkle Kleider mit dazugehörigen Spitzen und Volants. Und sie hatte auch nicht, soweit Fanny wusste, im Sinn, den Zaren zu stürzen. Aber sie machte sich große Sorgen um ihr Heimatland und erzählte Franziska davon.

Das bedeutendste Ereignis in der jüngeren Geschichte Russlands lag erst zehn Jahre zurück, es war die Aufhebung der Leibeigenschaft der bäuerlichen Bevölkerung im Jahre 1863. Als die Bauern vernahmen, dass sie befreit werden sollten, missverstanden sie diese Ansage, denn da sie immer unter Zwang hatten arbeiten müssen, konnten sie sich unter Freiheit nichts anderes vorstellen als ein Ende aller Plackerei. So ließen sie dann Pflug und Egge sinken und begnügten sich damit, ihren Garten zu bestellen. Dass es jetzt aber überhaupt erst richtig losgehen sollte mit der Arbeit, da die Bauern in Zukunft in einem Kontraktverhältnis zu ihrem Grundherrn stehen würden und dieses Verhältnis unbedingt Abgaben einschloss, wurde ihnen nach und nach klar, und sie wehrten sich dagegen. Manche pilgerten zu ihrem Gutsherrn und baten ihn, sie doch lieber mit der Freiheit zu verschonen.

»Auf dem Lande ist der Mangel überall spürbar«, sagte Steffi. »Die Menschen hungern, und die Felder liegen brach. In den Städten geht es noch, aber auf dem Land ist die Rückständigkeit unglaublich. Von medizinischem Fortschritt keine Spur. Die Menschen kurieren sich dort mit Kompressen und Gebeten, es ist ein Graus. Und man sagt zu den Bauernsöhnen: Ihr könnt doch in die Städte gehen und dort Arbeit suchen. Ihr seid frei. Aber die jungen Männer finden den Weg in die Städte nicht. Es gibt keine Wege!«

Fanny trank den Tee und wusste nicht, wie sie ihrer Kommilitonin gut zureden könnte. Alles, was Steffi berichtete, klang düster und trostlos.

»Man hört ja«, sagte Fanny, »dass so einige von unseren russischen Mitstudentinnen sich dem *Nihilismus* verschreiben. Ich habe darüber nachgedacht, was das wohl zu bedeuten hat, es wurde mir nicht klar. In meinen lateinischen Textstudien kommt das Wort ›nihil‹ öfter vor. Ich weiß, dass es ›nichts‹ heißt. Aber was heißt eine ›Lehre vom Nichts‹ für unsere Kosakenpferdchen?«

Steffi rückte ein Stück näher an Fanny heran. »Was es eigentlich auf sich hat mit dem Nihilismus«, sagte sie in dumpfem Ton, »verstehe ich auch nicht. Es gibt da einen Zusammenhang mit Michail Bakunin, du weißt, der berühmte Anarchist. Der spricht von einer ›*Lust an der Zerstörung*‹. Er glaubt an die Revolution und meint, die Russen seien in den Tiefen ihrer Seele allesamt Revolutionäre.« Sie stand auf und ging an die Kommode unterm Fenster, öffnete eine Schublade und schloss sie wieder. Als sie weitersprach, klang ihre Stimme rau.

»Nein, ich zeige sie dir nicht. Aber hier drinnen liegt eine Pistole. Ich habe damit schießen geübt, als ich noch zu den Radikalen gehörte. Jetzt weiß ich nicht, wohin mit dem Ding. Weißt du, alle Bakuninisten sind Sozialisten. Sie wollen das Gemeineigentum. Das fand ich gut. Aber auf dem Wege der

Revolution? Der offenen Gewalt? Nein, ich habe jetzt erkannt: So geht es nicht.«

Fanny war zutiefst entsetzt über diese Eröffnung, aber sie ließ sich nichts anmerken, wollte die Zimmernachbarin nicht brüskieren, zumal die ihr ja gerade erzählt hatte, dass sie sich von der Idee eines Umsturzes entfernt habe.

»Was wirst du tun, wenn du mit dem Studium fertig bist?«, fragte Fanny. »Willst du nach Russland zurückgehen? Und dort …«

»Das schien mir immer selbstverständlich. Ich wollte doch meinem Volk helfen, es aufklären und befähigen, sein Schicksal in die eigene Hand zu nehmen. Du kannst dir nicht vorstellen … Die Unterdrückung durch den Zaren, seine Geheimpolizei, die Ochrana, und seine Schergen, das ist die Hölle. Das muss sich ändern. Aber ich weiß nicht mehr, ob ich zu denen gehöre, die alles aufgeben, was in ihrem persönlichen Leben zählt, um ›ins Volk zu gehen‹. Mich fasziniert das Studium mehr als die Idee von der ›Lust an der Zerstörung‹ …« Steffi setzte sich wieder aufs Sofa, sie zitterte ein wenig. Fanny nahm ihre Hände, drückte sie und sagte:

»Als Ärztin kannst du so viel Gutes tun. Auch hier, in der Schweiz oder sonst wo in der Welt. Du bist keine Verräterin, wenn du nicht nach Russland zurückkehrst.« Aber Fanny glaubte selbst nicht recht, was sie da sagte, und hatte deshalb einen Kloß im Hals. Als sie in ihr eigenes Stübchen zurückgegangen war, schrieb sie Briefe an die Mutter, Carl und Henny und Miss Boswood, dachte aber zwischendurch immer wieder an Steffi, an die russischen Studentinnen und an die zahlreichen russischen Kandidaten der Medizin. Die waren also auch alle – mehr oder weniger offen – Kandidaten des Umsturzes. Das erstaunte Fanny gar nicht so sehr, sie hatte so etwas geahnt, ging doch nicht nur von den Kosakenpferdchen etwas Wild-Entschlossenes aus. Es war aber ernster, als sie vermutet hatte, und sie fragte sich, wie lange die Stadt Zürich und die Universität sich die subversiven Umtriebe der russischen Studentenschaft, die eine zahlenmäßig erhebliche Gruppe an der Hochschule bildete, noch gefallen lassen würden. Potzblitz, eine Pistole! Im Hause der gottesfürchtigen Jungfer Kägi!

Insgeheim zollte Fanny den russischen Studentinnen Respekt, waren die doch nicht nur wild entschlossen, sondern auch darauf aus, die Lage der Menschen in ihrer Heimat zu verstehen und zu verbessern, sie lasen und debattierten ununterbrochen, stritten und wüteten, und allen ging es um den richtigen Weg für die Zukunft Russlands. Manchmal prügelten sie sich im Lichthof der Universität mit Stöcken und Flaschen, und der Pudel (Pedell Henke) musste die Kantonspolizei rufen. Auch Mädchen mischten wacker mit. Diese Studentinnen hatten ja nun die ihnen vorgezeichneten Lebenswege verlassen und riskierten einiges. Franziska kannte das, und sie erkannte sich in diesen Frauen wieder. Aber Gewalt? Schießereien? Wie gut, dass Steffi sich besonnen hatte. Fanny sprach jetzt freier mit den Kommilitoninnen aus dem Zarenreich, weil sie mehr darüber wusste, was los war, und sie sagte ihre Meinung. Sie erfuhr Einzelheiten über die Fraktionierungen im russischen Untergrund, der bis nach Zürich reichte. Auf der einen Seite stand Bakunin, der nicht mehr reden, sondern handeln wollte und zur Revolution aufrief, auf der anderen Pjotr Lawrow, der fand, erst müssten die Menschen wissen, was eine Revolution bedeutete und was nach ihr komme, bevor sie sie machten. ›Ich bin eher eine Lawrowistin‹, dachte Franziska bei sich und erfuhr, dass Lawrow im umkämpften Paris auf Seiten der Sozialisten und gegen die Preußen für die Kommune gekämpft habe. Zurzeit solle er in London weilen.

»Sein Einfluss wächst«, sagte Steffi, »und das ist gut so. Er ist einer von den Nachdenklichen.«

»Aber warum agitiert er nicht in Russland für seine Überzeugung?«, fragte Fanny. Steffi warf der Freundin einen langen Blick zu, seufzte und sagte dann: »Es wäre sein Tod. Er war längst in Russland in Haft. Er konnte fliehen. Denk nicht, es sei die freie Wahl der russischen Revolutionäre, dass sie im Ausland leben. Bakunin ist übrigens irgendwo hier in der Schweiz.«

Elsbeth Kägi hatte als Vermieterin mit ihren ›respektablen Frauenzimmern‹ gute Erfahrungen gemacht und war daher zuversichtlich, dass sie auch noch mit einem Kosakenpferdchen Glück haben könnte. Und so vergab sie ein weiteres Zimmer an eine junge Frau, die wegen ihrer stämmigen Gestalt ›Mammut‹ genannt wurde. »*Verlobt war sie immer – es kann ja sein, dass der Gegenstand manchmal wechselte – Abend für Abend hatte sie Besuch und dann begannen diese unendlichen uferlosen Erörterungen sozialistischer Themata, die den Russen als Taten gelten, uns aber zur Verzweiflung brachten.*« Die Trennwände zwischen ihrem und Fannys sowie Steffis Zimmer bestanden lediglich aus tapezierten Holzlatten, das hatte bislang nichts ausgemacht. Doch nun hatten die beiden Frauen ein ähnliches Problem wie ihre männlichen Kommilitonen, die Abend für Abend die Gasthäuser füllten – sie kamen nicht zum Lernen! Zigarettenrauch und die erregten Stimmen drangen in die Studierstuben. Franziska mit ihrem eher ruhigen Temperament stieß gleichwohl an ihre Grenze und verspürte so etwas wie Rachegelüste. Im Salon stand ein Pianino, das sie nun, auch wenn es spät war, ausgiebig bearbeitete. »*Ich fing an, die grässlichste Musik zu spielen, die ich zusammenfinden konnte, Tonleitern, Gassenhauer, Fingerübungen, alles durcheinander.*« Die Botschaft – Katzenmusik – kam zwar an, doch die Reaktion war nicht die gewünschte. Als Franziska einmal nicht spielte, klopfte Jungfer Kägi an die Zimmertür mit einer Bestellung vom Mammut, »*Ob ich nicht wieder etwas Musik spielen wollte – gegen diese Ironie war ich machtlos, die Waffe war mir aus der Hand gewunden.*«

Glücklicherweise wechselte das Mammut bald die Unterkunft.

***

In einem Brief an ihre Mutter vom Mai 1872 erzählt Fanny von ihrem Prorektor Professor Frey, einem Histologen und Befürworter des Frauenstudiums, bei dem sie – große Ehre! – zum Tee geladen worden war. *»Natürlich musste man sich zu dieser Gelegenheit so hübsch wie möglich machen – du weißt noch: das seidene Gewand, das ich mir zuletzt in London gekauft habe.«* Zu Gast war – neben weiteren Studenten und Studentinnen aus besten Kreisen – auch eine gewisse Madame Vladikin, eine wohlhabende russische Gutsbesitzerin, die ausführlich von dem Elend der russischen Bauern sprach und von der völlig unzureichenden medizinischen Versorgung in ihrem Land. Da habe sie *»beschlossen, Medizin zu studieren und ein Hospital auf ihrem Gute anzulegen, dem sie selbst vorstehen wollte, da sie keine Kinder habe«*. Fanny war beeindruckt von Madame Vladikin, denn wann immer sie selbst, schon damals in England und in Berlin, auf Anfrage ihre Lebenspläne dargelegt hatte, war sie gefragt worden: Wenn Sie Medizinerin sind, liebes Fräulein Tiburtius, können Sie nicht auch noch heiraten, und Sie werden keine Kinder haben – wird Ihnen das nicht irgendwann leidtun? Fanny wusste nicht, ob sie in Zukunft dies oder jenes bedauern würde, sie wusste nur, dass sie in der Gegenwart kein Bedürfnis nach einem Ehebund verspürte und auch keines nach einem eigenen Kind, dass ihr hingegen die Vorstellung, fremden Frauen und Kindern, je mehr desto besser, zu Gesundheit und Lebensfreude zu verhelfen, ungemein verlockend erschien. War das ein falscher Altruismus – gar Selbstverleugnung? Oder war es, wie Franziska anderen gegenüber behauptete, eine Pflicht, die zu tun und auf die sich vorzubereiten, sie mit Freude erfüllte? Sie war sich nie ganz sicher – bis sie Madame Vladikin begegnete. Freimütig bekannte diese Frau, dass ihr Mann mit den Hospitalplänen völlig einverstanden sei. Er wolle ihr sogar das Geld für das Spital stiften und natürlich die Hochschulausbildung finanzieren. *»Ich bewunderte die Uneigennützigkeit des Mannes sehr, der seine Frau für vier Jahre fortgehen ließ«* – nach Zürich. *»Madame Vladikin meinte aufrichtig: ›Ach wissen Sie, wir sind schon so* *lange verheiratet, schon fünfzehn Jahre, dass wir einander langweilen. Mein Mann besuchte mich hier in Zürich. Ich habe ihm aber gesagt, er möge nur wieder abreisen, er störe mich beim Studium.‹ Madame Vladikin ist übrigens angenehm und klug, und es kann sein, dass das Spital zustande kommt.«* Was Fanny aus den im Grunde fast skandalösen Geständnissen der Gutsbesitzerin heraushörte, war, dass Ehe und Kinder für manche Frauen eben doch nicht das unverhandelbare Sehnsuchtsziel seien und dass es sogar Männer gebe, die das verstehen. Und sich nicht in ihrer Ehre gekränkt fühlten, wenn ihre Frau andere Prioritäten setzte als sein Wohlergehen. Die Ehe der Vladikins erschien Franziska ausgesprochen glücklich. So eine Verbindung konnte sie sich auch für sich selbst vorstellen. Aber Monsieur Vladikin war dann wohl, fürchtete Franziska, die absolute Ausnahme. Und ohne Zürich als sicheren Hafen, in den die ehrgeizigen Frauen aus aller Welt einlaufen konnten, um Wissen *»einzusammeln«*, wäre das alles nicht möglich. *»Der Züricher Universität gebührt großer Dank. Unbeirrt durch vielerlei Unzuträglichkeiten«* – revolutionäre Umtriebe bis hin zu Verschwörungen und Planungen von Attentaten – *»ist sie dem Prinzip treu geblieben und hat den Frauen zuerst Gelegenheit gegeben, zu zeigen, dass ›es geht‹.«*

Zu den Frauen, die diese Gelegenheiten ergriffen hatten, gehörte auch Franziskas russische Kommilitonin Julie Sinclair. Sie war kein Kosakenpferdchen, aber eine junge Frau mit politischen Interessen, doch zu Fannys Freude kannte sie auch andere Themen und war, was die wilde Entschlossenheit betrifft, vor allem darauf aus, den Studienstoff zu bewältigen und ein gutes Examen hinzulegen. Die beiden arbeiteten Seit an Seit, erklärten einander komplizierte Einzelheiten der Anatomie, der Physiologie und der Histologie und verbrachten die Stunden zwischen den Vorlesungen gern mit Spaziergängen rund um das Gebäude der Alma Mater. Eines Tages flüsterte Julie der Freundin etwas ins Ohr:

»Du darfst es niemand weitersagen. Ich bin heimlich verlobt – mit Dr. Theodor Egli, du kennst ihn vielleicht?«

Was Franziska kannte, war die Notwendigkeit, etwas geheim zu halten, weil im Falle der Veröffentlichung Nachteile drohten. Bei ihr waren das die Züricher Studienpläne gewesen – sie hätte im Falle des Scheiterns schlechte Karten für eine Anstellung als Lehrerin gehabt. Im Falle Julie war das die Verlobung – eine Studentin mit einem Mann im Sinn und einer Eheschließung vor Augen galt als verloren für die Examina. Nicht nur, dass sie als außerstande eingeschätzt wurde, sich auf Prüfungsstoffe zu konzentrieren – man schrieb sie als Person, die für ihren Beruf leben könne, quasi ab. Es würden Kinder kommen, der Mann hätte seine Ansprüche, wie sollte sie da als Ärztin arbeiten? Man ging also seinerzeit davon aus, dass die hundert Jahre später so viel diskutierte Doppelbelastung der Frauen, Familie und Beruf, ein Ding der Unmöglichkeit sei. Aber im Grunde war alles, was Franziska und Frauen wie sie damals taten, ein Ding der Unmöglichkeit. Und was die Vereinbarkeit von Familie und Beruf betraf, so hatte Franziska schon eine Frau vor Augen, die kurz davorstand, eine Probe auf dieses Exempel zu liefern. Henriette Hirschfeld würde zu Weihnachten dieses Jahres heiraten, und es stand keineswegs zu erwarten, dass sie danach ihre gutgehende Zahnarztpraxis aufgeben würde.

»Dr. Egli«, wisperte Franziska und nickte dazu. »Du hättest keine bessere Wahl treffen können! Ich habe ihn kürzlich bei Professor Frey getroffen. Er hat von Amerika erzählt, er war länger dort. Und sieht gut aus. Sei sicher: Ich verrate nichts!«

***

Die Arbeit im Präpariersaal war anfangs gewöhnungsbedürftig. Hier mussten die Studenten – und natürlich auch die Studentinnen – Frösche sezieren und in Alkohol einlegen, wobei sie den Tieren zuvor zum *exitus promptus* zu verhelfen hatten. *»Leicht war es mir ja nicht, den feuchtkalten zappelnden Frosch zu ergreifen und ihm mit fester Hand den Kopf abzuschneiden, aber es ging doch. Welch ein Vergnügen wäre es für die Studenten* *gewesen, wenn ich versagt hätte!«* Eines Tages wurde Fräulein Tiburtius gemeinsam mit einem Kommilitonen in den Saal bestellt. Das war ungewöhnlich, meistens forderte der Professor je zwei Mädchen oder zwei junge Männer zur gemeinsamen Arbeit auf. *»Professor Meyer sagte zu Julie und mir, wir möchten ihm nicht die Augen auskratzen, wenn wir diesmal nicht zusammenarbeiten würden, es ginge eben nicht anders.«* Jede und jeder müsse mal drankommen, und so habe es sich ergeben, dass Franziska mit dem jungen Studenten Elias Haffter präparieren müsse. Die beiden taten, was man so im Präpariersaal tut, und irgendwann räusperte sich Studiosus Haffter und erzählte Fanny, dass er es gewesen sei, der die witzige Geschichte von den Studentinnen, die nur deshalb besser abschnitten als ihre Kommilitonen, weil sie abends nicht in die Kneipe gehen müssten, in Umlauf gebracht habe. Fanny brieflich an Carl: *»Und nun höre, was weiter geschah. Als wir fertig waren und das Drum und Dran des Präpariersaales abgestreift hatten, trat er sehr fein zu mir, überreichte mir seine Karte – und sprach von dem großen Vergnügen, das er gehabt, mit mir zusammen zu arbeiten, und er sprach die Hoffnung aus, dass es noch öfter geschehen möge und dergleichen mehr. So etwas ist im Präpariersaal wohl noch nie da gewesen. Aber es schadet doch eigentlich nicht, wenn ab und zu der Salon in den Präpariersaal hineinlichtert. Natürlich hätte der gute Junge nicht gewagt, so höflich zu sein, wenn andere Studenten in der Nähe gewesen wären.«* Großes Vergnügen wird Dr. Carl Tiburtius beim Lesen dieser Zeilen empfunden haben, denn er wünschte sich für seine Schwester, was man damals eine Romanze nannte, und er war einer der wenigen Menschen, mit denen sie nachweislich über Begegnungen mit dem anderen Geschlecht gesprochen hat. Ob sie dem höflichen Elias Haffter ein Rendezvous gewährte? Wahrscheinlich nicht, denn sie schrieb Carl auch dies: *»Ich muss mich nun sehr hüten, ihn nicht in die Verlegenheit zu bringen, mich grüßen zu müssen; die Studenten sind ja wie die Kinder!«* In ihrer Autobiografie, die den Züricher Jahren viel Raum gibt, gönnt Fanny ihrem intimen privaten Leben kaum eine Zeile. Gab es dieses Leben gar nicht für sie? Oder war sie nur zu diskret, davon zu erzählen? Wir wissen es nicht. Sehr gerne spricht sie, wenn auch nur in Andeutungen, von freundschaftlichen Beziehungen und Unternehmungen mit Frauen. Weihnachten fuhr sie nach Magdeburg, wo Carl stationiert war, zur Hochzeit ihres Bruders mit Henriette. Es wurde ein glanzvolles Fest.

III

Man gehört schon zu den Eingeweihten

Im Frühjahr 1873, Fanny war in ihre Studien vertieft und ahnte nichts Böses, erschien eines Tages Jungfer Kägi ganz aufgelöst in ihrer Stube und berichtete von einem sehr unwillkommenen Ereignis: Der Besitzer des Hauses, in dem sie nun schon lange lebte und Zimmer vermietete, hatte ihr gekündigt. Jetzt verlöre sie ihre Einnahmequelle, und Franziska sowie auch Stefanija Berlinerblau hätten keine Unterkünfte mehr. Das war in der Tat ein harter Schlag. Zimmer in Zürich waren schwer zu bekommen, und das arme Fräulein Kägi stand praktisch vor dem Nichts. Lösungen mussten gefunden werden.

Steffi erhielt über Vermittlung von Professor Meyer eine neue Bleibe, und Elsbeth Kägi, was blieb ihr übrig, zog zu ihrer Mutter. Franziska fand zunächst Unterschlupf bei Landsmännin Emilie Lehmus, hatte dann aber das Glück, dass bei der Familie Witt nach Auszug des nunmehr erwachsenen Otto – er ging nach seinem Hochschulabschluss als Chemiker ins Rheinland – ein Zimmer für sie frei wurde. Die letzten drei Monate bis zu den Semesterferien konnte sie bei den Witts wohnen. Doch der frohe Geist des Hauses war perdu, stattdessen eine leichte Schwermut eingezogen. Der betagte Herr Professor war kürzlich verstorben, und nach dem Auszug des Sohnes ließen sich die Freunde der Familie nur selten sehen. Frau Professor versank in Trauer, es wurde still im Haus. Fanny wie auch die Tochter Anna begannen ohne Not, im Flüsterton zu reden. Als Gast des Hauses sah sich Franziska in der Pflicht, der Hausherrin beizustehen und sie aufzumuntern. Tatsächlich entstand trotz des Kummers eine freundliche Häuslichkeit unter den drei Frauen, und Fanny meisterte verschiedene Vorprüfungen. Als dann die Semesterferien begannen und Franziskas Heimreise nach Deutschland anstand, löste sich der Witt'sche Haushalt gänzlich auf. Die

Mutter wollte in der Nähe ihres Sohnes sein und zog nach Wiesbaden. Zuvor hatte Franziska es mit ihren vielfältigen Kontakten gerade noch bewerkstelligt, ab dem Wintersemester in einer begüterten Offiziersfamilie unterzukommen, bei den Sulzbergers in der Plattenstraße 9. So konnte sie also leichten Herzens für zehn lange Wochen nach Hause fahren – die Heimat riechen und schmecken, sich nicht mehr erklären müssen – und alle verstehen! Sie stand ja nun schon in ihrem dreißigsten Jahr, doch ihre Aufregung und Vorfreude glichen der einer Zwanzigjährigen. Wer als erwachsener Mensch noch mal die Schulbank respektive die Hochschulbank drückt, gleitet ganz von selbst aufgrund seiner Unwissenheit in ein quasi kindliches Lebensgefühl zurück, und er tut sich sogar selber einen Gefallen, wenn er sich nicht dagegen wehrt – denn so fällt das Lernen leichter. Ganz einfach ist das nicht, es kann am Selbstbewusstsein nagen. Franziska hatte sich all diesen Herausforderungen gestellt und mittlerweile so viele Erfahrungen gesammelt, dass in ihr das Gefühl der Zuversicht immer stärker geworden war; sie glaubte fest an sich und ihre Fähigkeit, das Studium zu bewältigen – sie fühlte sicheren Boden unter den Füssen. *»Jeder Mediziner weiß, dass nach Abschluss der allgemein-naturwissenschaftlichen Fächer der Eintritt in die klinischen Semester ein bedeutender Schritt vorwärts ist, der die Studierenden mit einem gewissen Stolz und Selbstgefühl erfüllt. Man gehört schon zu den mehr Eingeweihten. Wie es später mit der praktischen Tätigkeit werden würde, brauchte mich noch nicht zu kümmern – wenn meine Geschwister ihr Kapital auf meinen Kopf riskieren wollten, so war das ihre Sache.«*

***

Bei Fannys Rückkunft im Oktober war vieles anders. Die russische Kolonie, die sich ohnehin von der übrigen Studentenschaft abgesondert gehalten hatte, stand im Begriff sich aufzulösen. Kürzlich war ein Erlass des Zaren in Kraft getreten, der sämtliche an der Universität eingeschriebenen russischen Studierenden aufforderte, die Stadt bis zum Beginn des Herbstsemesters zu verlassen. Andernfalls drohe die Entziehung des Heimatrechts in Russland sowie der Erlaubnis zur Ausübung des Berufs. *»Durch den Schweizer Gesandten in St. Petersburg wurde in Zürich bekannt gegeben, es sei der Wunsch der Russischen Regierung, dass möglichst alle studierenden Frauen zurückkehren sollten. Man würde ihnen die Gelegenheit geben, ihre Studien in der Heimat zu beenden.«* Von den russischen Studierenden an der Züricher Universität waren zwei Drittel Frauen, die zerstreuten sich jetzt in alle Winde. Denn viele von ihnen ignorierten den Ukas, waren aber in Zürich nicht mehr gelitten. Es wurde merklich stiller in den Wandelgängen und Hörsälen, die Gruppe der Studentinnen war enorm geschrumpft, weit und breit kein Kosakenpferdchen mehr.

Fanny erblickte Julie – während der ersten Vorlesung nach den Ferien – im Hörsaal, verließ ihren Platz, schlich zu ihrer Freundin und setzte sich neben sie. Während Professor Hermann dozierte, flüsterte Fanny:

»Was machst du hier, um Himmels willen! Solltest du nicht in St. Petersburg sein?«

Julie legte den Finger an den Mund. »Psst. In der Pause im Lichthof.«

Dort erfuhr Fanny Einzelheiten. Julie hatte sich entschieden, auf ihr Heimatrecht zu verzichten und in Zürich zu bleiben, und sie wollte ihr Studium abschließen. Die Universitätsleitung ließ sich darauf ein, weil Julie ihren Dr. Egli nun bald heiraten würde und dann ohnehin das Schweizer Bürgerrecht bekäme. »Glückwunsch!«, sagte Fanny und ergriff Julies Hand. Jahrzehnte später erinnert sie sich in ihren Memoiren an die Freundin und teilt mit: *»Selbständige Praxis hat sie nicht ausgeübt, wohl aber ihren Mann unterstützt, der einer angesehenen Züricher Praxis vorgestanden hat.«*

Ihre zweite russische Freundin, Steffi Berlinerblau, wich zur Fortsetzung des Studiums nach Bern aus. »*Als ich sie nach Jahresfrist wiedersah, waren die letzten Spuren des Kosakenpferdchens geschwunden, das Haar hübsch frisiert, das Kleid elegant und modern. Auch sie kehrte nicht nach Russland zurück, sondern ging nach Amerika, wo sie in Boston in dem von weiblichen Ärzten gegründeten und geleiteten Women's Hospital eine Stellung fand und allmählich zur ersten Chirurgin des Hospitals, das gegen tausend Betten hatte, emporstieg. Ihren kuriosen Namen hat sie freilich abändern müssen, da er für amerikanische Zungen unaussprechlich war; sie nannte sich Dr. Berlin.*« Bevor Steffi ihre Sachen packte, um nach Bern abzureisen, traf sie sich mit Franziska, der sie anvertraute, wie schwer ihr die Entscheidung gefallen sei, ihr Vaterland für immer aufzugeben. Etliche ihrer Kommilitoninnen waren heim ins Zarenreich gereist. Sie wollten russische Bürgerinnen bleiben und ihrem Volke nützlich sein – aber keineswegs als treue Eheweiber russischer Offiziere oder Gutsherren, wie es sich die zaristischen Beamten wohl gedacht hatten, als sie den Ukas erließen, sondern als Revolutionärinnen, die Bakunins Aufforderung folgten: »Gehet ins Volk und befreiet eure Brüder aus ihrer verbrecherischen Knechtschaft!«

»Die Sache ist die«, sagte Steffi, »dass die meisten unserer Kosakenpferdchen, gläubige Fanatikerinnen, die sie sind, keine Ahnung haben, wie sie Fühlung mit dem Volk gewinnen könnten, das so ganz anders ist als sie denken.« Junge Revolutionärinnen zogen hinaus aufs Land, sie nannten sich Narodniki (= Volkstümler) und suchten als Mägde, Melkerinnen, Landarbeiterinnen, Volksschullehrerinnen, Rechtsberaterinnen, Krankenschwestern Kontakt zur Landbevölkerung. Und die angehenden Medizinerinnen von der Universität Zürich wollten über Krankheiten und Prophylaxe aufklären oder gar Kliniken gründen wie Madame Vladikin.

»Den meisten Mädchen«, sagte Steffi, »wird es herzlich schlecht ergehen. *Sie werden bald erkennen, dass die russischen Bauern ganz andere Menschen sind als ihr Meisterdenker es ihnen vorgestellt hat. Misstrauisch, der Beeinflussung nicht leicht zugänglich oder nur da, wo ihnen unmittelbar ein materieller Vorteil winkt oder wo im Namen der Religion oder des Zaren zu ihnen gesprochen wird, sehen sie in diesen jungen Mädchen, die zu ihnen von ihren Rechten gegenüber den Besitzenden sprechen, Spione, die als Versucherinnen zu ihnen kommen, um sie ins Unglück zu führen. Anstatt der begeisterten Aufnahme, die ihnen Bakunin verheißen, werden diese jungen Frauen verhöhnt, verachtet, verfolgt, geschlagen, getötet – den Behörden als Aufwieglerinnen überliefert …«* Steffi setzte sich auf ihren Koffer, um ihn danach leichter schließen zu können, und als sie da auf ihrem Koffer saß, brach sie in Tränen aus. Fanny legte ihr eine Hand auf die Schulter. Sie kommentiert diese Szene in ihren Lebenserinnerungen so: *»Es war ein Jammer um diese missgeleitete Jugend, diesen vergeudeten altruistischen Idealismus!«* Zwar hatten ihr die russischen Studentinnen mitsamt ihren Idealen, ihren Pistolen und ihren Umsturzplänen einen gewissen Respekt eingeflößt und sie empfand Mitleid mit denen, die sogar ihr Leben für »die Sache« hingegeben hatten, doch der Bücherwurm in ihr war froh, als endlich Ruhe an der Hochschule einkehrte. *»Es war angenehm, nicht jeden Morgen mit dem Gedanken aufzuwachen: Was kommt nun? und in ruhiger Sicherheit die Tage durchleben zu können.«*

Später erfuhr Fanny, dass die Universitätsleitung bei der russischen Botschaft vorstellig geworden war und darum ersucht hatte, jenen Teil der russischen Jugend, der in Zürich eine Revolution gegen den Zaren vorbereitete, doch bitte nach Hause zurückzubeordern. Man sei im friedliebenden Zürich des Krawalls müde, von der Professorenschaft über den Mittelbau bis zu Pedell Henke hätten alle die Nase voll.

***

Es kam das Jahr 1874 und für Franziska der Einstieg in die sogenannten klinischen Semester. Jetzt waren es nur noch vier Studentinnen, die ihre Professoren an die Krankenbetten begleiteten, um zu lernen, wie man eine Diagnose stellt: Franziska Tiburtius, Emilie Lehmus, Julie Sinclair und noch eine Russin, die partout nicht zurückkehren wollte und irgendeine Absprache mit der Hochschulleitung getroffen hatte. Dieser zweite Teil des Studiums verlief für Franziska in jeder Hinsicht ruhiger, wenngleich das Elend, das es immer wieder in Gestalt von schwerkranken Patienten zu begutachten galt, ihr schwer zu schaffen machte. Als Studentin, als Frau und als ›älteres Semester‹ wollte sie sich vor dem Professor und den anderen Studierenden mit einer falschen Diagnose natürlich keine Blöße geben. Also büffelte sie die maßgebliche Literatur und stand stets ein paar Minuten zu früh vor der jeweiligen Station. Wie groß war ihre Freude, wenn ein schwierig zu ermittelnder Befund durch die Instanzen der Klinik bestätigt werden konnte. Manchmal aber wurde die Studentenschaft auch regelrecht vorgeführt. Doch so lernte sie es, achtsam zu sein und genau hinzuschauen.

»*Liegt da ein Junge im Bett, frisch und munter wie eine Wachtel, dem es sichtlich Spaß macht, dass ein Dutzend Menschen ihn anstarren, abklopfen, aushorchen. Jeder soll seine Meinung sagen, es ist absolut nichts zu finden, als dass mit den Augen etwas nicht richtig ist. Abenteuerliche Vermutungen werden aufgestellt, unerhörte Augenkrankheiten erfunden.*« Schließlich machte der Junge der Raterei ein Ende und legte sein Glasauge auf den Tisch. Alle lachten. Im Gespräch mit den Patienten erkannte Dr. Tiburtius in spe, wie wichtig es ist, deren besondere Redeweise zu verstehen, sich mit ihnen auf Augenhöhe zu verständigen. »*Ich merke, dass ich mir Mühe geben muss, etwas besser Züridütsch zu lernen. Mein norddeutsches Hochdeutsch ist den Leuten eine fremde Sprache, und wenn mir jemand sagen soll, was ihm fehlt, muss er seine eigene Sprache sprechen.*« Patienten, an denen die Studierenden ihre diagnostischen Kenntnisse erproben können, gab es reichlich, besonders unter der bäuerlichen Bevölkerung. Als Franziska in der chirurgischen Abteilung des Kantonspitals tätig war, wurden immer wieder auch verletzte Arbeiter eingeliefert, die am Bau des Gotthardtunnels mitwirkten. Dabei waren es gar nicht mal die gefährlichen Verrichtungen unter Tage, die zu Verletzungen führten, sondern die wechselseitigen Animositäten der schweizerischen und italienischen Arbeiter. Im Herbst wurde es besonders schlimm, denn der köstliche ›Sauser ist im Stadium‹, wie es in der Schweiz heißt. Der überall erhältliche Traubenmost gärt, Zucker wandelt sich in Alkohol um. In Deutschland heißt der Most Federweißer, Rauscher oder Bitzler, in Österreich Sturm. Wenn die Männer den Sauser genossen hatten, kam es zu regelrechten Schlachten, *»einmal wurden zwölf Leute mit schweren Messerstichen eingeliefert«*.

Ab und an schaute aus alter Verbundenheit Jungfer Kägi in der Plattenstraße vorbei. Jetzt, da sie ihre Frauen-Zimmer hatte aufgeben müssen, vermisste sie ihre ›Frauenzimmer‹ – ihr fehlten der Kontakt wie die Aufgabe. Fanny bewirtete sie mit Tee und Gebäck und tratschte ein wenig mit ihr. Wie geht es Steffi in Bern? Gut. Viele andere russische Studentinnen sind auch dort. Und wann heiratet Julie? Demnächst. Hört man mal was von Otto Witt? Oh ja, der kommt bald nach Zürich zurück, um seinen Doktor zu machen. Und nun das Allerneueste: Die schöne Anna Witt hat sich verlobt. Und das ›Mammut‹ ist nach Russland zurückgekehrt. Oje, wie mag es ihr ergehen!

***

An der Züricher Universität dominierten die Professoren aus dem Deutschen Reich die Lehre. Das war kein Wunder, verfügte doch das so viel größere Nachbarland über höhere Standards, was Forschung und Entwicklung betraf. Verständlicherweise wollten aber die Schweizer an ihren eigenen Universitäten Landsleute auf wichtigen Posten sehen. Ein solcher war der Lehrstuhl für Innere Medizin, der nach kurzer Vakanz mit dem Züricher Professor Gustav Huguenin besetzt wurde. Franziska ließ sich dessen Antrittsvorlesung nicht entgehen. Er widmete sie dem Thema Sinnestäuschungen; seinem Publikum versuchte er deutlich zu machen, dass im Grunde jeder Mensch sich täuschen könne bei seiner Begegnung mit der Welt und dass keine Veranlassung bestehe, auf die so genannten Irren herabzusehen und sie wegzusperren. Er schrieb: »*Halluzinationen kommen durchaus nicht bloß im geisteskranken Zustand vor; es gibt Individuen, welche für psychisch vollkommen gesund gelten, und in Wahrheit sind sie durchaus nicht selten von Täuschungen heimgesucht worden. Im Weiteren kennen wir eine Reihe anderer Krankheitszustände, die mit dem Irrsinn nichts zu tun haben und die doch zu Sinnestäuschungen im hohen Grade disponieren. In solchen Fällen ist das Verhalten des leidenden Individuums den Halluzinationen gegenüber von fundamentaler Wichtigkeit, obenan steht das geringere oder größere Maß an Besonnenheit, welche der Mensch seinen Täuschungen gegenüber bewahrt.*« Es folgte eine psychologische Erläuterung des Begriffs »Besonnenheit«.

Huguenin hatte die moderne Psychiatrische Universitätsklinik, das Burghölzli, geleitet, die ein humaneres Konzept vertrat als viele andere Psychiatrien jener Zeit, die eher Gefängnissen als Kliniken glichen. Gründervater Wilhelm Griesinger postulierte damals mutig, dass psychische Auffälligkeiten Erkrankungen des Gehirns und keine Vergehen seien, und Huguenin hatte sich durch seine Forschungen in diesem neuen Bereich einen besonderen Ruf erworben. »*Es war ein ästhetischer Genuss, seiner Diagnosenstellung am Krankenbett und seinen geistvollen Deduktionen beizuwohnen. Was ihn als Arzt und Lehrer vielleicht noch höher stellte, war die Suggestivkraft, die er auf Patienten und Zuhörer ausübte. Indem er den Kranken, den er der versammelten Studentenschaft vorstellte, fühlen ließ, dass er in ihm nicht nur das Klinikobjekt, sondern auch den leidenden Menschen sah, übte er zugleich auf die angehenden Ärzte eine sehr wertvolle Beeinflussung nach der ethischen Seite hin aus.*«

Arzt und Lehrer. Ärztin und Lehrerin. Franziska entdeckte die Verwandtschaft des Berufes, den sie anstrebte, mit dem, den sie zuvor ausgeübt hatte. Mit Emilie sprach sie darüber.

»Als Kind hatte ich eine Erzieherin, die mir beinahe das Lernen für immer vergällt hat. Sie war boshaft und als Mensch vollkommen ungeeignet, Kindern etwas beizubringen oder gar ihnen Werte zu vermitteln.«

»Was hat sie gemacht, oder was hat sie mit dir gemacht?«

»Meine Brüder und fast alle Schwestern waren schon aus dem Haus, es gab nur noch Bertha und mich. Die Verwandte eines befreundeten Predigers sollte uns weiter unterrichten und erziehen, ihren Namen will ich nicht aussprechen. Ich sage nur: Fräulein O. *Alles an ihr war eng und ledern. Sie hatte stets ein Lineal neben sich liegen, ein großes mit vier scharfen Kanten. Sowie eine falsche Antwort kam – und ihre Erklärungen waren nicht immer durchsichtig –, fuhr das Holz gegen meinen Oberarm, sodass mein Arm von der Schulter bis zum Ellenbogen in allen Regenbogenfarben prangte.*«

»Oh, je, Kloanes. Hoast du disch nit gwehrt?«

»Nein, aber ich habe hassen gelernt. Und es ist nicht gut, wenn ein Kind hassen lernt; die Charakterentwicklung kann schwer beeinträchtigt werden.«

»Hoasd dann deinen Eltern nix gsacht?«

»Ich habe mich gefürchtet und gefühlt, dass mir Unrecht geschieht. Ich verlor meine Offenheit und mein Vertrauen zu mir selbst und zu meiner Umgebung.«

Fanny schwieg eine Weile. Dann sagte sie leise: »Dieser Verlust an Vertrauen ist, glaube ich, das Schlimmste.«

Emilie nickte. Bei ihr zu Hause in Fürth hatte es keine Schläge gegeben, sie wusste aber, dass so ein Familienfrieden eher die Ausnahme war.

»Später«, fuhr Fanny langsam fort, *»habe ich zu kämpfen gehabt, um diese Schlacken loszuwerden.«*

»Und dennoch bist du hier an der Universität gelandet.«

»Oh ja! Du glaubst nicht, wie froh ich darüber bin. Bei Menschen wie Huguenin oder sogar Professor Hermann, der uns Frauen ja eigentlich nicht in seinem Hörsaal haben will, spüre ich so etwas wie einen pädagogischen Eros.

Und die Begeisterung für ihr Forschungsgebiet reißt mich immer mit.«

»Pädagogischer Eros – iwwer so ebbes hoab isch mir koa Gdanke gmoacht. Wos sell des sei?«

»Ich versteh' kein Wort.«

»Oh verzeih, wenn ich verwirrt bin, falle ich manchmal ins Fränkische. Was meinst du damit?«

»Ganz einfach. *Die ethische Seite.* Es genügt nicht, sich auszukennen, Fachwissen gesammelt zu haben. Wir müssen mit Leidenschaft in den Beruf gehen. Und wir müssen Vertrauen wecken. Manchmal auch bei solchen Menschen, die kein Vertrauen mehr in ihresgleichen haben.«

Fanny hatte bisher niemand von ihren Erfahrungen mit Fräulein O. erzählt, sie hatte diesen Schmerz in sich versenkt und versiegelt. Mit Emmy fiel es ihr leicht, den wunden Punkt zu berühren, und sie merkte, dass ihr das guttat. Mit Emmy war sie viele Male den Limmatquai entlanggewandert und auf dem See herumgeschippert, mit ihr hatte sie Berge erklommen und fürs Physikum gelernt, ihr konnte sie alles sagen. Zumal die Freundin ein Vorbild war, ein leuchtendes Beispiel. Fräulein Lehmus war eine Person, die ihre künftigen Patienten, das wusste Fanny, nur anzuschauen oder ihnen über den Kopf zu streichen brauchte, und schon würden sie den Weg der Besserung einschlagen. Fanny war da anders. Steifer im Auftreten, kühler in der Ansprache, eine Preußin eben. Sie wollte eigentlich lieber so sein wie Emilie, treuherzig und liebenswürdig. Wenn sie das ansprach, lachte Emmy sie aus. »Du bist ja net bei Trost! Sei nur du selbst!« Die Kandidatin Lehmus saß schon an ihrer Doktorarbeit über *»Die Erkrankung der Macula lutea bei progressiver Myopie« (Die Veränderung des ›gelben Flecks‹ bei fortschreitender Kurzsichtigkeit).* Bald würde sie ihr Studium beendet haben. Für die beiden war klar, dass sie nicht in der Schweiz bleiben wollten, ihr Ziel war es, in Deutschland eine Praxis zu gründen. Und vor allem: sie wollten zusammenbleiben. Beide waren überzeugt, dass, wie es Franziska aufschrieb, *»es einer allein viel schwerer gelingen würde, festen Boden zu gewinnen«.* So hatten sie einen Pakt geschlossen: Wir gehen unseren Weg gemeinsam, keine bleibt allein. Wie das funktionieren sollte mit der eigenen Praxis, wussten sie zwar noch nicht, aber sie waren guten Mutes. Ihr gemeinsames Vorbild hieß Henriette Hirschfeld-Tiburtius. Was diese Frau geschafft hatte, trauten sich auch die beiden zu. Eine von Emilies vielen Schwestern, Christiane, verheiratet mit dem Theologieprofessor Samuel Deutsch, lebte in Berlin; bei ihr war Emilie damals zu Besuch gewesen, als sie mit Henny jene Spreewaldwasserfahrt unternahm. Dort könnte Emmy jederzeit vorerst unterkommen. Doch zunächst galt es, eine andere Frage zu lösen: Das praktische Jahr, die Zeit als Assistenzärztin. Ohne ein solches Jahr in einem Krankenhaus oder einer größeren Praxis hätten beide ihr Studium auch mit dem Doktortitel noch nicht abgeschlossen. Aber wie sollte das gehen, wer würde sie als Ärztinnen einstellen?

»Ich habe gehört«, sagte Emilie, »dass in einer Dresdener Entbindungsklinik ein gewisser Dr. Franz Winckel Frauen eine reguläre Anstellung ermöglicht. Ich wag' es kaum zu glauben. Es könnte die Chance für uns sein.«

***

Im April des Jahres 1874 brachte in Berlin Henriette Hirschfeld-Tiburtius ihren ersten Sohn Karl auf die Welt; »Mutter und Kind wohlauf«, erfuhr Fanny aus dem Telegramm. Sie drückte das Papier an ihre Lippen und hüpfte vor Freude hin und her. Ein Neffe! Wie schön ist es doch, Tante zu sein, dachte sie, obschon die »Revolution der Tanten« ja ihre anstrengende Seite hatte. Aber sei's drum. Hauptsache, der Lütte ist gesund.

Carl hatte bei der Armee seinen Abschied eingereicht. Er gab vor, sich von seinen während des Feldzugs gegen die Franzosen erlittenen Verletzungen und der zugleich erfolgten Typhusinfektion nicht vollständig erholt zu haben, und wurde so vorzeitig in Ehren entlassen. Er plante jedoch, nach einer Pause als Arzt wieder zu praktizieren, und das tat er auch. Der Grund, warum er nicht mehr Stabsarzt sein wollte, war die Ungewissheit bezüglich der Stationierungen. Heute war es Magdeburg, morgen Erfurt – wo würde er übermorgen hingehen müssen? Er war jetzt ein Ehemann und Vater und insofern ortsgebunden. Während des zweiten Studienjahres von Franziska zog er mit Henriette in die Dorotheenstraße um. Jetzt, da der Sohn geboren war und eine Kinderfrau eingestellt werden musste, erwies sich diese Wohnung als nicht mehr geräumig genug, und die junge Familie suchte eine passendere. Und zentral gelegen sollte sie auch sein. Zumal eine Zahnarztpraxis darin Raum finden musste.

Ja, die Praxis. Bekannte und Verwandte, Freunde und Patientinnen, sie riefen im Chor: Jetzt, wo du Mutter geworden bist, Henriette Hirschfeld-Tiburtius, musst du das Atelier schließen, Erfolg hin oder her. Mütter gehören an die Wiege, das ist gottgewollt. Henny indes antwortete: Ich bin nicht deshalb nach Amerika gefahren und habe dort eine Ausbildung absolviert, ich habe nicht deshalb hier in Berlin meine Zahnarztpraxis in Schwung gebracht, um jetzt, nur weil der kleine Karl auf der Welt ist, alles dicht zu machen. Das wäre doch verrückt. Ich bin nämlich inzwischen Hofzahnärztin, haben Sie verstanden? Die Freunde und Patientinnen verstummten. Hofzahnärztin? Manche hatten so was läuten hören. Ihrer Schwägerin Franziska hat es Henriette so erzählt:

»Prinzessin Victoria gehörte nun zu meinen treuesten Patientinnen, und sie brachte auch alle ihre Kinder zu mir! Wilhelm, Charlotte, Heinrich, Sigismund … ein fröhlicher Reigen. Aber mit den Zähnchen gab es so einiges zu richten. Und dann kam der Moment … Die Prinzessin, das fühlte ich, wollte etwas loswerden und druckste herum. Ich sagte: Aber bitte, Hoheit, erklären Sie sich doch. Es ging um ihren Mann. Kronprinz Friedrich hatte anhaltende Kieferschmerzen, und der Bader bei Hofe, der bis dahin für die Zähne des Kronprinzen zuständig war, konnte keine Linderung erwirken. Ich dachte: Oje, bin ich doch so gut wie ausschließlich als Zahnärztin für Frauen und Kinder zugelassen und zuständig. *Aber mit dem Kronprinzen des Deutschen Reiches darf ich wohl eine Ausnahme machen, ohne meine Prinzipien zu verleugnen.* Und so fuhr ich zum Palais und suchte die Hoheit auf. Nicht nur einmal. Ich konnte helfen.« Henriette, dachte Franziska, war wirklich ein Pfundsweib. Sie hatte es beruflich zu einer der ersten Adressen gebracht, und jetzt war sie auch noch Mutter geworden, im Alter von nahezu vierzig! Das musste ihr erstmal jemand nachmachen. Franziska erinnerte sich an die Spaziergänge mit Henny an der Spree, als sie beide ihre Hüte festgehalten hatten, um nicht mit den Krempen zusammenzustoßen. Sie seufzte. Henriette hatte ja noch mehr getan. Sie hatte nicht nur sie selbst, Franziska, in die Schweiz geschickt, sondern auch noch Emmy nicht nur geraten, sondern sie gedrängt und geschubst, in Zürich Medizin zu studieren. Noch nie hatte Fanny für einen Menschen, nicht einmal für Professor Meyer und für Professor Hermann, so viel Dankbarkeit empfunden wie für ihre Schwägerin. Flüchtig dachte sie an die Geheimnistuereien, die nötig erschienen waren, um ihr den Weg nach Zürich zu ebnen. Und von Henny durfte nicht bekannt werden, dass sie keineswegs eine verwitwete, sondern eine geschiedene Frau war. Im Standesamt zu Magdeburg, wo Carl und Henriette die Ehe geschlossen hatten, stand im Register unter ›Familienstand‹ der Braut: »Verwitwet«. Was würde wohl der Kronprinz sagen, wenn jemand ihm den Schwindel entdeckte? Und Julie Sinclair musste ihre Verlobung verhehlen, um weiter studieren zu können. Von den Geheimnissen der Kosakenpferdchen gar nicht zu reden. Franziska sah klar: Mit der Gesellschaft in der Schweiz, im Deutschen Kaiserreich und ganz gewiss auch in Russland und wahrscheinlich in den meisten Ländern der Welt stimmte etwas nicht. Frauen mussten alles Mögliche vorschützen, vorspielen oder geheim halten, um ihren Weg zu gehen. Das war nicht richtig. Denn schließlich: Was wollten sie anderes tun als ihre Pflicht? Und zwar mit Leidenschaft.

***

In der medizinischen Wissenschaft erlitten alte Überzeugungen damals heftige Erschütterungen; neue Erkenntnisse drangen durch und sorgten in der Öffentlichkeit für allerhand Rumor. Was wir heute Infektionskrankheiten nennen, galt seinerzeit als eine Art Ungleichgewicht im Stoffwechsel, verursacht durch verdorbene Körpersäfte. Diese Lehre wurde durch die neue Theorie der bakteriellen Krankheitserreger herausgefordert; »Humoralpathologen« und »Bakteriologen« lagen im Streit miteinander. »*Harte Kämpfe hat es gegeben zwischen den Älteren, die mit ihren Heilmethoden Ersprießliches geleistet, und der jüngeren Generation, die weder ›Erkältung‹ noch ›Säfteverderbnis‹ ohne Weiteres anerkennen wollte. Die Frage war: Sind Bakterien überhaupt pathogen, oder sind sie ein zufälliger Befund?*« Hiermit hing die Debatte um die Wundbehandlung zusammen. Heilten Wunden besser, wenn Luft herankam – mit der Luft aber auch das eine oder andere Bakterium? Oder sollte man Wunden lieber luftdicht abgeschlossen, also *aseptisch* oder *antiseptisch* dem Heilungsprozess überlassen? Noch konnte man die Erreger der Tuberkulose, der Diphtherie oder der Malaria nicht voneinander unterscheiden. »*Robert Koch und seine tapferen Kampfgenossen kamen erst noch.*« Aber eine Ahnung von der Wichtigkeit peinlicher Sauberkeit in Krankenzimmern brach sich Bahn. »*Da wir aus der Erfahrung noch nicht schöpfen konnten, uns noch keine Meinung zu bilden vermochten, mussten wir umso eifriger mit dem Verstand die Sache durchdenken und durch Vergleich der Gründe, die von beiden Seiten ins Feld geführt wurden, zu einer Anschauung gelangen.*« Franziska und Emilie waren sich darüber im Klaren, dass ihnen als Medizinerinnen in Zukunft das Mikroskop und der in Alkohol getränkte Tupfer ähnlich gute Dienste leisten würden wie der freundliche Zuspruch am Krankenbett.

In der Frauenabteilung an der Klinik für Innere Medizin wurde eine Stelle für eine Hilfskraft frei. Franziska bewarb sich und erhielt die Stelle, sie konnte sich jetzt eine »Famula« nennen. Das war, wie sie schreibt, *»ein Vorzug, weil ich keine Schweizerin war«*. Sie kannte manche der Verrichtungen, die ihr jetzt oblagen, schon aus der Zeit, in der sie Henriette im Zahnatelier assistiert und die Instrumente gereinigt hatte; jetzt trat sie in der Humanmedizin als eine Angehörige des ärztlichen Personals in Erscheinung und hielt sich einiges darauf zugute. Ihr Vorgesetzter hieß Dr. Carl Josef Eberth, pathologischer Anatom, der zu den Jüngeren gehörte und damit zu denen, die von der zerstörerischen Macht der Bakterien überzeugt *»und von gründlichem Hass gegen diese heimtückischen Feinde erfüllt«* war. Er kam aus Deutschland und hatte sich vielleicht auch aus einem Gefühl der Verbundenheit für Franziska als Famula entschieden. Sie enttäuschte ihn jedenfalls nicht, weil sie äußerst gewissenhaft war. Einmal nahm er sie beiseite und fragte, ob sie je von Ignaz Semmelweis gehört habe, einem österreichischen Chirurgen und Geburtshelfer, der das Kindbettfieber auf schlichte Unsauberkeit am Wochenbett zurückgeführt und einen harten, aber erfolglosen Kampf um die Desinfektion geführt habe.

»Erfolglos?«, fragte Franziska. »Man hat ihn nicht angehört?«

»Seine Kollegen machten sich über ihn lustig und hielten die Desinfektion für eine Wahnidee. Der arme Semmelweis landete sogar wirklich in der Psychiatrie und starb früh.« Eberth senkte die Stimme. »Unter ungeklärten Umständen.«

Franziska sah erschrocken zu ihm auf. »Sie meinen –«

Der Professor wedelte mit der Hand. »Man wird es nie herausfinden. Sie glauben gar nicht, Fräulein Tiburtius, wozu der Konkurrenzneid unter Kollegen führen kann. An uns ist es jetzt, Semmelweis im Nachhinein die Ehre zu erweisen und seine Ideen in die Praxis umzusetzen.« Er klopfte Franziska auf die Schulter. »Ein Anfang wären weiße Kittel für uns Doktoren, auf denen man jedes Stäubchen, wenn schon nicht die Bakterien selbst, sehen und sofort entfernen würde. Was meinen Sie?«

Zu jener Zeit trugen Ärzte bei der Arbeit lange, dunkle Gehröcke. Auch Franziska ging als Famula in einem dunkelgrauen, langen Kleid mit Biesen im Oberteil und einem Kragen aus Gaze einher. Sie sah Eberth nach, wie er den Gang entlangwandelte. »Für uns Doktoren«, hatte er gesagt, sie also schon dazugezählt. Das tat gut. Aber weiße Kittel? Würde sie darin nicht wie eine sitzengelassene Braut aussehen? Das Schicksal des Dr. Semmelweis ging ihr durch den Kopf, sie würde mit Emilie darüber reden und ein paar Erkundigungen einziehen. Ihre Sympathien im Streit der Humoralpathologen gegen die Bakteriologen wanderten weiter zu den Bakteriologen.

Das ehemals beschauliche Zürich wuchs über seine Grenzen hinaus, *»es stand im Begriff, eine Fabrikstadt zu werden. Schon ragten allenthalben Schornsteine in die Luft«*, und das Schlimme daran war, dass die Menschen das nicht vertrugen. Sie wurden immer öfter krank, weil sie zu lange in stickigen Hallen arbeiteten, sie erlitten Unfälle, weil sie die neuen Maschinen nicht zu bedienen wussten. Es ist dasselbe Bild wie in Berlin, dachte Franziska. Diese neue Zeit, die Zeit der Industrie, sie braucht uns Ärzte in immer größerer Zahl. Nach ihren sechs Monaten als Famula machte sich Franziska an der Poliklinik des Professors Oscar Wyß nützlich, ein Kinderarzt, den sie besonders gut leiden mochte und dem sie in ihren Erinnerungen Dank zollt. *»Man hatte die Krankheitsfälle anzusehen, und auch selbständig zu behandeln. Wer nicht weiterwusste, erbat sich die Hilfe des Professors.«* Dr. Wyß wusch sich oft die Hände und griff auch zur Desinfektion, Franziska erwarb ein ganz und gar *»antiseptisch eingestelltes Gemüt«*.

Die Arbeit an der Klinik indes zehrte an ihren Kräften, und so war sie heilfroh, als die Semesterferien begannen und sie in die

Heimat reisen konnte. Diesmal wollte sie nach einem Besuch bei Henriette, Carl und dem kleinen Neffen eine Pause von der Großstadt einlegen und Zeit auf Rügen verbringen – wo sie Verwandte und Bekannte aus alten Zeiten hatte – und ihren Geburtsort Bisdamitz wiedersehen. Die Trennung von Emilie fiel ihr nicht leicht, aber die Aussicht auf lange Briefe, die zu schreiben und zu lesen sein würden, hatte auch etwas für sich.

***

In Pommern ging es zuerst nach Stralsund zu einem Besuch bei der Mutter, auf Pommersch-Platt hieß sie nur »Mudding«. Carl war mitgekommen, und so saßen die drei in Augustas Wohnzimmer beisammen und sprachen – nein, nicht von alten, sondern von ganz neuen Zeiten. Von dem kleinen Karl, der jetzt drei Monate alt war und selbständig sein Köpfchen hob. Von Franziskas Famulatur und ihrer Arbeit an der Züricher Poliklinik, von ihren Aussichten und Ansichten (sie besaß ja nun ein ›aseptisches Gewissen‹) und davon, dass jetzt auch in Pommern und Berlin alle wissen durften, dass sie Medizin studierte.

»Wenn du deinen Doktor gemacht hast, Hase«, sagte die Mutter, »reden dich die Leute dann mit Fräulein Dokter an?«

»Das machen sie jetzt schon. In Zürich sagen sie: ›Grüezi, Jungfer Doktor!‹«

Die Mutter konnte es nicht so recht glauben. »Und da gibt es einen richtigen Professor von der Universität an deiner Seite, der dir sagt, wie du es machen sollst? Worüber schreibst du denn?«

»Ich hoffe, dass Professor Huguenin mich als Doktorandin nimmt. Aber eigentlich zweifle ich nicht. Er ist bestimmt ein guter Doktorvater. Sein Spezialgebiet ist die Toxikologie.«

Von Stralsund aus reiste Franziska weiter nach Rügen und zur Halbinsel Jasmund, dort lag ihr Geburtsort Bisdamitz. Es machte ihr nichts mehr aus, allein unterwegs zu sein, das hatte sie gelernt. Die alte Heimat erschien ihr schöner denn je. »*Wenn der*

Wind in den Klüften des steilen Ufers sich fing, die hohen Buchen rüttelte, dass sie stöhnten und ächzten, sich über die Kante des Ufers schwang und die Regenböen von der See her über das Land trieb, dann fanden wir Kinder es draußen nicht mehr so schön wie sonst. Dann liefen wir in das Haus; mit seinem breit ausladenden, tief herabhängenden Strohdach lag es eingekuschelt unter riesigen Sturmweiden, wie eine Henne, die den sichersten Platz für ihre Küken sich ausgesucht hat.« Bisdamitz, auf Platt sagte man »Bismiss«, war ein sehr kleiner Ort an der Ostküste Rügens. Der Gutspächter Carl-Gustav Tiburtius hatte hier wie die meisten Rügener Landwirtschaft betrieben: Viehzucht, Getreideanbau, Meierei und Gärtnerei. Die Insel war dünn besiedelt und eine »Kornkammer«, der Boden äußerst fruchtbar. Die Menschen waren verschlossen, öfters mürrisch, aber mit ihrer Einsamkeit zufrieden und jeder einzelne ein Sonderling. ›So ist das wohl bei Inselbewohnern‹, ging es Franziska durch den Kopf, sie dachte dabei auch an die Engländer. Mit Britannien hatte Rügen seit Langem schon Handel getrieben: Seltene Kolonialwaren wie Kaffee und Tee gegen Weizen und Hafer. Anders als die Engländer aber hatten die Rügener fremde Herren kommen und gehen sehen: die Dänen, die Schweden und sogar eine *»Franzosenzeit«* (Fritz Reuter) hatten sie durchgemacht während der Feldzüge des Kaisers Napoleon. Als der stürzte, 1815, kam Rügen zu Preußen, und damit sollte es nun gut sein.

Fanny, *»das kleine braune Ding«*, tobte mit all seinen Geschwistern – zwei Cousins wurden auch noch auf Gut Bismiss erzogen – zwischen dem Haus, den Ställen, Speichern, Feldern und Weiden umher, sie galt als besonders wild und wurde »Hase« gerufen wegen ihrer langen flinken Beine. *»›Ich weiß nicht‹, sagte die Mutter, ›Marie und Bertha haben die Kleider doch so lange getragen. Kaum hast du sie an, Hase, ist alles zerrissen.‹«* Franziska bat den lieben Gott, ihr zu helfen, dass die Kleider ganz blieben, *»während ich über Mauern kletterte und durch Hecken kroch, denn das musste ich doch«*. Der Herr erhörte sie nicht. Die Kinder spielten ausgelassen, hatten aber auch Hilfsdienste zu leisten; so musste die Jüngste die Küken vor dem Bussard beschützen, aufpassen, dass die Ferkel nicht in den Weizen gingen und auf Geheiß der Großen an der Hausecke lauern, ob Herr Dalmer, der Hauslehrer, sich schon nähere. Manche Arbeiten verrichtete sie gern, so etwa die Eimer raustragen auf die Weide. Wenn die Magd fragte: »*Fru, kann Lütt-Fanny nich en beten mit nah Melken gahn?*«, war die Kleine ordentlich stolz. Untereinander sollten die Kinder Hochdeutsch sprechen, auch die »*Gutsherrschaften*« sprachen selbstverständlich Hochdeutsch, doch mit den »*Haus- und Hofleuten*«, also den Knechten und Mägden, dem Kutscher, dem Stallmeister und dem Stellmacher, mit Stining, der Wirtschafterin, sprachen sie ihr Mecklenburger Platt. Sie sei zweisprachig aufgewachsen und froh darüber, erzählt Franziska. Denn die Wärme und der Humor, die im Niederdeutschen aufgehoben seien, fehlten, fand sie, im Hochdeutschen. So saß sie, wie auch die Geschwister und vor allem Carl, sehr gern mit den »*Leuten*« zusammen, um zu schwatzen und manchmal mit anzupacken.

Natürlich gab es Sorgen und Nöte. Etwa ihr Name! Ti-bur-tius, und dann noch Franziska. Warum konnte sie nicht Anna heißen oder Lilly und dann bitte Göbel, Ewert oder Schmidt? Wie bitte? Wat? Immer wurde nachgefragt, wenn sie irgendwo ihren Namen nennen musste, die Leute im Dorfkrug, die Nachbarn am Strand oder die Kinder in der Schule – es war zum Verzweifeln mit diesem Namen. Als Erwachsene lernte sie ihn schätzen. Sie führte den für Rügen tatsächlich ungewöhnlichen Namen »Tiburtius« auf eine Latinisierung, wie sie in der Epoche des Humanismus in Mode kam, zurück. Wahrscheinlich lag ein germanischer Name, womöglich »Dietbert«, zu Grunde. In den Kirchenbüchern gab es den Namen »Tiburtius« schon seit dem 16. Jahrhundert – die meisten seiner Träger waren Theologen oder Juristen gewesen. – Ja, ein bisschen Vornehmheit wollten sich wohl ihre Ahnen, die einstigen Träger des Namens Dietbert, durch diese Umwandlung zulegen. Auch Fannys Eltern hatten versucht, ihre

Kinderschar nicht nur zu bändigen, sondern sie standesgemäß zu erziehen, sie dazu zu bringen, sich als etwas Besonderes zu sehen. Auch als etwas Besseres? Franziska erinnerte sich: »*Ich glaube nicht, dass wir Kinder besonders ungezogen waren. Der heilige Respekt vor den Eltern und der unbedingte Glaube an die Autorität und das Besserwissen älterer Leute saß viel zu tief. Aber eine wilde Bande waren wir schon, und meine gute Mutter sah allmählich mit immer größerer Besorgnis auf unsere Urwüchsigkeit. Wie sollten wir wohl durch die Welt kommen, durch diese Welt der Formen und des Scheins! Es wurde also beschlossen, dass wir feine Umgangsformen und Anstand lernen sollten ...*« Die Seelen der Kinder sprachen weiterhin Platt, das war klar, auch wenn sie es lernten, französische Wörter wie »Chaiselongue« oder »avec plaisir« auszusprechen und einen Knicks und einen Diener zu machen. Der Insel mit ihrer »Urwüchsigkeit«, dachte Franziska, verdanke ich es vielleicht, dass ich mich nicht damit abfinden wollte, in einer »*Welt der Formen und des Scheins*« zurechtzukommen, sondern weitergegangen bin. Bei meinem nächsten Besuch auf Rügen werde ich Dr. med. sein!

***

An der Züricher Universität wurde ein Studium der Medizin seinerzeit mit dem Examen sowie zeitgleich mit der Promotion abgeschlossen. Emilie schrieb ihre Dissertation über ein Thema aus der Ophthalmologie im Wintersemester 1874/75 und reichte sie ein. An langen Herbst- und Winterabenden saß sie mit Franziska zusammen und las und lernte für ihre Abschlussprüfung. Sie bestand mit glänzenden Leistungen und erhielt für ihre Doktorarbeit die Bewertung »summa cum laude«, die Bestnote. »Ich wusste es«, sagte Fanny. Und Emilie: »Eigentlich hätte ich gerne einen Doktorhut.« Für Frauen war derlei nicht vorgesehen. Jedenfalls hatte der Dekan ihr keinen überreicht. Natürlich hätte Emmy sich einen anfertigen lassen können. Aber sie fürchtete, sich lächerlich zu machen, wenn sie mit so einer Kappe herumlief. »Belassen wir es bei der Anrede«, sagte Emmy. »Ab jetzt bitte immer ›Fräulein Doktor‹«. Die beiden kicherten.

Für Franziska stand nun auch ein Schritt an, den zu tun sie sich fürchtete, um den aber kein Weg herumführte: Sie musste sich ebenfalls in der Fakultät als Doktorandin anmelden und dafür einen Doktorvater gewinnen, der ihre Arbeit begleitete und begutachtete. Sie hatte sich für Professor Gustav Huguenin entschieden, womit sie, die Deutsche, der schweizerischen akademischen Welt, die sie so freundlich als Studentin aufgenommen hatte, Respekt erweisen wollte. Der junge Herr Professor empfing sie in einer Pause zwischen zwei Vorlesungen in seinem Büro.

»Nun, Fräulein ... ähem«, er schaute noch einmal, sich vergewissernd, auf Franziskas Immatrikulationsurkunde, »Ti-burtius, ich habe hier Ihre Zeugnisse und Zertifikate über das Latinum und die mathematische Propädeutik, ich ersehe auch aus diesen Papieren, dass Sie für das Physikum Gutes geleistet haben und bei den Kollegen Eberth und Wyß auf Anerkennung gestoßen sind.« Er sprach ein astreines Hochdeutsch, aber die schweizerische Satzmelodie war deutlich zu vernehmen, was Franziska wohl gefiel. »Was haben Sie sich denn gedacht, in welche Richtung ihre Forschung gehen soll?«

»Ich – äh –«, Franziska stockte und gab sich dann einen Ruck. »Ich hatte gehofft, ich könne vielleicht einen Ihrer Fälle, Herr Professor, ich meine einen Ihrer Patienten und seinen Weg zur Heilung auf dem Gebiet der Toxikologie, also ich meine den Fall einer Vergiftung, begleiten und dokumentieren und nach der Anamnese eine Analyse der Symptome und der Therapie vornehmen und auf diese Weise ...« Sie wusste plötzlich nicht mehr weiter.

Der Professor nahm seinen Kneifer ab.

»Eine ausgezeichnete Idee«, rief er. »Sie begleiten mich und meine Arbeit bezüglich eines einzelnen Falles von Anfang bis Ende und erarbeiten eine Synopsis ... Warten Sie, ich habe da schon einen speziellen Fall vor Augen. Ja, das könnte funktionieren. Ich werde die Termine und die Orte für Sie im Vorzimmer hinterlegen. Wirklich ein guter Einfall Ihrerseits.«

Franziska war erleichtert und hocherfreut. »Ich bin Ihnen zu großem Dank verpflichtet, Herr Professor!«

Huguenin winkte ab und begann, seinen Kneifer zu putzen. »Danken Sie mir lieber nicht. Bald werden Sie mich verfluchen. Denn ich nehme alles sehr genau und lasse keine Vagheiten bei Fallbeschreibungen durchgehen.«

Franziska erhob sich und sammelte ihre Unterlagen ein. Der Professor räusperte sich. »Warum wollten Sie ausgerechnet bei mir promovieren?«

»Ich war bei Ihrer Antrittsvorlesung über Sinnestäuschungen im Publikum«, sagte Franziska. »Ich war sehr beeindruckt.«

»Wie schön! Man kann gar nicht oft genug davon sprechen, dass der Unterschied zwischen Irren und normalen Menschen ein eher theoretischer ist.«

»Oh ja«, nickte Franziska, schenkte ihm einen Blick und ging zur Tür. »Zu den folgenreichsten Sinnestäuschungen, der die Menschheit je erlegen ist, gehört ja auch die weit verbreitete Überzeugung, dass Frauen für die Wissenschaft nicht geeignet sind!«

Der Professor setzte seinen Kneifer wieder auf und grinste Franziska gut gelaunt an. »Dieser Täuschung bin ich nie erlegen, mein liebes Fräulein. Zeigen Sie, was Sie können. Bis übermorgen.«

***

Außer den beiden deutschen Kandidatinnen der Medizin Tiburtius und Lehmus gab es nur noch eine weitere Züricher Absolventin aus dem deutschen Sprachraum, und diese war zugleich die einzige Schweizer Studentin an der medizinischen Fakultät gewesen. Sie hieß Marie Vögtlin, hatte ihr Studium bereits 1874 mit der Promotion über ein Thema aus dem Bereich der Gynäkologie abgeschlossen, und natürlich hatte es nicht ausbleiben können, dass sie Franziska und Emilie irgendwann über den Weg lief. Man traf sich öfter, freundete sich an, lud sich wechselseitig zum Essen oder auch zum Wandern ein. Die beiden Deutschen verfolgten fasziniert die Laufbahn der Kollegin, die fest entschlossen war, selbst zu praktizieren und nach einer Assistenz an der Frauenklinik Dresden tatsächlich in Zürich eine eigene Praxis eröffnete. Genauso fest entschlossen wie zur eigenen Praxis war Marie zur Eheschließung und zwar mit ihrem Verlobten Albert Heim, einem Professor der Geologie. Im Jahr nach ihrem Abschluss wurde das Paar getraut. Als junges Mädchen war Marie mit dem Mediziner Friedrich Erismann verlobt gewesen, ein trauriges Kapitel, denn er verließ sie, um die erste Studentin im deutschsprachigen Raum überhaupt, die Russin Nadeshda Suslowa zu heiraten und mit ihr nach St. Petersburg zu gehen. Mit Herrn Heim war es nun eine beständige Liebe, der Herzschmerz aus der Jugend konnte heilen. Die Züricher Honoratioren jedoch und ihre Gattinnen waren ziemlich aufgebracht. Es mochte ja sein, dass manche Frauen die Wissenschaft der Ehe vorzögen, aber beides zugleich …? Die gynäkologische Praxis der Frau Dr. Heim-Vögtlin florierte indes schon bald so prächtig, dass jede Kritik vor der normativen Macht des Faktischen verstummte. Diese Praxis wurde zum Vorbild für das Gespann Tiburtius-Lehmus. In ihrem letzten Semester hat Franziska sogar, als Dr. Heim-Vögtlin einmal verreisen musste, die erste Ärztin der Schweiz für eine kurze Zeit vertreten. In ihren Erinnerungen erscheint das Vorbild als *»sehr liebenswürdig und tüchtig«*. Die Gynäkologin Heim-Vögtlin bekam zwei Kinder, führte aber auch als Mutter ihre erfolgreiche Praxis weiter und schrieb sogar noch ein Buch über die Pflege eines Neugeborenen.

Marie war es denn auch, die für Emilie den Weg nach Dresden bahnte. Der gute Eindruck, den Fräulein Dr. Vögtlin in Dresden hinterlassen hatte, machte Professor Winckel geneigt, noch einer weiteren Züricher Absolventin an seiner Klinik eine Bewährungschance zu geben. Und Emilie würde dann wiederum Franziska »hinter sich herziehen«, wie sie sich ausdrückte. »Ich werde erwähnen, dass alle Kollegen, die mit dir gearbeitet haben, von Professor Olivier bis zu Professor Huguenin, dein Loblied singen.«

»Weiß ich denn, wie das wird mit Huguenin und mir?«, fragte Franziska. »Vielleicht werden wir uns ständig streiten.«

»Egal. Darauf kommt es nicht an. Wichtig ist nur, dass du die Dresdner Assistenz bekommst. Dafür darf man auch schwindeln. Was ich aber wohl gar nicht tun muss. War er nicht sehr entgegenkommend?«

»Schon. Er sagt, er sei ein scharfer Hund, ich dürfe keine Fehler machen. Als ob ich nun nicht meinerseits eine Perfektionistin wäre. Aber was mir gar nicht gefällt, ist, dass du nicht hier sein wirst, wenn ich meine Doktorarbeit schreibe. Ich werde ganz allein sein.«

»Oje, Kloanes. Für die Abfassung einer Dissertation ist das nur gut.«

Emilie hielt sich die Neue Zürcher Zeitung, sie blätterte darin und rief mit einem Mal:

»Hör zu, hier steht was Interessantes: ›*Letzten Sonntag fand die Einweihung des Denkmals für den im Februar des Jahres 1837 in Zürich verstorbenen Dichter Georg Büchner auf dem Zürichberg in würdigster republikanischer Einfachheit und unter großer Teilnahme von Seiten des Publikums statt.*‹ Weißt du noch – unsere Diskussionen über Ludwig Büchners ›*Kraft und Stoff*‹, ganze Nächte hindurch? Ludwig ist ein Bruder dieses armen Dichters Georg, der als ganz junger Mann dahingegangen ist. Der hat Dramen geschrieben, die heute noch gespielt werden, ›Dantons Tod‹ … Hier steht, dass seine Geschwister allesamt angereist sind, auch die Schwester Luise. Ich habe von ihr gehört. Daheim in Darmstadt setzt sie Himmel und Hölle in Bewegung, damit Frauen Berufe erlernen und ausüben, weißt, sie ist eine von uns.«

»Sapperlot! Das ist gut«, sagte Franziska, »es sind immer noch zu wenige, die mit uns am gleichen Strang ziehen. Darmstadt, sagst du?«

Kurz darauf verließ Emilie Zürich, um ihre Assistentinnentätigkeit in Dresden anzutreten.

***

Franziska traf sich mit Professor Huguenin am Bett des Patienten August Steiner aus Winterthur, der nach einem Anfall von heftiger Bleikolik in die Kantonsklinik eingeliefert worden war. Sie hatte ein Klemmbrett mit vielen Papierbögen dabei und schrieb alles auf, was besprochen wurde. So notierte sie: »*Bei dem jetzigen Spitaleintritt klagte P. (= Patient) außer über Kolikschmerzen über starke Müdigkeit, sodass er sich kaum auf den Füßen halten konnte. Auch wollte er zu Hause mehrmals Erbrechen gehabt haben, was sich auch im Spital mehrfach wiederholte. Übrigens zeigte sich P. auch bei seiner Aufnahme etwas zerfahren und widersprach sich oft in seinen Angaben. Am 24. wurde das Bestehen einer Nierenkomplikation entdeckt. Der Urin, welcher mit dem Katheter entleert werden musste, enthielt Eiweiß und Cylinder in reichlicher Menge. Vom 24. auf den 25. bestand vollständige Anurie. – Am Nachmittag des 24. traten plötzlich drei Anfälle epileptoformer Natur ein mit Trismus, Opisthotonus, Konvulsionen und nachfolgender vollständiger Zerfahrenheit …*«
Der Patient August Steiner starb bald darauf. Er war von Beruf Anstreicher gewesen und hatte sich die Bleivergiftung durch den langjährigen Umgang mit bleihaltigen Farben zugezogen. Franziska analysierte auf das Genaueste den Zusammenhang der Vergiftung mit den Funktionen der Niere. Aus dem mikroskopischen Befund nach der Sektion: »*Die Niere bot ein exquisites Bild der interstitiellen Nephritis in einem ziemlich frühen Stadium. Besonders in der Rindensubstanz war bei Transversal- und Vertikalschnitten eine starke zellige Hyperplasie und Vermehrung des interstitiellen Bindegewebes auffällig …*«

Oft traf sie sich mit Julie Sinclair. »*Es kam die Zeit der Examensbüffelei, die Zeit, wo Sinclair und ich auf dem Zürichberg uns gegenseitig Materia medica und anderen Gedächtniskram abfragten, den man zum Examen ›frisch‹ haben muss.*«

»Na, liebe Frau Sinclair-Egli«, sagte Fanny und zwinkerte. »Was wirst du tun nach deinem Examen? Gehst du auch weg?«

»Nein, ich bleibe im schönen Zürich. Endlich kann ich dann in Theodors gynäkologischer Praxis mitarbeiten. Ein weiblicher Dr. med., so was gefällt den Frauen.«

»Du wirst also als Ärztin arbeiten?«

»Das habe ich vor, dafür habe ich doch das alles durchgestanden. Aber womöglich arbeite ich erstmal Theo zu, bis eine gewisse Routine eingetreten ist.«

»Pass bloß auf, das kann sich sehr schnell verfestigen, und dann kommst du aus dieser Tätigkeit als Assistentin nicht mehr raus. Auch weil die Leute dich dann nur in dieser Funktion kennen und dir nichts Besseres zutrauen.«

»Keine Sorge, liebe Fanny. Für meinen alten Nachnamen habe ich schließlich auch gekämpft, und ich habe ihn behalten.«

Sie schlugen ihre Bücher auf und fragten einander die *Materia medica* ab. Abends schrieb Franziska an ihrer Dissertation. Die Arbeit am Klinikbett und im Labor mit Huguenin verlief erfreulich, der Professor war sehr professionell und gab ihr Ratschläge, an welcher Stelle sie zu vertiefen und wo sie zusammenzufassen habe. Es waren ihre letzten harten, fordernden, freien, beglückenden Monate als Studentin in Zürich.

Nach den schriftlichen Prüfungen hängt eine Studentin ziemlich unkomfortabel in der Luft, denn sie muss sich nun auf die mündlichen Examina vorbereiten, weiß aber noch nicht, wie sie im Schriftlichen abgeschnitten hat. Je nach Naturell macht sie sich verrückt, indem ihr ständig neue Fehler und Versäumnisse einfallen, oder sie denkt einfach nicht drüber nach und hofft das Beste. Bei Franziska war es irgendwas dazwischen. »*Ich wusste ja wohl, dass ich nicht schlechter stand als manche andere, aber wer kann den Kobold ›Zufall‹ ausschließen?«* Dann geschah es, dass Professor Horner von der Ophthalmologie, der Franziska wohlgesinnt, allerdings für seinen Sarkasmus berüchtigt war, ihr angelegentlich auf dem Flur im freundlichsten Plauderton all ihre Noten mitteilte, woraufhin sie beruhigt und in heiterer Stimmung weiterlernen konnte. Überhaupt gerierten sich die Herren Professoren jetzt den Kandidaten gegenüber schon sehr anders, und zwar, wie es schien, besonders gegenüber den weiblichen. Der Ton war jovialer, mehr von gleich zu gleich, als gehörten die Prüflinge bereits zur Zunft. Ein schmeichelndes, wenn auch noch etwas befremdliches Hochgefühl stellte sich ein, das Franziska genoss, war es doch eine Frucht sowohl ihrer Arbeit als auch ihres Mutes. Glatt war es gegangen, ja, aber wie hart hatte sie dafür gearbeitet. Jetzt durfte die Pflicht mal vergessen werden, Spaß war erlaubt. *»Man nahm sich vor, kein Buch mehr anzusehen, und versuchte, die Tage so freundlich wie möglich zu gestalten.«* Öfters verbrachte Franziska die Abende mit Julie auf Spaziergängen, oder sie traf sich mit Elsbeth Kägi, die so gerne Pfannkuchen für sie buk. Manchmal besuchte sie Otto Witt in seiner Stube oder verabredete sich mit ihm – der gegen Damenbesuch eingestellten Wirtin wegen – am Ufer der Limmat. Emilie schickte einen langen Brief, dem ein Bewerbungsformular beilag. Auch Franziska würde nach bestandenem Examen bei Professor Winckel in Dresden als Assistenzärztin eingestellt werden. Na, wunderbar! Fanny telegrafierte die Neuigkeit sofort an Carl, der seinerseits bemüht gewesen war, für Fanny eine Assistenzstelle zu finden, aber keinen Erfolg gehabt hatte. Professor Franz Winckel, Direktor der Königlichen Landesentbindungsschule, war ein Glücksfall für die Medizinerinnen in Deutschland. Er hatte eine exzellente Reputation – tatsächlich wurde er später für seine Verdienste geadelt – und war der einzige Lehrherr seiner Zunft, der Frauen eine Chance bot. Er wollte seine Schule in eine moderne Frauenklinik umwandeln – mit wem ginge das besser als mit Frauen!

Die Kandidatin Tiburtius bestand auch die mündlichen Prüfungen mit Bravour. »*Es war schon eigentümlich, als man nachher in das Konferenzzimmer gerufen wurde, wo sämtliche Professoren um den langen grünen Tisch saßen und der Rektor an der Spitze sich erhob und das Verdikt verkündete! Natürlich wollte man ruhig aussehen, aber ich war mir peinlich bewusst, dass ich ein blödsinniges Gesicht machte. Draußen kam dann das befreiende Lachen.*«

Franziska war keine Bummelstudentin gewesen, im Gegenteil, sie hatte das aufwändige Medizinstudium fast in der Regelstudienzeit geschafft und dann noch eine Doktorarbeit geschrieben. Nach neun Semestern wurde sie im Jahre 1876, wie Emilie mit höchstem Lob (summa cum laude), promoviert. Der Titel ihrer Dissertation lautete: »*Die Extensorenlähmung bei chronischer Bleivergiftung. Über Epilepsia saturnina und ihr Verhältnis zu Erkrankungen der Niere*«. Professor Huguenin sagte, Franziska habe die Disziplin und den Überblick, der für wissenschaftliches Arbeiten erforderlich sei, und drückte ihr fast ein wenig gerührt die Hände.

Und nun? Das Rigorosum hatte Franziska noch vor sich. Aber es war eher eine Formsache, denn sie wusste schon von ihrer Bestnote. Danach würde es dann heißen, Abschied zu nehmen. Es ging darum, »*all die Fäden zu lösen, die sich in so langer Zeit von Mensch zu Mensch angesponnen hatten*«. Das fiel ihr nicht leicht. Aber in Dresden wartete Emilie, und dort anzukommen, die Freundin wiederzusehen und eine neue Arbeit zu beginnen, das war ja doch eine vielversprechende Aussicht. Zum Lebewohl fanden sich Freunde und Bekannte bei Bowle und Kuchen in ihrem Studentenstübchen ein, Julie, Otto, Anna, Marie, Elsbeth. Ihr schönstes Geschenk war die Verabredung zu einer letzten Bergwanderung: »*Wer einmal das Bild des Nebelmeers gesehen, vergisst es nie wieder! Oben trafen wir noch ein paar Professoren, von denen man nun auch als Mensch Abschied nehmen konnte. Allerdings, einen etwas peinlichen Tag hatte ich noch in Zürich zu überstehen – den feierlichen Schlussakt, der mit ziemlich viel Klimbim vor sich ging. Verkündigung meiner Promotion im Tagblatt, feierlicher Einzug in die Aula, die Magnifizenz an der Spitze, das Opferlamm (ich), die Professoren, die feierlich auf den Lehnstühlen Platz nahmen, Praelectio, Thesenverteidigung, Verlesung der Eidformel in lateinischer Sprache, Rückkehr ins Konferenzzimmer, Glückwünsche der Professoren und dann das erlösende Aufatmen, wenn man mit der Diplomkapsel unter dem Arm nach Hause ging und sich fragte, ob man die Rolle in der Komödie mit Ehren gespielt habe!*« Da die Frage nach der Zukunft mit dem Angebot des Professors Winckel fürs Erste zufriedenstellend beantwortet war, konnte Franziska leichten Herzens ihre Koffer, Körbe und Hutschachteln packen. Eine längere Erholungspause wollte sie sich auf Rügen bei ihren Schwestern gönnen. Zuvor allerdings musste sie in Berlin Station machen. Dort war inzwischen Henriettes und Carls zweites Kind auf die Welt gekommen. Wieder ein gesunder Knabe, Franz geheißen.

***

In Rambin hatten Mudding, die hinzugekommen war, und die Schwestern Bertha und Marie nichts anderes im Sinn, als ihre Doktorin zu verwöhnen, und Fanny atmete befreit die Luft ihrer Insel. Sie war gekommen, um auszuruhen, aber daraus wurde nichts. Trotz der Abgeschiedenheit der Rügener Höfe und Katen verbreitete sich die Neuigkeit in Windeseile: »›*Dei Doktor Fräuln is wedder dor!*‹*, erzählten sich die guten Rambiner, und es war merkwürdig, wieviel Krankheiten und Unglücksfälle sie sich für die Zeit meines Dortseins aufgehoben hatten.*« Die schwesterliche Wohnstube verwandelte sich in eine Erste-Hilfe-Station, Franziskas Kenntnisse, ihre glückliche Hand und ihr warmes Verständnis sprachen sich herum, und nahezu täglich klopften Nachbarn mit Bauchweh, Husten oder verstauchtem Fuß an die Tür. »*Fräuln, willn's siek de Sak nich eens ansehen?*« Franziska war eine nicht nur examinierte, sie war auch eine passionierte Ärztin, und so konnte sie nie widerstehen und half und heilte, wobei zu ihrer Freude selbst schwierige Fälle gut ausgingen. Die Rambiner entlohnten sie in Naturalien. Sie stellten nach der Konsultation diskret einen Korb mit Eiern auf den Küchentisch oder überraschten die Familie durch einen *»hübschen Rosenstock«*, der unversehens im Vorgarten blühte. Und all die Würste … so viele konnten Franziska, Mudding, Bertha und Marie gar nicht essen. Aber es ging noch weiter. Kurz vor Franziskas Abreise in Richtung Sachsen meldete sich der Dorfälteste bei ihr und sagte: *»Fräuln, mi dücht, Se sünd nu doch all bedüdend klok in dese Hinsicht, – willn Se nich bi uns bliewen?«* Der Älteste hatte mit dem Pfarrer und anderen Honoratioren einen Plan geschmiedet: Man wollte in Rambin Franziska als Gemeindeärztin einstellen und für ihr Gehalt zusammenlegen, eine geräumige Unterkunft hatte man auch schon gefunden. *»Kein Ehrendiplom hätte mich mehr erfreuen können.«* Es war aber nun so, dass die junge Doktorin ihre Assistenzzeit in Dresden würde ableisten müssen, da half alles nichts, sie konnte das gutgemeinte Angebot partout nicht annehmen. Der Dorfälteste war ob dieser Absage sehr betrübt, und er verstand auch nicht recht, warum das Fräuln Doktor Tiburtius wieder abreisen musste, nachdem sie doch erst kürzlich angekommen war und sich allseits beliebt gemacht hatte. Kopfschüttelnd ging er davon; Franziska packte für Dresden.

IV

Nun gilt es, festen Boden zu gewinnen

Sachsen war damals, obzwar Teil des Deutschen Reiches, ein Königreich für sich (wie Bayern und Preußen auch), und so hatte es sich auf den verschlungenen Wegen interner Zuständigkeiten ergeben, dass Professor Winckel den Titel eines Hofrats führte. Den beiden Medizinerinnen Lehmus und Tiburtius, die in der republikanischen Schweiz studiert hatten und einen relativ freien und direkten Umgangston gegenüber ihren Professoren gewohnt waren, erschien die Aura der Nobilität, die den Hofrat umgab, anfangs doch recht seltsam und altmodisch. Winckel zeigte, wie Franziska sich ausdrückte »*Eigentümlichkeiten, die, wenn er nicht eine so bedeutende Persönlichkeit gewesen wäre, ein wenig zum Lächeln gereizt haben würden.*« So erschien er »*nie anders als im sorgfältig gewählten Anzug mit Zylinder und Handschuhen in der Klinik*«. Besonders die nüchterne Preußin Franziska zögerte zunächst, den Hofrat anzusprechen und verwahrte sich gegen den »*Klimbim*« der Titel und Förmlichkeiten. Emilie hatte weniger Scheu, denn als Pfarrerstochter war sie es gewohnt, Würdenträgern, die einiges von sich hermachten, zu begegnen und jegliches Zeremoniell ergeben hinzunehmen. Der Professor indes half den beiden Frauen engagiert dabei, sich einzuarbeiten, und zerstreute so rasch alle Vorbehalte. Er lud sogar seine ganze Assistentenschar (fünfzehn an der Zahl) sonntags zu sich auf ein Glas Wein. Dem Ruf nach Dresden hatte er nur deshalb Folge geleistet, weil er hier etwas Neues schaffen wollte. »*Die Anstalt, ursprünglich Hebammenlehranstalt, war durch ihn zu einem großen Entbindungsinstitut, verbunden mit gynäkologischer Klinik und einer Abteilung für Privatpatienten umgewandelt worden, die aus dem ganzen kleinen Königreich beschickt wurde; von besonderer Wichtigkeit war aber die Bedingung Winckels, eine Bildungsanstalt für junge Ärzte daraus zu machen. Die kamen zahlreich, zum Teil von weit her. Die Auswahl hing einzig vom Professor ab.*

Seinem wohlwollenden Standpunkt dem Frauenstudium gegenüber verdankten wir unsere Aufnahme.« In einem Brief an ihren Bruder schildert Fanny den Arbeitsalltag in der Klinik: In aller Hergottsfrühe mussten sie und Lehmus bereitstehen, »*denn gleich nach sechs Uhr erscheint der Hofrat zur Visite. Man kommt nacheinander auf alle Stationen, Kinder, kranke und gesunde Wöchnerinnen, gynäkologische Station, Privatklinik. Anstrengend ist es eigentlich nur, wenn man Wachthabende im Entbindungssaal ist, da kann es passieren, dass man mehrere Nächte nicht aus den Kleidern kommt.«* Die Hebammenlehranstalt gab es nach wie vor, und hier durften Lehmus und Tiburtius Unterricht über allgemeine sanitäre, medizinische und hygienische Fragen erteilen.

Die beiden jungen Ärztinnen waren im angeschlossenen Schwesternheim untergekommen, einfach, aber nett. Sie nahmen ihre alten Gewohnheiten wieder auf und erkundeten an freien Tagen die Umgebung. Fanny mochte Dresden, es erinnerte sie an Zürich: Der Fluss mit den Brücken, die bezaubernde Altstadt mit den Brühlschen Terrassen, die Hügel (Fanny nannte sie ein »*Diminutivgebirge*«), die Menschen in ihrer Freundlichkeit und Eile, wenngleich mit einer kuriosen Mundart geschlagen. Dresden hatte sich, ganz wie Zürich, in den vergangenen Jahren zu einer modernen Großstadt ausgewachsen, mehrstöckige Neubauten waren entstanden, das Straßenpflaster schimmerte nachts im Licht der Gaslaternen, der Wiederaufbau der abgebrannten Oper stand bevor. Auch hier war es die Industrie, die Bevölkerungswachstum und Wohlstand beförderte: Es gab eisenbahntechnische Betriebe, optische Werke, feinmechanische Werkstätten – und Zigarettenfabriken; ein stolzes Bürgertum errichtete einen Ring schmucker Villen um die Stadt herum. Aber auch die Armut war sichtbar: die Arbeiter in den Fabriken waren durch keinerlei Maßnahmen vor Verletzungen geschützt und ihre Frauen, die von Franziska und Emilie in der Klinik behandelt wurden, oft schlecht ernährt, unwissend und jeglicher Hygiene abhold.

»Das Leben hier«, sagte Fanny, »hätte seine Reize. Wenn es auch keine Berge sind, die wir besteigen könnten, so doch den einen oder anderen Hügel oder Aussichtsturm.«

»Dresden«, sagte Emilie mit Betonung und lächelte. »Ja, ich könnte mir vorstellen, hier zu bleiben. Die Stadt ist hübsch und viel näher an Fürth als Zürich oder Berlin. Aber werden wir hier ein Bein auf die Erde kriegen? Oder zumindest einen Fuß in die Tür?«

»Eins ist sicher«, Fanny breitete die Arme aus, »was diese Stadt unbedingt braucht, ist mehr ärztliches Personal.« Warum nicht hier für die Zukunft planen? *»Zunächst galt es nun, festen Boden unter den Füßen zu gewinnen.«*

Da kam Post von Henny. Anders als Henriette hatten sich weder Franziska noch Emilie für die Zeit nach dem Studienabschluss eigens vorbereitet. Sie wussten ja gar nicht, ob das überhaupt klappen würde mit der Immatrikulation, hatten immer nur die nächsten Schritte vor Augen gehabt. Henriette war einstmals planmäßiger vorgegangen und sich schon vor ihrer Reise in die Vereinigten Staaten an das Gewerbeaufsichtsamt gewandt, um sich eine Zusicherung zu holen, dass sie nach Rückkunft mit ihrem Diplom in Berlin würde arbeiten dürfen, als Zahnärztin. Die Behörde hatte ihr bereitwillig diesen Bescheid erteilt, ging sie doch davon aus, dass es zu einer solchen Arbeitsaufnahme nie kommen würde. Im Nachhinein aber ist so eine Lizenz nur schwer widerrufbar, Henriette war fein raus. Jetzt drängte sie ihre Schwägerin und zugleich – viele herzliche Grüße an Emmy! – auch Lehmus, sich um eine Genehmigung für eine Praxis zu kümmern. »Hier, Henny schreibt, sie hat sich mal umgehört. Es ist der sächsische Kultusminister von Gerber, bei dem wir vorsprechen sollten. Was meinst du? Soll ich es tun?«

Im Grunde waren die beiden Ärztinnen davon überzeugt, mit ihrem Züricher Staatsexamen, dem ›Doktor‹ vor dem Namen und nun noch dem Segen des Hofrats auf keine allzu großen Schwierigkeiten bei der Eröffnung einer Praxis zu stoßen. So sollte man meinen. Aber natürlich brauchten sie eine Genehmigung von höchster Stelle. Der Kultusminister von Gerber, ein rotwangiger Bonhomme, empfing das Fräulein Tiburtius persönlich, nahm sich aber wenig Zeit für sie. Er warf nur einen kurzen Blick auf die Zeugnisse, rang dann die Hände und sprach: »Wo sind Sie denn gebürtig, Fräulein Tiburtius, welches deutsche Land hat den Vorzug, Sie zu seinen Untertanen zu zählen?« Und als er hörte, dass die Bittstellerin aus Preußen stamme, lachte er über das ganze Gesicht und verkündete: *»Ja, dann ist es doch das Gegebene, dass Sie sich nach Preußen wenden!«* Und er suchte sogar eine Adresse heraus. Umgehend richteten Lehmus und Tiburtius ein Gesuch nach Berlin, das *»mit einer Verweisung an das Reichskanzleramt als einzig zuständiger Behörde«* beantwortet wurde. *»Von da kam eine einfache Ablehnung ohne Angabe von Gründen.«* Die Ämter wussten genauso wenig wie die Antragstellerinnen, was sie machen sollten. *»Es gab ja keinerlei Präzedenzfälle.«* Alles, was sie und Emilie da taten, taten Frauen zum ersten Mal. Und die Behörden hatten zum ersten Mal mit so einem befremdlichen Gesuch zu tun. Frauenspersonen wollten eine ärztliche Praxis gründen. So etwas gab es einfach nicht.

Der Hofrat hörte von den Niederlagen und sprach seinen Assistentinnen Mut zu. »Geben Sie nicht auf«, sagte er. »Und versuchen sie es noch mal in Berlin. Dort gibt es eine neue, sehr liberale Gewerbeordnung.« Fanny dachte an Marie und deren Züricher Praxis. Ob im Kaiserreich verboten sein würde, was sich in der Schweiz so vielversprechend anließ? Sie schrieb einen Brief an Dr. Heim-Vögtlin und teilte der Kollegin ihre Sorgen mit. Im Oktober 1876 schloss Emmy ihre Assistenzzeit ab und ging nach Berlin. Ende des Jahres folgte Franziska ihr nach.

***

In den Vereinigten Staaten von Amerika wurden Tatendurstige damals mit dem Slogan »Go west, young man!« ermuntert, ihr

Glück zu suchen. Die Entsprechung im Deutschen Reich lautete: »Nach Berlin!« Emilie und Franziska gehörten zwar zu denen, an die der Ruf gar nicht gerichtet war, denn sie waren Frauen, aber sie vernahmen ihn dennoch und folgten ihm. In dieser Stadt änderte sich damals so viel so schnell, und es boten sich so viele Möglichkeiten, reich zu werden, unter die Räder zu kommen oder nach eigener Fasson selig zu werden, dass Berlin erstmals in seiner Geschichte den Titel »Brennpunkt« verdiente. Und wer sich, wie die beiden Ärztinnen, nicht abschrecken ließ, dem verhieß die Stadt neuartige Entwicklungsmöglichkeiten und die Chance auf ein selbstbestimmtes Leben.

Die Metropole zog so viele Menschen an, die arbeiten und Stadtluft atmen wollten, dass manches ungeregelt blieb und wild wuchs; beispielsweise kampierten etliche Neuberliner wegen der Wohnungsnot in der Hasenheide. Abstoßend waren die üblen sanitären Verhältnisse. Schwarzwasser, also Abwasser mit Fäkalien, das neben Grau-, Gelb- und Braunwasser am stärksten verunreinigt war, wurde in Sickergruben gesammelt oder einfach oberirdisch in den Rinnstein geleitet – erst der Regen spülte alles weg. Der beißende Gestank auf dem Fahrdamm war nichts für empfindliche Nasen, das verschmutzte Grundwasser nicht selten Auslöser für Krankheiten wie Ruhr, Cholera, Tuberkulose und die Pocken, welche noch 1871 zu einer Epidemie geführt hatten. Abhilfe musste geschaffen werden. Daher wurde der Wegebauingenieur und Baustadtrat James Hobrecht vom Magistrat beauftragt, eine moderne Kanalisation zu konstruieren. Mittels Fluchtlinien und der Führung von Ring- und Ausfallstraßen wurde die ober- und unterirdische Bebauung der Umgebung Berlins auf lange Sicht konzipiert. Ein Nebeneffekt: Die typische Berliner Blockrandbebauung mit ihrer Traufhöhe von 22 Metern prägte fortan das Stadtbild. Auch die Straßenbreite wurde auf 22 Meter erweitert; denn kein umstürzendes Haus sollte das gegenüberliegende in Mitleidenschaft ziehen. Der Hobrecht-Plan schuf den Rahmen für alle zukünftigen Schienen-, Wasser- und Landwege sowie eine moderne Kanalisation und Trinkwasserversorgung. Er etablierte unter Berücksichtigung aller bestehenden Wasserläufe und Wasserscheiden zwölf voneinander unabhängige Entwässerungsgebiete, die *»Radialsysteme«* genannt wurden. Der bekannte Arzt und Gesundheitspolitiker Rudolf Virchow machte mit Hobrecht gemeinsame Sache. Aufgrund seines hohen Ansehens und seiner weit reichenden Verbindungen – sein Schwager war der Oberbürgermeister – konnte Virchow den Gefährten gegen jegliche Unbill abschirmen. Denn tatsächlich wehrten sich zunächst viele Berliner gegen die enormen Kosten und umfänglichen Bautätigkeiten. Virchow hatte noch mehr vor, er wollte ein modernes Klinikum bauen, doch erst die Schenkung eines Hugenotten veranlasste den Magistrat von Berlin zur Errichtung des ersten städtischen Klinikums; beauftragt wurde die Architektensozietät Martin Gropius & Heino Schmieden. Das Krankenhaus am Friedrichshain, 1874 eingeweiht, war wegen seiner die Patienten isolierenden Pavillonbauweise wegweisend. Es war eines der modernsten Krankenhäuser der Welt, doch aus den falschen Gründen. Virchow hing noch der zunehmend in Bedrängnis geratenden Miasma-Theorie an, derzufolge Krankheiten sich über Ausdünstungen und nicht über bakterielle Erreger verbreiteten. Tatsächlich gab es dann für die Berliner bald nichts mehr zu meckern, denn die sozialen und hygienischen Lebensumstände der Metropole verbesserten sich grundlegend, nicht nur kraft der modernen Stadtentwässerung, sondern auch wegen der vielen neuen Stadtwälder und Volksparks, die in jener Epoche angelegt wurden. 1874 war zudem das Gründungsjahr des *Vereins für Volksbäder*, der Vereinszweck lautete: »Jedem Deutschen wöchentlich ein (Brause-)Bad«. Das eben erst etablierte Reichsgesundheitsamt wies seine Ingenieure an, eine planmäßige Müllabfuhr zu organisieren, denn hausnahe Müllgruben, eine systemlose Abfuhr und wilde Schüttungen überall im Stadtgebiet wuchsen sich zu einem ernsten Problem für die Volksgesundheit aus. Nach der Erprobung verschiedener Abfuhrverfahren (Wechseltonnen oder Umleerbehälter) sowie der Konstruktion des Berliner Müllkastens respektive Staubschutzwagens entwickelte sich die Metropole ab den 1890er-Jahren zur saubersten Stadt der Welt.

Als Franziska drei Monate nach Emilie in der Hauptstadt ankam, war ganz Berlin eine riesige Baustelle, aber viel versprechend. Emilie hatte sich bei ihrer Schwester Christiane, verheiratete Deutsch, einquartiert. Das war von Christianes Seite nicht nur ein Entgegenkommen, sondern eine besondere Freude: sie war stolz darauf, eine Schwester zu haben, die eine echte Doktorin war und führte Emmy vergnügt in der Stadt herum. Franziska zog zu Henny und Carl, die inzwischen mit ihren beiden kleinen Kindern in der Friedrichstraße 203B, Vorderhaus, 4. Stock, eine schöne geräumige Wohnung nahe beim Brandenburger Tor bezogen hatten. Das Zahnatelier war auch dort untergebracht. Der Mietzins war moderat, denn seit dem Gründerkrach 1873 hatte sich der Wohnungsmarkt im oberen Segment besonders in Berlin wohltuend entspannt.

»Jetzt sehen wir erst mal, wie es mit dir weitergeht«, sagte Carl zu seiner Schwester und drückte sie an sich, »du musst noch nichts zur Miete dazugeben.« Henny und Carl hatten die große Wohnung durchaus im Hinblick auf ihre künftige Mitbewohnerin ausgesucht, und so konnte Franziska sich in zwei, durch eine Flügeltür getrennten hübschen Räumen ausbreiten – es gab einen Schreibtisch mit französischer Petroleumlampe und ein Regal für all ihre Bücher und Papiere, es gab ein großes Bett, eine Waschschüssel aus Porzellan auf einem eisernen Gestell und einen Schrank aus Eiche für ihre Kleider. Seufzend hängte sie das Londoner Festkleid mit Schleppe auf den Bügel. Es war völlig aus der Mode. Sie würde sich mit Henny ein wenig im Kaufhaus Nathan Israel am Roten Rathaus umsehen müssen.

***

Worum es jetzt ging, war die Approbation. Was die Bemühungen der beiden Ärztinnen von Dresden aus und was auch Carls Nachfragen in Berlin ergeben hatten, war ernüchternd: eine Zulassung als niedergelassene Ärztinnen würden weder Franziska noch Emilie erhalten können, denn ein Studium in der Schweiz, wie hervorragend abgeschlossen auch immer, reichte nicht hin, es müsste ein deutsches Staatsexamen und ein deutscher Doktor sein, sonst ginge gar nichts. Allerdings, Professor Winckel hatte recht gehabt, die preußische Gewerbeordnung bot eine Möglichkeit. Sehr zum Missfallen der niedergelassenen Ärzte hatte diese »Kurierfreiheit« Heilkundigen, die sich unterhalb der regulären promovierten Medizinerzunft tummelten, also Laienheilern wie Heilpraktikern, Geburtshelfern, Gesundbetern, Orthopäden, Masseuren, auch Spezialisten, die mit Wasserkuren, Magnetismus oder Handauflegen zu heilen versprachen, die freie Ausübung ihrer Berufe garantiert. Ärzte sahen sich jetzt in der Konkurrenz mit Kurpfuschern, Quacksalbern und Kräuterweiblein, und Franziska konnte verstehen, dass sie darüber verärgert waren. Für sie selbst und Emilie aber tat sich ein Schlupfloch auf. Obschon sie beide ja alle Examina absolviert hatten, die sie zur Einrichtung und Ausübung einer regulären ärztlichen Tätigkeit qualifiziert und legitimiert hätten, nur eben leider nicht im Deutschen Reich, konnten sie nach der neuen Gewerbeordnung die rechtlichen Hürden umgehen und eine Praxis eröffnen. Sie konnten praktizieren, Patientinnen behandeln, beraten und heilen, das war möglich. Was auch immer auf ihrem Praxisschild stehen würde, sie konnten tätig sein und den Beruf ausüben, den sie gelernt hatten. Das war eine höchst erfreuliche Aussicht. Aber was für einen Status hätten sie? *»Wir hatten nun dem Gesetz gegenüber keine andere Stellung als die zahllosen Naturheilkünstler, Magnetopathen und die anderen nach Inspiration kurierenden Heilbeflissenen. Wir empfanden lebhaft das Unwürdige dieser Situation, aber für den Augenblick ließ sich nichts daran ändern.«* Henriette schlug die Hände über dem Kopf zusammen.

»Ich mache es doch auch so«, rief sie. »Und ich verspreche euch, diese Art von Praxis ist nicht würdelos. Es geht doch darum, den Menschen zu helfen, ihre Leiden zu lindern, sie im besten aller Fälle gesund zu machen. Und nicht darum, ein mit Titeln und Unnahbarkeit ausgestatteter Mediziner-Gott zu sein.«

Emilie wohnte nicht weit von Franziska entfernt, die beiden sahen sich täglich und besprachen sich. Der Traum von einer regelrechten Arztpraxis war erst einmal ausgeträumt, aber sie würden arbeiten können, gemeinsam, hier in Berlin, sie würden sich etwas aufbauen, und wer weiß, was die Zukunft noch brächte … *»Unter diesen Umständen war es besonders vorteilhaft, dass wir beiden weiblichen Ärzte zusammenstanden. Ich bin überzeugt, dass es einer allein viel schwerer gelungen wäre, festen Boden zu gewinnen als zweien, die im gegenseitigen Vertrauen und voller Harmonie zueinanderstanden.«* So Franziska in ihren Memoiren. Alles, was sie fortan erarbeitete, erreichte, schuf, war ein Gemeinschaftswerk, in dem sie selbst und Emilie Vorreiterinnen waren, aber auch Henny und Carl und noch andere Verbündete ihre unterstützenden Rollen spielten.

Manchmal saßen sie zu viert in der Friedrichstraße beieinander und schmiedeten Pläne.

»Auf lange Sicht«, sagte Carl, »braucht ihr eigene Praxisräume. Wie wäre es, wenn wir ein paar Annoncen in seriösen Zeitungen schalteten?« Carl selbst hatte eine Praxis als Allgemeinmediziner in Rixdorf eröffnet, die sich unter den eingewanderten Böhmen und der armen Bevölkerung des Vorortes eines ausgezeichneten Rufs erfreute.

»Wir könnten doch vorläufig hier in der Wohnung eine kleine Praxis einrichten«, meinte Henny. »Das Wartezimmer teilen wir uns. Und als Behandlungszimmer nehmen wir den Salon, der ist schön hell. What do you think?«

Emilie saß still da, ihr gefiel Hennys Pragmatismus, aber sie traute sich nicht, lauthals zuzustimmen, denn sie gehörte ja nicht so ganz zur Familie. Franziska ging auf und ab.

»Letztlich«, sagte sie, »liegen all die Schwierigkeiten mit der Niederlassung doch nur daran, dass wir Frauen sind. Wären wir junge Männer, hießen wir Emil und Franz, dann hätten wir hier im Reich studiert und keinerlei Probleme mit der Approbation.«

Alle schwiegen.

»What the heck!«, sagte Henny, »du hast recht. Aber was hast du davon? Wahrscheinlich werden Frauen in der Zukunft noch ganz andere Dinge tun und, wer weiß, womöglich zum Mond fliegen. Wir leben heute, und ihr müsst heute praktizieren. Also was ist mit dem Salon? Wir stellen eine Spanische Wand auf und ...« Der kleine Karl kam ins Zimmer gelaufen, die Kinderfrau mit Baby Franz auf dem Arm etwas verlegen hinterdrein. »Verzeihung, Frau Doktor«, stammelte sie. Carl nahm seinen Ältesten auf den Schoß.

»Vielleicht könntet ihr«, sagte er, »bei mir in Rixdorf zur Untermiete anfangen? Eine kleine Krankenstation, nur für Frauen und Kinder?«

Franziska, die gerade Platz genommen hatte, stand wieder auf und lief umher.

»Das sind lauter Notbehelfe«, sagte sie. »Ich möchte etwas Ordentliches. Mit einem Schild an der Tür, wo Emilie und ich mit dem Doktortitel draufstehen. Ich denke darüber nach, das Staatsexamen hier in Berlin noch einmal zu wiederholen. Wenn es das ist, was den Behörden fehlt, so sollen sie es bekommen. Was sagst du, Emmy?«

Und Franziska setzte sich an ihren Schreibtisch und formulierte ein inständiges Bittgesuch an den zuständigen Minister:

»An Herrn Dr. Falk, Ritter f. O., Hochwohlgeboren.

Eurer Exzellenz erlaube ich mir im Folgenden ein gehorsamstes Gesuch vorzulegen. Nachdem ich lange Jahre hindurch als Erzieherin und Lehrerin fungiert, entschloss ich mich zu

Anfang des Jahres 1871 den ärztlichen Beruf zu ergreifen, und habe sodann von Oktober 1871 bis vor Kurzem in Zürich Medizin studiert, da ich nicht hoffen konnte, auf deutschen Universitäten zum Studium zugelassen zu werden. Wenngleich ich nun bei den jetzt gültigen gesetzlichen Bestimmungen auch ohne staatliche Anerkennung meiner ärztlichen Qualifikation versuchen könnte, für meine Existenz zu arbeiten, so ist die Erlangung jener Anerkennung doch von äußerster Wichtigkeit für mich, da ich ohne dieselbe z. B. die Geburtshilfe, in der ich vorzugsweise zur Tätigkeit zu kommen hoffe, nicht ausüben dürfte. Eure Exzellenz bitte ich deshalb ganz gehorsamst, meine Zulassung zum ärztlichen Staatsexamen hochgeneigtest und ausnahmsweise zu verfügen, und obgleich ich nicht in der Lage war, das vorliegende gehorsamste Gesuch rechtzeitig einzureichen, um mich noch zu dem diesjährigen Prüfungskursus der hiesigen medizinischen Oberexaminationskommission zulassen zu wollen.

Hochgeneigten Bescheid erbitte ich unter Adresse meines Bruders, des Oberstabsarztes a. D. Dr. Tiburtius …«

Das Schreiben mag unterwürfig anmuten, doch gebräuchlich waren sogar Anreden wie »Durchlauchtigster Fürst!« oder »Hochgebietender Herr Minister!«. Dafür war Franziskas Petition noch durchaus selbstbewusst formuliert. Sie blieb allerdings folgenlos. Gleichwohl war Franziska froh, sie abgeschickt zu haben. Sie wollte sich auf keinen Fall vorwerfen müssen, nicht alles versucht zu haben.

***

Nun ließ sie sich überreden, die zweitbeste Lösung, die Lizenz für eine Heilpraxis gemäß der neuen Gewerbefreiheit, anzustreben. Doch es stellte sich heraus, dass nicht einmal dies ganz einfach war. Der Mann auf dem Gewerbeaufsichtsamt war es nicht gewohnt, einer Frau die Erlaubnis zum Ausüben einer heilpraktischen Tätigkeit zu erteilen, und als Franziska ihm ihre Schweizer Zeugnisse vorlegte, wurde er noch nervöser, fast schien es, als hielte er sie für eine Betrügerin. Franziska verlangte seinen Vorgesetzten. Der studierte gründlich all ihre Unterlagen, schaute zwischen den Papieren und der hochgewachsenen, reizenden Petentin hin und her und sagte schließlich: »Nehmen Sie doch Platz!«

Franziska tat wie geheißen und sagte zwischen den Zähnen:

»Es dürfte doch wohl laut der Novelle zum Gewerbegesetz der Eröffnung einer Heilpraxis nichts im Wege stehen.«

»Oh, liebes Fräulein Tiburtius«, schmeichelte der Mann, »Sie ahnen nicht, wie schwer es ist, neue Verordnungen so durchzuführen, dass niemand Ärger macht. Sie sind eine Dame. Wenn Sie und …« – er schaute kurz auf die Papiere – »das hier auf dem Gesuch erwähnte Fräulein Lehmus eine Praxis eröffnen, so könnte es sein, dass die männliche Konkurrenz Anstoß nimmt!«

Franziska atmete schnaufend ein und aus und lenkte ihren Blick am Gesicht des Bürokraten vorbei auf die Fenster des Büros. Sie sagte nichts. Da beugte sich der Beamte vor.

»Es ist schön in der Schweiz«, rief er. »Stimmt's oda ha' ick recht?«, berlinerte er, gut Wetter heischend. Dann fuhr er fort, wobei er die Stimme senkte: »*Ich will Ihnen doch nichts in den Weg legen!* Denken Sie das nicht. *Fangen Sie in Gottes Namen mit diesem Fräulein Lehmus Ihre Praxis an! Aber lassen Sie die Behörden in Ruhe*. Hören Sie?! Machen Sie es einfach.«

Franziska zuckte zusammen. Sie sah dem Mann in die Augen. »Sie meinen …«

»Ja, ich meine, dass wer viel fragt, viel Antwort kriegt. *Sehen Sie, Sie haben ein großes Unrecht begangen, Sie sind eben um dreißig Jahre zu früh geboren, das tut nicht gut. Immer schön die Mittelstraße halten, stets mit dem Strom schwimmen und sich tragen lassen.*« Er lächelte. »Machen Sie getrost Ihren Laden auf. Die Gewerbeordnung lässt das zu. Aber ich kann Ihnen hier nichts Schriftliches ausstellen.« Er reichte ihr die Hand, und Franziska schlug ein. Leise sagte der Beamte noch: »Sie müssen auch uns verstehen.« Dann geleitete er sie zur Tür. Er verbeugte sich sogar. Franziska sagte Lebewohl. Sie hatte nun nichts in der Hand, war aber trotzdem erleichtert. So ging es also zu. Man musste es einfach machen. Das war sogar ihre Devise. So hatte sie selbst es immer gehalten.

***

Gleichwohl kam ihr der Kompromiss, den sie jetzt mit den Umständen schloss, im tiefsten Inneren teuer zu stehen. Sie hatte viel auf sich genommen und viel geleistet und wurde nun um die Früchte, die sie als Mann hätte ernten dürfen, betrogen. Das war nicht fair. Sie und Emilie gehörten trotz summa cum laude jetzt zu dem Völkchen der Laienheiler, das sich ohne jede Vorbildung aufgrund einer inneren Stimme oder äußeren Mode selbst zum Medicus ernennen konnte. »*Die Heilkunde hat ja zu allen Zeiten neben den von Staat und Wissenschaft vorgeschriebenen Wegen Nebenpfade gehabt, die durch Zwielicht und Dunkel, durch Geheimnis und Irrtum, leider auch durch wissenschaftlichen Betrug und Niedrigkeit führten; und darin hat sich wohl bis zum heutigen Tag wenig geändert. Eins ist aber sicher: dass auch die orthodoxe Heilkunde aus den Gebieten, die der Kurpfuscherei und Volksmedizin überlassen waren, einiges erfasste, ausbaute, dem empirischen Vorgehen wissenschaftliche Begründung zu geben suchte und so der Therapie ein weiteres Feld erschloss.*« Franziska wollte eigentlich keinen Nebenpfad gehen, aber der war nun der einzig gangbare. Allerdings war klar: Sie und Lehmus würden keine amtlichen Dokumente ausstellen können, keine Totenscheine, keine Krankschreibungen, keine Gutachten, keine Rezepte für hochwirksame Arzneien. Die beiden setzten noch etliche weitere Schreiben an verschiedene Ministerien auf, um zu erreichen, zum deutschen Staatsexamen zugelassen zu werden. Aber alle ihre Bemühungen scheiterten. Sie könnten nicht einmal das Abitur nachweisen. Selbst das erboten sie sich nachzuholen. Sie schickten sogar ihre Lehrerinnenexamenszeugnisse ein. Es war umsonst.

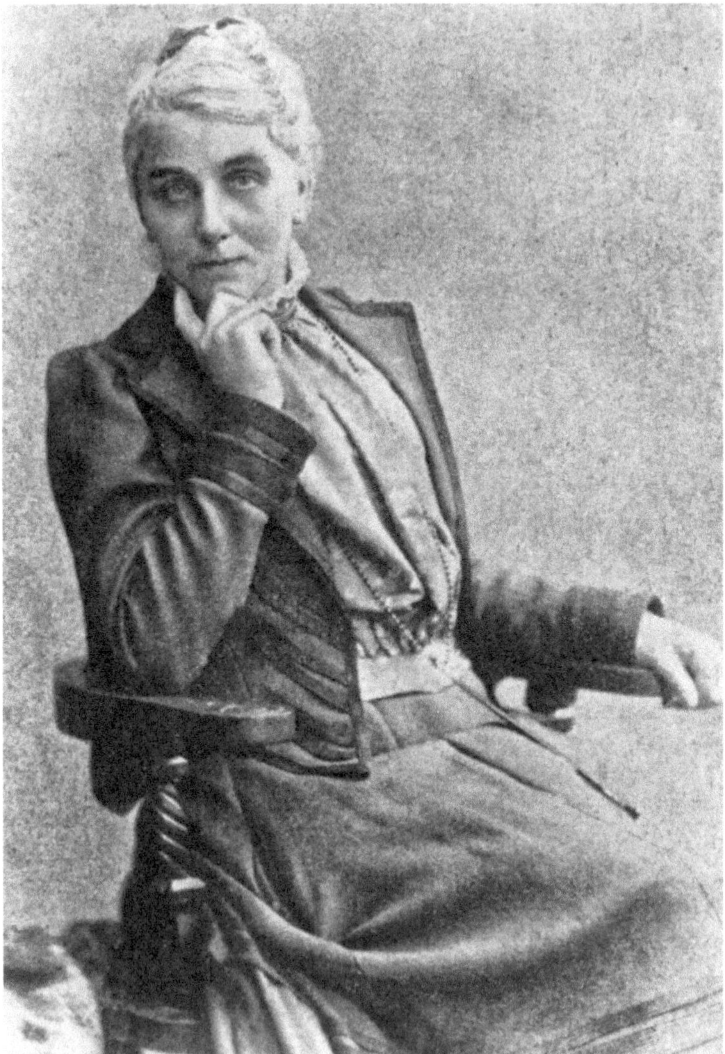

Franziska Tiburtius, um 1900

Nach der anderen, der heilpraktischen Seite hin ging es nun aber unerwartet zügig voran. Wieder war es Henriette, die den entscheidenden Schritt tat. Zu ihren Patientinnen gehörte die Frau eines reichen Brauereibetreibers, der in einem Arbeiterviertel wohnte und dort mehrere Häuser besaß. Diese Dame bat Henriette, sich doch ausnahmsweise einem Manne als Patienten zuzuwenden: ihr eigener Gatte hätte ganz furchtbare Zahnschmerzen. Henny hatte schon mehr als einmal eine Ausnahme gemacht, und sie sagte auch diesmal Ja. »*Als der Herr Bötzow kam, wurde er sehr freundlich empfangen. Frau Henny verstand sich gut darauf, mit anscheinender Unabsichtlichkeit ein Gespräch dahin zu lenken, wo sie es haben wollte. Und als der Herr Bötzow, den Gummiknebel im Mund, die zu bearbeitenden Vorderzähne in Gummi eingespannt und vollständig unfähig zu einem Wort der Widerrede unter ihren Händen dasaß, wurde ihm der Plan einer Praxis weiblicher Ärzte dargelegt und wie viel Gutes für die Frauen seines Stadtteils aus einer solchen Anstalt hervorgehen und welch großes Verdienst er selbst erwerben könne.*« So erreichte Henny, dass der einerseits überrumpelte, andrerseits aber auch überzeugte fortschrittliche Herr Bötzow eine kleine im Erdgeschoss liegende Hofwohnung in einem seiner Häuser in der Alten Schönhauser Straße mietfrei zur Verfügung stellte! Das war ein unglaubliches Glück, und es löschte augenblicklich die Bitterkeit aus, die sich in Fannys Herzen wegen all der Fehlschläge in Sachen deutsches Staatsexamen angesammelt hatte. Jetzt konnte es losgehen. Sie und Lehmus würden ein eigenes »Atelier« haben und jede Menge Patientinnen (so hoffte sie) und große Behandlungserfolge. Auch Emilie war ganz närrisch vor Freude und bot die gesamte Familie ihrer Schwester auf, um die Räume in der Alten Schönhauser Straße 23/24 zu renovieren. Henny steuerte noch Regale, zwei gepolsterte Hocker und eine ausgemusterte Behandlungsliege (die aber nur repariert werden musste) bei, und Carl brachte eine große Tasche mit Instrumenten – Blutdruckmessgeräte, Stethoskope, Spritzbestecke. Binnen kurzem sah die Hinterhofwohnung in der Alten Schönhauser

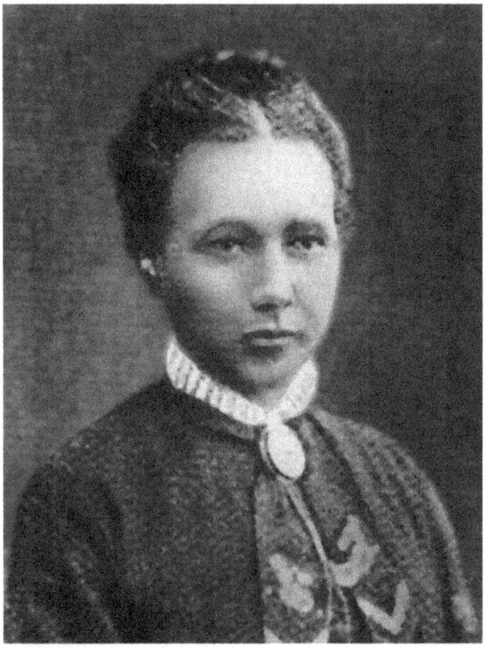

Emilie Lehmus (1841–1932)

aus, als sei sie immer schon eine Arztpraxis gewesen – weiß und sauber, und es roch sogar nach dem neuesten Desinfektionsmittel. Draußen am Vorderhaus wies ein Schild auf die Praxis hin: Dr. med. Emilie Lehmus, Dr. med. Franziska Tiburtius. Im Juni 1877 wurde die »Poliklinik weiblicher Ärzte« eröffnet. Am ersten Tag erschienen zwölf Patientinnen.

Es verstand sich von selbst, dass in dieser Praxis ausschließlich Frauen und Kinder behandelt würden. Ganz wie die Vorbehalte bezüglich eines Studiums der menschlichen und so auch männlichen Anatomie durch Frauen, war die Beschränkung der Poliklinik auf weibliche Patienten (und Kinder), eine Frage der Schicklichkeit und nicht etwa der Spezialisierung. Dass Frauen praktizierten, wurde eh keineswegs von den meisten Zeitgenossen akzeptiert. Dass sie noch dazu Männer behandelten und sie dabei womöglich nackt sähen, schien ganz und gar undenkbar. Franziska und Emilie hatten sich im Vorhinein damit abgefunden, ging es ihnen doch vor allem darum, bedürftigen Frauen ärztlichen Rat zu erteilen. Für den Anfang gab es nur zwei Sprechtage, an denen die beiden Ärztinnen nicht selten bis in die Nacht hinein praktizierten. Eine Konsultation kostete zehn Pfennige, »*für Unbemittelte kostenlose Arznei*«, so stand es auf dem Schild. Nur solchen Patientinnen, die es sich leisten konnten, stellten die Ärztinnen eine detaillierte Rechnung.

Die großen Hoffnungen von Franziska und Emilie auf einen langfristigen Erfolg ihrer Praxis hatten gute Gründe. In der boomenden Großstadt Berlin war das Hausarztwesen mit dem freundlichen Onkel Doktor, der seine Patienten – vor allem die Kinder – daheim aufsuchte, ein Privileg der Reichen geworden. Ein staatliches Krankenkassenwesen war noch nicht entwickelt. Die Armen konnten sich keine Behandlung leisten, aber auch die Frauen der Mittelklasse gingen mit ihren Beschwerden ungern zum Arzt. Vor allem bei gynäkologischen Problemen kostete es viele Frauen Überwindung, einen männlichen Arzt, der sich womöglich noch Bemerkungen über die Moral seiner Patientin erlaubte, aufzusuchen. Arbeiterinnen oder Arbeiterfrauen begnügten sich oft mit dem Rat der Oma oder der Nachbarin und mieden den Arztbesuch ganz – Geldnot und Scham spielten zusammen. Emilie und Franziska wussten das alles, sie hatten sowohl in Zürich als auch in Dresden mit ansehen müssen, wie eine viel zu große Anzahl von Frauen lieber still litt, als zum Doktor zu gehen. Und sie hatten mehr als einmal gehört, dass eine Patientin beim Abschied murmelte: »Zu Ihnen komme ich gerne zurück. Es macht ja doch einen Unterschied, wenn es eine Frau ist, der man sich anvertraut.« Dieses Zutrauen war das Kapital, das Tiburtius und Lehmus als Frauen einbrachten, und angesichts von dessen Überzeugungskraft wog es leicht, dass sich die beiden Doktorinnen rein rechtlich gesehen und nach den Kriterien ihres Standes eigentlich nicht »Ärztinnen« nennen durften. Offiziell galten sie als »Heilkünstlerinnen«.

Die Praxis in der Alten Schönhauser Straße wurde Stadtgespräch; Frauen aus der Gegend waren neugierig und schauten selbst bei geringen Befindlichkeitsstörungen vorbei. Auch in besseren Quartieren redete man über die beiden Doktorinnen, die im Ausland studiert hätten und angeblich genauso viel wüssten wie die Herren Doktoren. Feine Damen schickten ihre Zofen oder Köchinnen in die Schönhauser; die sollten eine Migräne vortäuschen und testen, ob es wirklich professionelle Hilfe sei, die man ihnen dort angedeihen ließ. In sämtlichen Fällen tauchten wenig später die Gnädigen selbst auf, die eine sprach zu Emilie in gedämpftem Ton von ihrer unregelmäßigen Periode und die andere zu Franziska mit Tränen in der Stimme von ihren Unterleibskrämpfen. Emilie verschrieb eine Kampfer-Kur und Franziska kalte Umschläge. Manchmal rief die eine Ärztin die andere zu sich, um eine Diagnose zu sichern, und stets gingen die Patientinnen mit einem Pillendöschen, einem Rezept oder weisem Rat und der Gewissheit nach Hause, bei Lehmus und Tiburtius in guten, kompetenten Händen zu sein.

Kinder behandelte Franziska besonders gern. Einmal erschien eine Mutter, Frau Lorenz, mit ihren beiden Söhnen, es waren Zwillinge, eineiig, vollkommen ununterscheidbar.

»Darf ich vorstellen«, sagte die Mutter, »das hier sind Max und Moritz. War'n Scherz. Sie heißen Friedrich und Wilhelm.«

»Nun«, sagte Dr. Tiburtius, »ihr seid doch wohl keine solchen Bösewichter wie Max und Moritz! Wo tut es euch denn weh?«

Die beiden schauten das Fräulein Doktor erstaunt an. »Nirgends«, sagten sie wie aus einem Mund.

»Sie müssen wissen«, mischte sich die Mutter ein, »die beiden sind erst neun Jahre alt.«

»Und sie sehen recht gesund aus«, fand Franziska.

»Aber Fräulein Doktor, sehen Sie denn nicht, sie sind viel zu groß! Sie gehen mir ja schon fast bis zur Schulter. Da stimmt etwas nicht. Sie werden in der Schule gehänselt – als lange Lulatsche!«

Franziska musste daran zurückdenken, dass sie selbst in ihrer späten Kindheit viel zu schnell gewachsen war und wie schmerzvoll sie das damals empfunden hatte. Sie setzte sich auf die Kante der Behandlungsliege und nahm je eine Hand der Jungs in ihre beiden Hände.

»Wie schnell ein Kind wächst und wann es los geht und wann es aufhört, das bestimmt der liebe Gott, da kann man gar nichts tun. Aber man kann vielleicht ein kleines bisschen einwirken. Was trinkt ihr denn gerne zum Frühstück?«

»Milch«, riefen beide.

»Das dachte ich mir. Ab morgen trinkt ihr etwas anderes, und zwar einen Tee. Gemischt aus Pfefferminze, Fenchel und Hagebutte. Schmeckt sehr gut, ihr werdet sehen. Und es kann sein, dass es dann mit dem Wachsen ein bisschen langsamer vorangeht. Aber eigentlich ist es doch schön, so groß zu werden, oder?«

Die Buben sahen einander zweifelnd an. »Hagebutte?«, sagte Friedrich unsicher (oder war es Wilhelm?). Franziska schrieb ein Rezept.

»Gehen Sie damit in die Apotheke, Frau Lorenz. Und glauben Sie mir, das kann wirken. Milch ist eiweißreich, und Eiweiß fördert das Wachstum. Also: Bringen Sie Tee auf den Tisch! Auf Wiedersehen!« Dankend und ihre Söhne in den Rücken knuffend, damit sie einen Diener machten, verließ Frau Lorenz den Behandlungsraum.

Der Andrang in der *Praxis weiblicher Ärzte* wuchs anfangs von Tag zu Tag. In das Wartezimmer mussten immer mehr Stühle gestellt werden, und ab vierzig Personen schickten die Ärztinnen alle weiteren Damen, die Einlass begehrten, nach Hause. »Kommen Sie Freitag wieder. Gleich in der Früh!«

»Wenn das so weitergeht«, sagte Emilie, »müssen wir Herrn Bötzow um neue Räumlichkeiten bitten.«

»Und wir brauchen«, fügte Franziska hinzu, »eine Sprechstundenhilfe.« *»Mehrere tausend Patientinnen gingen uns im*

Laufe eines Jahres durch die Hände, und wir hatten das erhebende Gefühl, wirklich Nutzen zu schaffen.«

***

Nicht nur die Menschen im Berliner Scheunenviertel redeten über die neu eröffnete Praxis, auch die größere Berliner Öffentlichkeit nahm Kenntnis von der Novität und wunderte sich. Die Ärzte schüttelten die Köpfe, sie hielten praktizierende Frauen für ein Übel der modernen Zeit, jedenfalls die meisten. Die Presse meldete das Ereignis unter »Vermischtes«, die Chronisten meinten, es handele sich um eine Modeerscheinung, die bald vorbei sein würde. Besondere Mühe beim Verächtlichmachen gab sich das Satireblatt *Kladderadatsch*. Dort übersetzte man »Dr. Tiburtius und Dr. Lehmus« mit »Dr. Romulus und Dr. Remus« (den Gründern Roms) und malte sich aus, was passieren würde, wenn zwei weibliche Ärzte sich in denselben Patienten verliebten. Na, was wohl? Die beiden würden in wütender Feindschaft übereinander herfallen. Die Satire *»erwies sich als vorzügliche Reklame«*. Der Zufall wollte es, dass Franziska kurz darauf den Herausgeber des Blattes, Ernst Dohm, auf einer Gesellschaft kennenlernte. *»Es gab eine überaus anregende Plauderstunde mit dem sprühend geistvollen und liebenswürdigen Herrn. Wir haben herzlich miteinander gelacht, und er gab mir das feierliche Versprechen, uns künftig in Ruhe zu lassen, was er auch treulich gehalten hat.«* Ernst Dohm gilt als der Erfinder des Kalauers. Seiner Frau Hedwig, der namhaften Schriftstellerin und Frauenrechtlerin, sollte Franziska ebenfalls begegnen – wenn auch erst später.

Die Reaktion der Ärzteschaft, eine Mischung aus Dünkel, Konkurrenzneid und Überlegenheitsgefühl, getarnt als Sorge um die Patientinnen, die man den weiblichen Kurpfuschern nicht ausliefern dürfe, war eine ernste Angelegenheit. Dagegen mussten die beiden Berufsanfängerinnen sich zur Wehr setzen, und sie würden noch eine ganze Weile mit dieser Missgunst zu tun haben. Franziska sagt in ihrer Autobiografie einmal, sie besitze die glückliche Gabe, Schwierigkeiten von der Art, wie sie ihr der *Kladderadatsch* und die männlichen Kollegen machten, auszublenden und sie weder zu antizipieren noch länger sich mit ihnen aufzuhalten. »*Ich kann ignorieren, was hinter meinem Rücken gesprochen wird, und ärgere mich nicht allzu heftig über Fehlschläge, an denen ich keine Schuld habe.*« Hätte sie vorausgeahnt, wie steinig und mühevoll der Weg zum Erfolg als Ärztin sein würde, hätte sie vielleicht den Mut, ihn einzuschlagen, gar nicht gefunden. Aber zu zweifeln und Hürden vorauszusehen, das war nicht ihre Art. Sie ging einfach los, der Weg würde beim Gehen entstehen. Emilie war ähnlich veranlagt. Ihre Devise hieß: »Wird schon!«

Nicht alle zerrissen sich die Mäuler, es gab auch Ermutigungen, die, wie zu erwarten, meistens von Frauen kamen. Als die beiden Ärztinnen zu Berliner Berühmtheiten geworden waren, ergingen Aufforderungen an sie, im Rahmen von Lehranstalten zu referieren und zu unterrichten, und so erreichte die beiden auch eine Anfrage seitens des Viktoria-Lyzeums für höhere Töchter, ob sie nicht an diesem Institut einen Winterkurs in Gesundheitslehre abhalten könnten. Franziska und Emilie wussten nicht, wie sie das zeitlich einrichten sollten, sie hatten auch keine rechte Lust dazu. Aber das Viktoria-Lyzeum stand unter der Schirmherrschaft der Kronprinzessin, es war also eine besondere Ehre, dorthin eingeladen zu werden, und so sagten sie zu. Der Kurs fand Erwähnung in den Zeitungen, Prospekte wurden gedruckt und verschickt, und die beiden Ärztinnen erarbeiteten ein Konzept.

Da geschah es, dass sich die Vorsteherin und Gründerin des Lyzeums, Miss Georgina Archer, bei Franziska in der Friedrichstraße melden ließ und ihr in großer Verlegenheit eröffnete, dass sich, was den Winterkurs betraf, eine unerwartete Schwierigkeit aufgetan habe. Ob sie nicht mit ihrer Kollegin von dem Unterricht zurücktreten könne? »*Die Sachlage war folgende: Ein Kuratoriumsmitglied – der Stolz der Berliner Universität, ein Mann von Weltruf, eine Leuchte der Wissenschaft – war in jener Vorstandssitzung, in der man über die einzurichtenden Kurse verhandelt hatte, nicht zugegen gewesen und legte nun nachträglich sein Veto ein! Er hielt es mit seiner Stellung als Universitätsprofessor für unvereinbar, im Kuratorium einer Anstalt zu sitzen, die in Deutschland nicht approbierte Ärzte als Lehrkräfte heranzog.*« Bei diesem Mann von Weltruf handelte es sich um Professor Rudolf Virchow. Der verlieh als Kuratoriumsmitglied dem Viktoria-Lyzeum »*einen gewissen Nimbus*«, Miss Archer wollte ihn nicht verärgern, und das verstand Franziska. Aber jetzt ging es ums Prinzip. Wäre der Lehrgang nicht schon angekündigt worden, wären sie und Lehmus Miss Archer entgegengekommen und hätten einen Rückzieher gemacht. Aber es hatte ja sogar in der Zeitung gestanden, auch die Schülerinnen wussten schon Bescheid. Da hieß es Flagge zeigen. »*So leid es uns tat, konnten wir nun nicht mehr zurücktreten, und Miss Archer hatte Einsicht genug, um unsere Gründe zu begreifen. Und so hielten wir beiden Eindringlinge vor einer zahlreichen weiblichen Hörerschaft im Viktoria-Lyzeum den ersten Kursus über Gesundheitslehre. Herr Geheimrat Professor Dr. R. V. schied aus dem Kuratorium aus.*« Franziska schreibt in ihren Memoiren den Namen nicht aus, aber es ist klar, wer gemeint ist. Sie und Emilie hatten sich damit einen mächtigen Mann zum Gegner gemacht. Aber sie hatten nicht nur ihr Gesicht gewahrt, sondern auch einer Schar interessierter höherer Töchter manches beigebracht, zum Beispiel, dass Frauen den Arztberuf ausüben können. Das war ja noch neu.

***

Man kann sagen, dass die Öffentlichkeit gespalten war, was die Befürwortung von Medizinstudentinnen und Ärztinnen betraf, das lag in der Natur der Dinge. Denn die Tradition, die in den

Augen vieler ein starkes Gewicht hatte, sprach dagegen. Die neue Zeit aber und mit ihr die Bereitschaft und das Bedürfnis von immer mehr Frauen, Wissen zu erwerben, einen Beruf auszuüben und eigenes Geld zu verdienen, erwies sich als stärker und trieb die Frauen an, mit der Tradition zu brechen. Randbedingungen waren die Industrie, die Naturwissenschaften und die Aufklärung. In Berlin hatte im Jahre 1865 der Philanthrop und Geschäftsmann Wilhelm Adolf Lette einen nach ihm benannten Verein gegründet, der Ausbildungsmöglichkeiten für junge Frauen unterhalb eines Universitätsstudiums anbot. Lette hatte erkannt, dass die moderne Technik Arbeitsplätze schuf, die durchaus von Frauen besetzt werden konnten und half so der »Revolution der Tanten« auf die Sprünge, will sagen, den Versuchen lediger Frauen, ins Arbeitsleben einzusteigen und zwar mit einer qualifizierenden Ausbildung im Hintergrund, die eine anständige Bezahlung zur Folge haben musste. Beim Lette-Verein am Viktoria-Louise-Platz (es gibt ihn noch!) wurden Schulabgängerinnen zu Laborassistentinnen, Stenotypistinnen, Buchhalterinnen und Telegrafistinnen (»Fräulein vom Amt«) ausgebildet, sie wurden geschult in Chemie, Bürotechnik und Fernmeldewesen. Der grauhaarige Privatsekretär musste seinen Platz für die junge Dame mit Block und Bleistift räumen, in vielen Forschungswerkstätten hantierten Mädchen kundig mit Mikroskop und Reagenzglas. Das war die neue Berufswelt; doch in den Köpfen der meisten Männer war die Frau immer noch als Mutter seiner Kinder und Hüterin seines Hauses von einer lieblichen Aura umkränzt und gar nicht als die Trägerin eines Laborkittels vorstellbar. So einen Mann, er war Arzt, traf Franziska einmal anlässlich einer schwierigen Diagnose. Es sah so aus, als leide ihre Patientin an Krebs und habe nicht mehr lange zu leben; die Familie aber wollte sich damit nicht abfinden und verlangte eine zweite Meinung, formuliert von einem ihr vertrauten Arzt. Der Kollege kam, untersuchte die Patientin und zog sich anschließend mit Franziska zur Beratung zurück. Er schaute sie an, schüttelte den Kopf und sagte dann: »Jaja, Sie haben recht, *es*

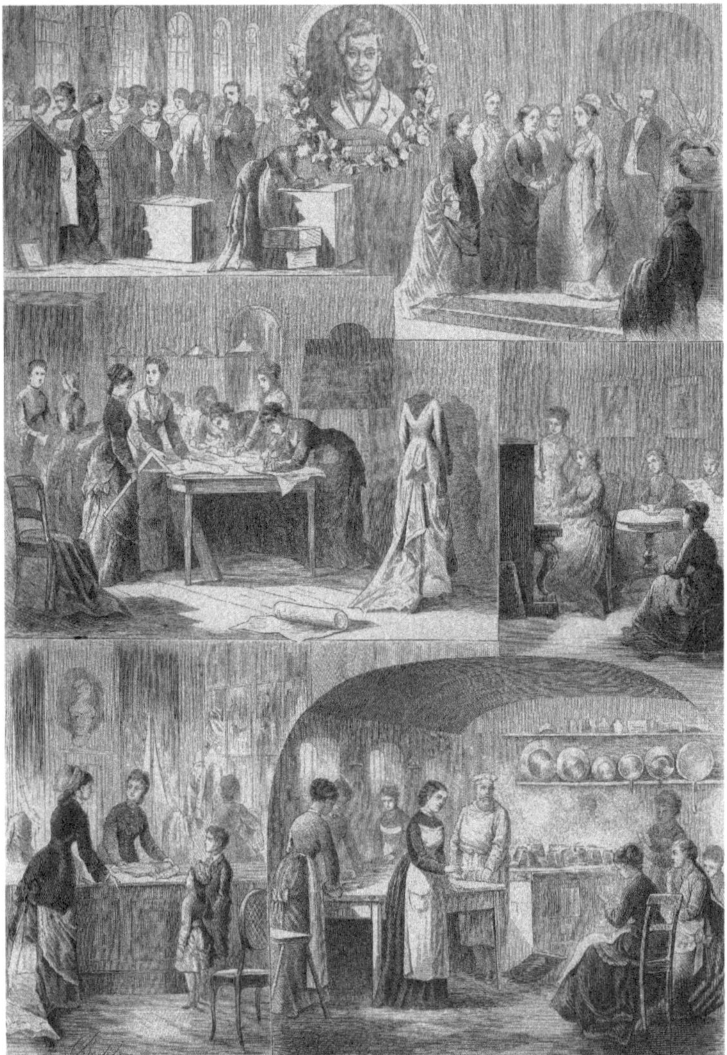

Der Lette-Verein wurde 1866 von Wilhelm Adolph Lette als »Verein für die Erwerbsthätigkeit des weibl. Geschlechts« gegründet.
Oben rechts: Kronprinzessin Viktoria, die Schirmherrin des Vereins, besucht zusammen mit ihrem Gemahl, dem nachmaligen Kaiser Friedrich III., den Vorstand mit der Vorsitzenden, Anna Schepeler-Lette, Jenny Hirsch, Ulrike Henschke, Lina Morgenstern und Franziska Tiburtius.

ist ein Karzinom, und die Kranke hat in der Tat nicht mehr lange zu leben. Aber sagen Sie mir doch: Warum haben Sie nicht geheiratet?« Der Doktor war von Franziska beeindruckt, und er fand sie schön. Er konnte nicht verstehen, warum so eine Frau nicht die erste Option für ein Frauenleben gewählt habe: die Ehe. Für ihn waren berufstätige Frauen immer zugleich sitzengebliebene Jungfern, derer sich kein Mann hatte erbarmen wollen. Bei Franziska sah das aber nun gar nicht danach aus, deshalb wunderte er sich und musste sie fragen: Warum? Franziska kommentiert die Episode trocken: *»Ich bin selten so überrascht gewesen.«* Für sie war es ja nun total normal, ihrem Traumberuf nachzugehen und auf diese Weise das zu tun, was sie allerdings für unabdingbar hielt: ihre Pflicht.

***

Vor einem ihrer langen Arbeitstage schafften es die drei Ärztinnen manchmal, gemeinsam zu frühstücken. Henriette berichtete von einem interessanten Vortrag über Zahnprophylaxe, einem Thema, das ihr sehr am Herzen lag. »Natürlich war ich wieder mal die einzige Frau im Publikum.«

Emilie und Franziska kannten die Situation. Auch sie nutzten, wann immer es ihr Arbeitspensum zuließ, eines der vielfältigen Weiterbildungsangebote für die Ärzteschaft, und manchmal ernteten sie dabei schräge Blicke.

»Wusstet ihr, dass der leicht grünliche Zahnstein tatsächlich aus mikroskopisch kleinen Pflanzen besteht? Er greift die Zähne an, man sollte ihn regelmäßig entfernen.«

»Pflanzen im Mund, wirklich?«, fragte Franziska ungläubig.

»Ja, so ist jedenfalls der heutige Stand der Forschung. Ihr wisst, wie schnell sich das ändern kann.«

Der Vortrag hatte im neuen Krankenhaus am Friedrichshain stattgefunden.

»Ich habe mir die Klinik angesehen: eine parkähnliche Anlage mit voneinander getrennten Einheiten wegen der

Ansteckung – zukunftsweisend. Da hat Virchow wirklich ganze Arbeit geleistet.«

»Ausgerechnet Virchow«, Fanny sprach den Namen nicht gerne aus. »1848 hat er Barrikaden gebaut, immerhin. Aber dass er noch an die Ansteckung über Ausdünstungen glaubt, zeigt eben, wie rückwärtsgewandt er ist. Genauso rückwärtsgewandt wie in seiner Haltung gegenüber uns Frauen als Medizinerinnen.«

»Stimmt«, sagte Henny. »Aber das mit der Isolierung funktioniert trotzdem, egal woher die Ansteckung rührt.«

»Wie meinst du das denn, Henny? Ich finde es erstaunlich, dass ein so kluger Kopf wie Virchow so hinterwäldlerisch sein kann«, bemerkte Fanny leicht erregt, wie es sonst nicht ihre Art war.

»Ach, das wird schon«, warf Emmy abschließend ein.

***

Während die drei Berliner Ärztinnen ihre Praxen aufbauten beziehungsweise fortführten und mittels ihres Beispiels und ihrer Netzwerke die ersten Lanzen für weibliche Zahnärzte und Humanmediziner brachen, zogen weitere junge Frauen aus ganz Europa zum Medizinstudium nach Zürich, Paris, London oder in die USA oder bewarben sich, vorerst noch vergeblich, zur Zulassung an deutschen Hochschulen. Eine Generation später werden Ärztinnen schon in beträchtlicher Zahl ihre Sprechstunden abhalten oder in Kliniken arbeiten, und im nächsten Jahrhundert werden es viele sein. Franziska Tiburtius wurde als Pionierin von den nachrückenden Medizinerinnen öfter gefragt, wie es denn so gewesen sei, als sie um die Ausbildung zum ärztlichen Beruf und um seine Ausübung habe kämpfen müssen, worauf sie geantwortet hat: Nein, sie habe ihren Weg nicht als Kampf empfunden. *»Jedenfalls ist es mir nicht recht zum Bewusstsein gekommen, dass ich kämpfte. Ich meinte immer nur, das zunächst Notwendige tun zu müssen.«* So war sie eben. Sie jammerte nicht, und sie fasste das, was sie tat, nicht als Kampf um Rechte auf, die ihr zustünden, sondern als Erschließung eines neuen Tätigkeitsfeldes, die jetzt anstünde. Einmal aber hat sie wohl doch in Kategorien des Kampfes gefühlt und gedacht, und das war, als sie vor Gericht gezerrt wurde, weil ein Kollege es für rechtswidrig hielt, dass sie und Lehmus ihren Doktorgrad vor ihrem Namen auf dem Schild in der Alten Schönhauser Straße vermerkt hätten. Dieser im Ausland erworbene akademische Grad hätte im Deutschen Reich keinerlei Bedeutung und dürfe hier auch nicht auf einem Schild stehen. Franziska verschweigt vornehm den Namen des missgünstigen Kollegen, erzählt aber die Geschichte. *»Es war doch einmal etwas Neues, mich ›Fräulein Angeklagte‹ nennen zu hören. Antrag des Staatsanwalts: Drei Mark Konventionalstrafe, es könne ja jemand aus dem ›Dr. med.‹ schließen, dass ich eine in Deutschland approbierte Medizinalperson sei. Schöffen und Vorsitzender blickten mit weiser Miene in meine Doktorurkunde, nach kurzer Beratung: Freispruch.«* Es erging allerdings die Auflage, auf dem Schild das Land zu nennen, in dem der Doktorgrad erworben worden war, und so musste der Schriftzug auf dem Schild, sowohl Tiburtius als auch Lehmus betreffend, in: »Dr. med. der Universität Zürich« geändert werden. *»Der Effekt war ein ganz anderer als gedacht. In der nächsten Sprechstunde wurde ich von verschiedenen Patientinnen lebhaft beglückwünscht. Ich müsse doch wohl irgendetwas besonders Großes geworden sein, da auf dem Schild jetzt ein so langer Titel stehe!«*

***

Ziel und Zweck der *Poliklinik weiblicher Ärzte,* wie die Praxis genannt wurde, war es, kranke Frauen und Kinder zu heilen, wobei das Vertrauensverhältnis, das die behandelnden Frauen – und nur sie – zu ihren Patientinnen aufbauen konnten, eine wichtige Neuheit war. Was aber sowohl Franziska als auch Emilie ebenso brauchten, war eine Einkommensquelle.

Sie waren ausgezogen, um die medizinische Wissenschaft zu erobern und sich in ihr zu bewähren, doch dabei war stets die Absicht wirksam gewesen, den eigenen Lebensunterhalt zu verdienen. Wie stand es darum? Dank des famosen Herrn Bötzow mussten die Ärztinnen keine Miete für ihre Praxisräume zahlen, und dank ihrer Familien konnten sie (fürs Erste) privat umsonst wohnen. Aber Kosten liefen sehr wohl auf, denn Instrumente, Medikamente, die Sprechstundenhilfe und die Reinigungskraft wollten bezahlt sein. Und bald merkten die Ärztinnen, dass sie auf der schmalen Basis, auf der sie begonnen hatten, nicht würden verharren können. »Ihr müsst expandieren!«, befand Carl. Für manche Krankheitsverläufe war Bettruhe wichtig, die aber die Patientinnen daheim nicht finden würden – die Poliklinik würde sich zu einer Pflegeanstalt mit Betten mausern müssen. *»Nur allzu oft war es unmöglich, den überlasteten, zermürbten Frauen des Arbeiterstandes das Wesentlichste zur Erholung zu schaffen, die zeitweise Entlastung von körperlicher Arbeit und die notwendige Ruhe neben der ärztlichen Behandlung.«* Übrigens schloss der Begriff »Klinik« erst in späteren Zeiten stets eine Anstalt mit Betten ein. Im Kaiserreich konnte man auch eine ambulante Praxis »Klinik« nennen. Aber dabei würde es für Tiburtius und Lehmus nicht bleiben können. Und das hieß: Man musste investieren, also Geldquellen erschließen. Die Praxis selbst würde nicht genug abwerfen.

Wieder halfen die Familien. Henriettes Kontakte zum kaiserlichen Hof schufen die Möglichkeit, philanthropisch gesinnte Bankiers zu treffen, die günstige Kredite gewährten. Eine weitere Finanzierungsquelle erhoffte man aus Spenden. Immerhin half ja die Poliklinik, Not zu lindern, war praktische Sozialarbeit, was in dem Teil des betuchten Berliner Bürgertums, der zugleich progressiv eingestellt war, Spendierfreude auslösen konnte – und so kam es auch. Das Spendenkonto füllte sich. Henriette selbst gab einen nicht unerheblichen Betrag. Auch der Lette-Verein zeigte sich großzügig. Damit war die Liquidität über das erste Jahr hinaus gesichert. Henny wusste aus Amerika nur zu gut, wie schnell Neugründungen trotz voller Auftragsbücher und großem Kundenstamm wegen fehlender Barmittel in die Insolvenz rutschen konnten.

»Ich sehe da noch andere Chancen«, sagte sie, als sie an einem sonnigen Sonntag mit Fanny an der Spree flanierte. »Ich höre hier und da von Frauenvereinen, die mehr und anderes machen als Bazare für Selbstgehäkeltes. Da gibt es den *Allgemeinen Deutschen Frauenverein*, den ADF, gegründet schon in den sechziger Jahren von der bekannten Schriftstellerin Luise Otto in Leipzig, der auf die Gesetzgebung einwirken will und für alle Frauen erreichen, was du und ich und Emmy auf Nebenwegen und nur für uns selbst erreicht haben.«

»Eine Zulassung zum Studium? Für alle Frauen?«

»Nun ja, letztlich schon. Aber erstmal geht es um höhere Töchterbildung, das Gymnasium und das Abitur für Mädchen. Und dann auch irgendwann um die Zulassung studierter Frauen an die Unis – als Professorinnen.«

Franziska räusperte sich. »Solange Virchow lebt, wird das nicht passieren.«

»Ob mit oder ohne oder gegen Virchow – diese kritischen Frauen sind plötzlich überall. Nicht nur in der Medizin. Und sie sind unsere Verbündeten. Sie sammeln Geld, sie geben Zeitungen heraus und veranstalten Kongresse, es geht ihnen um Einfluss. Sie wollen gleiche Rechte.«

»Womöglich das Wahlrecht?«

»Warum nicht?«

»Sind etwa Sozialdemokratinnen dabei?«

»Möglich. Aber bestimmt nicht nur. Eigentlich geht es nicht um Parteipolitik, sondern um eine ganz andere Front. Um die Sache der Frauen.«

»Und du glaubst, diese Frauenrechtlerinnen könnten uns weiterhelfen? Ich sehe da eher einen verlorenen Haufen. Im Übrigen sind das ja wohl politische Vereine – dergleichen ist uns Frauen gar nicht erlaubt. Wo unser Weizen blüht – das ist in meinen Augen die Politik Bismarcks, sind seine neuesten Pläne für eine allgemeine Krankenversicherung. Wenn wir da andocken könnten …«

Henny spannte ihren Sonnenschirm auf. »Ha! Virchow wird seinen Einspruch einlegen und alle, die denken wie er. Die Gelder, die dort fließen, werden die Approbierten unter sich aufteilen. Wir müssen von einer anderen Seite her kommen. Von der Frauenseite. Ich denke da an Besuche in den Salons der Lina Duncker. Oder der Fanny Lewald. Hast du von denen gehört? Und erinnerst du dich an Ernst Dohm? Den Herausgeber des ›*Kladderadatsch*‹?«

»Na klar. Ein charmanter Causeur. Ich habe ihn getroffen, und er hat mir versprochen, seine spitze Feder nicht mehr gegen uns zu zücken.«

»Seine Frau Hedwig ist meine Patientin. Sie hat ein paar interessante Bücher geschrieben. ›*Der Frauen Natur und Recht*‹ ist gerade erschienen, und was ich letztes Jahr gelesen habe, das war: ›*Die wissenschaftliche Emancipation der Frau*‹. Es hat mich sehr inspiriert. Sie sagt, kurz zusammengefasst, dass die Rolle, die den Frauen in der Gesellschaft zugewiesen und von den meisten auch angenommen wird, durch nicht viel mehr begründet ist als durch einen Batzen Vorurteile und das Bedürfnis der Männer, die eigene Macht zu wahren. Auch Frau Dohm führt einen Salon. Ich könnte dich und Emmy dort vorstellen. Are you interested?«

Franziska steuerte auf eine Bank am Ufer zu.

»Ich weiß nicht recht«, sagte sie, ihre Röcke ordnend, um dann Platz zu nehmen. »Dieser ganze Betrieb rund um die sogenannte Emanzipation ist mir suspekt.« Eingefleischte Einzelkämpferin, die sie war, konnte Franziska es sich schlecht vorstellen, in Salons das Frauenwahlrecht zu verteidigen oder an einem Kongress teilzunehmen, auf dem ausschließlich Frauen herumschwirrten, mit schrillen Stimmen auf Podien Rechte einforderten und Unterschriftenlisten herumreichten.

»Ich verstehe dich«, sagte Henny. »Aber ich glaube, wir brauchen diese Verbündeten. Und ich garantiere dir: Hedwig Dohm ist noch geistreicher als ihr Mann Ernst.«

Als die beiden wieder zu Hause waren, zog Henny Hedwig Dohms »*Die wissenschaftliche Emancipation der Frau*« aus dem Regal, um Fanny daraus vorzulesen.

»Du erinnerst dich an jenen Theodor von Bischoff, der behauptet hat, Frauen seien für das Medizinstudium schlechterdings ungeeignet und deshalb für immer davon fernzuhalten?

Here, listen: ›*Indem ich voll glühenden Verlangens, einer neuen sozialen Weltordnung zu dienen, die Anschauungen des Herrn von Bischoff bekämpfe, kann ich unmöglich von der Widerlegung seiner Hauptgründe Abstand nehmen.*‹ Und nun zitiert sie Bischoff: ›*Es bedarf der stärksten Berücksichtigung des Zweckes und der höchsten Abstraktion von dem Mittel für den Zweck, um das Abschreckende einer Leiche und der Beschäftigung mit ihr zu überwinden. Es ist die Pflicht und die Aufgabe des Mannes, das zu tun. Für das Weib ist das nicht möglich, oder es ist ein Zeichen der äußersten Rohheit des Gefühls und Charakters. Es ist eine Beleidigung und Sünde wider die Natur, in meinen Augen ebenso unverzeihlich, wie eine Sünde wider den heiligen Geist.*‹ Und jetzt hier Dohms Widerlegung: ›*An einer anderen Stelle bezeichnet Herr von Bischoff den Beruf einer Krankenwärterin als einen unübertrefflich und naturgemäß für das weibliche Geschlecht geeigneten. Ich frage nun die zartesten unter meinen Mitschwestern: Wenn ihr die Wahl hättet, was würdet ihr lieber tun, einem lebendigen Proletarier seine eiternden eklen Geschwüre ausdrücken, während sein Stöhnen euer Ohr zerreißt oder von einem toten Körper die Sehnen, Muskeln und Knochen zu einem wissenschaftlichen Zweck untersuchen? Ich würde das Letztere vorziehen; und der wärmste Anhänger des Herrn von Bischoff wird mir zustimmen: der Grad des Ekels vor einem Leichnam kann unmöglich ein viel intensiverer sein, als der vor einem mit einer widrigen Krankheit behafteten Lebendigen. Ich bin überzeugt, wenn das tägliche Honorar für eine Krankenwärterin zehn Goldstücke betrüge, so würde kein Beruf der Welt weniger für eine Frau geeignet erscheinen als dieser; keiner würde die Schamhaftigkeit mehr verletzen, den Ekel stärker erregen, und in gewohnter Huld würde man nimmermehr der schwächlichen Frau die ungeheure Last der Krankenpflege aufgebürdet haben*!‹« Henny klappte das Buch zu und hielt es in die Höhe.

»Na, was sagst du zu dieser Beweisführung? Ist die Frau Hedwig nicht ebenso temperamentvoll wie scharfsinnig?«

»Sie trifft den Punkt«, stimmte Fanny zu. »In Zürich hat Professor Hermann ähnlich gegen diesen unsäglichen Bischoff argumentiert.«

»Ich habe noch etwas gefunden«, Henny blätterte weiter in Dohms Buch. »Hier. ›*Selbst von Zahnärztinnen will Herr von Bischoff nichts wissen. ›Gesetzt‹, sagt er, ›eine Frau besäße so viel Kraft, Sicherheit und Ruhe in ihren Bewegungen, um Zahnoperationen auszuführen, so ist das nicht ohne eine gleichzeitige Rohheit und Gefühllosigkeit zu denken, welche man dem Manne verzeiht, bei ihm nichts anderes erwartet, bei einem Weibe aber den unangenehmsten und widerwärtigsten Eindruck machen muss*‹. Und jetzt, Fanny, lies du weiter. Hier.«

Fanny nahm das Buch und las laut: »*Übrigens konnte ich die obige Stelle nicht ohne Lachen lesen. Ich musste dabei an unsere erste und einzige Berliner Zahnärztin denken, an die kleine, überaus zarte Frau Dr. Hirschfeld-Tiburtius, die mir erst kürzlich mit so großer Geschicklichkeit einen kolossalen Backenzahn mittels Gasbetäubung ausgezogen hat. Versäumen Sie ja nicht, Herr von Bischoff, wenn Sie einmal nach Berlin kommen, diese liebenswürdige Dame und vortreffliche Zahnärztin zu besuchen. Sie brauchen doch Beispiele, um Ihre Theorien zu illustrieren!*«

Franziska strahlte ihre Schwägerin an. »Henny – du bist in die Literatur eingegangen. Ich verneige mich vor dir!«

»Und soll ich dir was sagen«, rief Henny, »diese Würdigung erfüllt mich mit mehr Stolz als alle fachkundigen Anerkennungen der Berliner Dentisten zusammen.«

***

Am Abend besuchte Franziska ihre Freundin Emilie bei den Deutschs und fragte sie gerade heraus, ob sie bereit sei, mit ihr zusammen im Salon der Hedwig Dohm eingeladen zu werden und überhaupt bei dieser neuen politischen Bewegung mitzumachen, die sich Frauenbewegung nannte.

»Sie wollen«, sagte Franziska ernst, *»einer neuen sozialen Weltordnung dienen.«*

»Aber ja doch, ich bin dabei«, nickte Emilie, »sofern ich nicht schießen lernen muss wie die Kosakenpferdchen …« Und sie erzählte Fanny von einer kämpferischen weiblichen Persönlichkeit, über die sie kürzlich einen interessanten Bericht in der Zeitung gelesen hatte.

Die hieß Lina Morgenstern und hatte die Idee des Kindergartens nach Art des Pädagogen Friedrich Fröbel neu belebt.

»Du kannst«, sagte Emmy, »den Frauen von früh bis spät erklären, dass sie selbst für ihren Lebensunterhalt sorgen und eine Ausbildung machen müssen. Doch was ist, wenn sie Kinder haben? Wohin mit denen? Nicht alle können sich ein Kindermädchen leisten wie Henriette.« Lina Morgenstern habe auch, um die Not der Armen zu lindern, Volksküchen eingerichtet, die Kaiserin selbst unterstütze diese Idee. Von den Nutznießern der Speisungen werde die honorige Frau liebevoll »Suppenlina« genannt. Sie schriebe auch Kinderbücher.

Fanny sagte: »Alle Achtung!« und war nun doch geneigt, sich auf die Frauenrechtlerinnen näher einzulassen. Um die Angelegenheit zu vertiefen, verabredeten sich alle drei, Emilie, Henriette und Franziska zu einer Spreewaldwasserfahrt.

V
Beweisen, dass die Welt uns braucht

Die Frauenbewegung im Deutschen Kaiserreich hatte ihre Vorläufer während der Revolutionen im Jahre 1848 und davor gehabt. Diese Frauen waren radikal gewesen, wollten gleiche Rechte, kämpften für die Demokratie, und manche positionierten sich gar gegen die Ehe und warben für die freie Liebe. Sie waren gescheitert; ihre Clubs und Zeitschriften wurden verboten, sie selbst gingen ins Ausland, sogar nach Amerika, oder zogen sich ins Privatleben zurück. Manche Namen kannte man noch, so Mathilde Franziska Anneke, Louise Dittmar und Louise Aston. Franziska Tiburtius hatte sich nie in dieser Tradition gesehen, sie wollte keinen Umsturz, aber sie begriff, dass das, was sie und Emilie und vor ihnen Henriette getan hatten: als Heilkundige eine Praxis gründen und sich einen Namen machen, eine Art Umsturz war. Denn die Wellen, die diese Niederlassungen schlugen, gingen über den Rand der rein persönlichen Emanzipation hinaus. Die ganze deutsche Gesellschaft schien im Begriff, ihre Vorstellungen von der weiblichen Kompetenz neu zu ordnen. Und nicht nur die deutsche. Franziska dachte an ihre russischen Kommilitoninnen in Zürich. Erst jetzt verstand sie ganz, was diese Frauen umgetrieben hatte. Sie selbst sah sich nicht als Revolutionärin, aber für die anstehenden Reformen, vor allem, was die Bildung der Mädchen und das Gesundheitswesen betraf, wollte sie tun, was sie konnte. Hier sah sie sich in der Pflicht. Bundesgenossinnen müssten sie suchen, hatte Henriette gesagt. Und zwar in der ganzen Welt. Franziska überlegte. Mit einigen war sie ja schon in Kontakt getreten, so mit Marie Heim-Vögtlin in der Schweiz und auch, vermittelt über Henriette und vorerst nur brieflich, mit den Schwestern Blackwell jenseits des Atlantiks. Und was würde aus Frankreich noch zu hören sein? In Paris, hieß es, drängten zunehmend Frauen ins Medizinstudium.

Emilie sprach ein ausgezeichnetes Französisch; sie hatte wie Franziska vor ihrem Entschluss, nach Zürich zu gehen, ein Lehrerinnenexamen gemacht, und genau wie ihre Freundin war sie für ein Jahr ins Ausland gegangen, um eine Fremdsprache fließend zu sprechen, sie hatte sich für Paris entschieden. Franziskas Französischkenntnisse stammten aus ihrer Schulzeit und waren entsprechend dürftig gewesen, hatten sich dann aber in ihrer Gouvernantenzeit verbessert, doch für die Konversation fehlte ihr die Übung. Manchmal bat sie Emilie, mit ihr Französisch zu sprechen, um in dieser Sprache sicherer zu werden, und Emmy war eine geduldige Lehrerin. Sie ersuchte dann Fanny um Nachhilfe im Englischen, das sie nicht wirklich beherrschte. Henriette war durch ihren mehrjährigen Aufenthalt in den Vereinigten Staaten praktisch zweisprachig. Sie flocht gern englische Wendungen in ihre Rede ein und sprach mit ihren englischen Patientinnen, von denen es einige gab, in deren Muttersprache, was dem wechselseitigen Vertrauen zugutekam. Franziska hatte mit Miss Archer, der Vorsteherin des Victoria-Lyzeums, auf dem sie und Emmy den Winterkurs in Gesundheitslehre gehalten hatten, stets auf Englisch konferiert. Als die Dame zu ihr gekommen war, um die schwierige Lage zu besprechen, in die sie durch Virchows Weigerung, Tiburtius und Lehmus als Dozentinnen zuzulassen, geraten war, da redete sie die Miss gleich auf Englisch an, und als Henny mit einer Kanne Tee dazu kam und sofort Franziskas Standpunkt vertrat, hätte man denken können, drei englische oder amerikanische Ladies diskutierten miteinander. Franziska war überzeugt, dieses sprachliche Entgegenkommen habe schließlich den Ausschlag dafür gegeben, dass Miss Archer in ihrem Sinne entschied und dafür die Verbindung zu Virchow aufs Spiel setzte. Tee sei eine nette Geste gewesen, aber am stärksten hätte die Ansprache gewirkt. Emmy korrespondierte immer noch mit zwei Freundinnen aus ihrer Pariser Zeit, natürlich auf Französisch, und Fanny hatte Miss Boswood und die Familie Roupell nicht vergessen, die ihrerseits über jeden Schritt, den *Miss*

Teibörsches auf ihrem ungewöhnlichen Wege ging, unterrichtet werden wollten. Dass es in London seit 1875 ein *New Hospital for Women* gab, das von Frauen geleitet wurde, wusste Fanny von Miss Boswood. Auch mit Julie und Steffi wechselte sie Briefe, allerdings auf Deutsch, wobei Steffi, nachdem sie in die Staaten ausgewandert war, in einem Gemisch aus Deutsch und Englisch schrieb. Die meisten Briefe schickte Dr. Marie Heim-Vögtlin, sie hatte ein brennendes Interesse daran, zu erfahren, wie es den ersten weiblichen Ärzten im Deutschen Reich ergehe und ob die Einkünfte stimmten. Zur Eröffnung der Praxis hatte sie keine Tipps oder Rezepturen geschickt, sondern einen riesengroßen Blumenstrauß. Sie hatte einen Vetter zweiten Grades in Berlin, der brachte das Bukett.

Franziska war charakterlich eine Einzelgängerin, sie redete nicht gern zu viel, da war sie ganz anders als Henriette. Um sich wohlzufühlen, musste sie allein sein können. Die Menschen, die um sie herum waren, wussten das und gönnten ihr die nötige Ruhe. Emmy war die Einzige, deren Gegenwart sie immer genoss. Doch nun, wo sie mit ihrer Freundin eine Klinik und damit ein privatrechtliches Unternehmen führte, musste sie ihren sozialen Radius vergrößern. Sie wollte auf jeden Fall verhindern, dass sie und Emmy in Not gerieten oder sich tief verschuldeten, sie wollte ihre Praxis auf eine sichere Basis stellen. Da vonseiten des Reiches oder des Magistrats vorderhand mit geldlichen Zuwendungen nicht zu rechnen war, mussten sie und Lehmus sich der Gunst gesellschaftlicher Gruppen versichern, wobei sie über die einschlägigen konfessionellen und philanthropischen Verbände hinausdenken wollten. Franziska spürte, nachdenkend über die ebenso zornigen wie richtigen Worte der Hedwig Dohm und über ihre eigenen Erfahrungen des vergangenen Jahrzehnts, dass sie es allein nicht weit genug bringen würde, dass sie die anderen brauchte; wo es sich ergab, auch Männer wie zum Beispiel Hofrat Winckel, vor allem aber Frauen, die wie sie eigene Wege gingen. Henny sah das schon richtig, und Franziska musste ihre Vorbehalte zurückstellen und bereit sein, sich mit den Frauenrechtlerinnen zusammenzutun. War sie nicht schon längst, einfach durch ihr Tun, selbst eine? Sie dachte zurück bis zu den Schwestern Blackwell, die ja, vermittelt über Henny, die ältesten Stränge eines internationalen Netzwerks waren, ohne dessen Existenz und Strapazierfähigkeit die »Poliklinik weiblicher Ärzte« nicht hätte gegründet werden können. Man müsste sogar Florence Nightingale hinzurechnen, fand sie, die zwar keine Ärztin war, aber immerhin das erste moderne Lazarett der Welt in Istanbul geschaffen und aus der Krankenpflege einen Ausbildungsberuf gemacht hatte. Nightingale, die Blackwells, Henny, Prinzessin Victoria, Marie Heim-Vögtlin, Professor Meyer, Professor Hermann, Hofrat Winckel, Miss Archer … Auch Persönlichkeiten wie Luise Büchner fielen ihr ein sowie der rührige Herr Lette mit seinen Qualifizierungsideen für Frauen ohne Mann. Und natürlich Lina Morgenstern. Es gab bestimmt einen anerkannten und verdienstvollen Frauenverein, dem sie und Lehmus bei der nächsten Gelegenheit beitreten sollten. Wovon hatte Henny gesprochen? Sagte sie nicht etwas von einem *Allgemeinen Deutschen Frauenverein,* gegründet vor Jahren in Leipzig?

***

Nach der Anfangseuphorie im Jahre 1877, in der die Neugier der Berlinerinnen größer gewesen war als ihr Vertrauen und erst recht als ihr Portemonnaie, war der Zustrom an neuen Patientinnen verebbt; manchmal saßen die Ärztinnen in der Schönhauser Straße nur herum und putzten zum soundsovielten Male ihre Stethoskope. Diese Zeit des leeren Wartezimmers durchlebten beide mit Sorge und Nervosität, aber auch *»mit gutem Humor und fröhlichem Gesicht«*. Es war ihnen klar: *»Wir hatten erst Beweise zu liefern, bevor man uns traute, und das war berechtigt. Wer der Welt etwas Neues bringen will, muss erst beweisen, dass es etwas Richtiges ist und dass die Welt es braucht.«* Nach und nach kehrten Frauen, die gute Erfahrungen mit den weiblichen Ärzten gemacht hatten, zurück, so auch Frau Lorenz mit ihren Zwillingen, die zur gleichen Zeit Windpocken hatten. Andere erkannten verwundert, dass diese ungewöhnliche Praxis keine Eintagsfliege war, dass es sie nach zwei, drei Jahren immer noch gab und kamen wieder. Über Empfehlungen, ausgesprochen zum Beispiel von der regen Frau Dohm, stellten sich auch die Gattinnen besserverdienender Männer ein. Das war entscheidend, um die Mischkalkulation aufrecht zu erhalten, denn die Frauen aus der Umgebung konnten nur wenig oder gar nichts zahlen. *»Ich habe schon erwähnt, dass in den ersten Jahren unsere Hilfe hauptsächlich von der handarbeitenden Bevölkerung gesucht wurde, von den Armen (arm an Geist und am Portemonnaie), es war eine mühselige Praxis.«* Dr. Carl Tiburtius verfügte über Kontakte zur Berliner Stadtmission und wies dort auf die Praxis seiner Schwester hin, das fruchtete. Auch durchforstete er seine Liste mit Patienten und fand einige, deren Frauen sich bislang nicht bei ihm in Rixdorf vorgestellt hatten. Deren Männern legte er nahe, sie zu seiner Schwester wegen nötiger Behandlung und Prophylaxe zu schicken, was manche auch taten. Die beiden Doktorinnen schufen sich ferner ein berufliches Standbein als Hausärztinnen, weit übers Scheunenviertel hinaus bis nach Mitte, Spandauer Vorstadt und Charlottenburg. Für ein Jahresfixum suchten sie die Familien, die sich ihnen anvertrauten, je nachdem einmal wöchentlich oder monatlich auf, um nach allen Mitgliedern zu sehen und sie abzuhorchen und das eine oder andere Heilmittel zu verschreiben. *»Ich habe meine Hausarztstellen immer sehr gerne gehabt, habe die Kinder aufwachsen sehen und durch die Generationen begleitet. Die Möglichkeit genauer Beobachtung erhöht zudem Berufsinteresse und Berufsfreudigkeit.«* Kritisch merkt Franziska an, dass in neuerer Zeit, also in den frühen 1920er-Jahren, als sie ihre Erinnerungen niederschreibt, der Hausarzt, sofern es ihn überhaupt noch gibt, nur eine Durchgangsstation zu den Fachärzten geworden sei. Die Arbeitsteilung und die Spezialisierung hätten eben ihre sozialen

Kosten. »*Es ergreift mich ein leises Bedauern, wenn ich die Beziehungen zwischen Arzt und Publikum, wie sie früher bestanden, mit der heutigen vergleiche. Es scheint mir, dass etwas Kostbares und Segenbringendes mehr und mehr in Gefahr steht, verloren zu gehen.*« Erst die Bindung der Kranken an die heilkundige Person macht aus der auferlegten Pflicht und Verantwortung ein »*freudiges Tun*«. Franziska und Emilie glaubten fest daran, dass zum Gesundwerden die enge, nahezu freundschaftliche Beziehung zum jeweiligen Doktor gehöre. Sie fällten ihre Entscheidungen immer auch unter diesem Gesichtspunkt und gaben der Kontinuität der Behandlung und der Entwicklung menschlicher Nähe zu ihren Patientinnen den Vorzug vor einem höheren Durchlauf und höheren Einnahmen. »*Im Grunde widerstrebt es doch jedem rechten Arzt, seine Arbeit nach kaufmännischen Grundsätzen einzurichten.*« Aber ganz ohne geht es eben auch nicht.

***

Nach und nach etablierte sich die »Klinik weiblicher Ärzte«, die Aufregung über Frauen mit Stethoskop legte sich, und die Berlinerinnen gingen zu den beiden »Dr. med. in Zürich« ganz selbstverständlich wie zum Bäcker an der Ecke. Der Unterschied im Status zu den approbierten Ärzten war ja nur der Zunft selbst bewusst, die Menschen, die ärztlichen Rat suchten, nahmen ihn gar nicht wahr. »*Von Anfang der achtziger Jahre an standen Lehmus und ich schon ziemlich fest auf gewonnenem Boden; wenn auch nicht de jure, so hatten wir doch de facto die gleiche Stellung mit anderen praktischen Ärzten: das Publikum wusste von keinem Unterschied.*« Aber innerhalb der Zunft blieb das Misstrauen gegenüber Frauenspersonen am Krankenbett lange erhalten. Es war klar, dass es den Herren Doktoren auch um die Abwehr unerwünschter Konkurrenz ging. Aber vor allem fürchteten sie die Entwertung ihres Berufstandes. Franziska hatte durchaus Verständnis für den Standesdünkel der Ärzteschaft, als liberal-konservativ eingestellte Preußin mit außerordentlichem Einfühlungsvermögen konnte sie derartige Affekte nachvollziehen. Aber es gab Grenzen. Virchow und seine Vorurteile versetzten sie in Rage. Sie machte jedoch auch sehr ermutigende Erfahrungen. Ihr Berufsalltag brachte häufige Kontakte zu männlichen Kollegen, auch Professoren der Medizin mit sich, denn immer dann, wenn es um einen komplizierten Fall oder gar Operationen ging, musste ein weiterer Arzt hinzugezogen werden. »*Da uns beiden weiblichen Ärzten damals noch alle Vorbedingungen zur Ausübung operativer Gynäkologie in erheblichem Umfang fehlten, waren wir aus Gewissensgründen genötigt, Fälle, wo größere Eingriffe in Frage kamen, den betreffenden Krankenhäusern zuzuführen (später ist das dann anders geworden).*« In einer neu eröffneten gynäkologischen Klinik an der Charité wirkte Professor Robert Olshausen, mit dem Franziska besonders gern zusammenarbeitete. Als in den 1890er-Jahren eine Debatte darüber aufkam, ob nicht Medizinerinnen an den Universitäten als Lehrpersonen zugelassen werden sollten, wurde ein Meinungsbild innerhalb der Ärzteschaft erstellt, zu dem auch Professor Olshausen das Seine beitrug. »*Als Resümee möchte ich sagen, dass die Eigenschaften, welche das Weib weniger als den Mann zu ärztlicher Tätigkeit befähigen, wohl vielen Frauen ein Hindernis sein würden, tüchtige und zuverlässige Ärzte abzugeben, aber nicht allen. Ich kenne persönlich weibliche Ärzte, deren Charakter und Geisteseigenschaften sie vollkommen zum ärztlichen Beruf befähigen, den sie auch mit Erfolg und segensreichem Nutzen ausüben.*« Damit meinte er niemand anderen als Franziska und Kollegin Lehmus. Auch Professor Winckel, inzwischen in München tätig, fügte dem Meinungsbild seine wohlwollende Einschätzung weiblicher Arbeit am Krankenbett hinzu. Insgesamt aber überwog die Skepsis, es vergingen noch viele Jahre, bis es die ersten Medizinprofessorinnen gab.

In der Berliner Gesellschaft, in Fachzeitschriften und überregionalen Zeitungen sowie auf medizinischen Kongressen war das Thema »Weibliche Ärzte« beliebt, aber höchst umstritten. »*Zwar stellten sich die Frauenzeitungen – dieser Zweig der Tagesliteratur begann eben erst sich zu entwickeln – mit einem gewissen Überschwang auf die Seite des weiblichen Arztes, im Übrigen aber verhielt sich die Presse uns gegenüber äußerst skeptisch. Noch bis in die neunziger Jahre hinein erregte die Erwähnung des weiblichen Arztes im Reichstag ›ungeheure Heiterkeit‹! Die Fachblätter, so sie von der Neuerung Notiz nahmen, traten ihr entgegen und bewiesen aus theoretischen Gründen die völlige Hoffnungslosigkeit des Unternehmens. Wir beiden Ärztinnen standen der Kontroverse kühl gegenüber – abwarten!«*

So wie die Dinge lagen, blieb es dabei, dass Franziska und Emilie als freie Unternehmerinnen ihre Praxis betreiben müssten und keinen Zugang finden könnten zu staatlich alimentierten Posten an den Universitäten oder städtischen Krankenhäusern, wo es das schöne feste Gehalt und die vielen Möglichkeiten an Zuverdiensten als Berater, Referent oder Leibarzt hochmögender Persönlichkeiten gab. Aber das machte beiden gar so viel nicht aus. Sie hatten von vornherein die mittellose Bevölkerung im Auge gehabt, die sich keinen Arztbesuch leisten konnte, in der »Klinik weiblicher Ärzte« aber umsonst behandelt werden sollte. Ihre Zielgruppe waren also nicht nur die Frauen, sondern auch die Armen – wobei eine gewisse Anzahl von zahlungskräftigen Patientinnen für den Ausgleich der Bilanz zu sorgen hätten. Spenden würden die fälligen Investitionen finanzieren. So das Konzept. Und es ging auf. *»Ich habe schon früher erwähnt, dass die Berliner Gesellschaft der siebziger und achtziger Jahre in ausschlaggebender Weise beeinflusst wurde durch einen gebildeten, in sich gefestigten, aufstrebenden Mittelstand, der sich seiner Aufgabe und seiner Pflichten sehr bewusst war. In diesen Kreisen wurzelten wir beiden weiblichen Ärzte, und aus diesen Kreisen fand auch unsere Arbeit für die Allgemeinheit Unterstützung.«*

Ausführlich schildert Franziska, deren Vater zwar kein Gutsbesitzer, aber als Gutspächter ein Mitglied der unteren Oberschicht gewesen war, die Lebenssituation des während der Gründerjahre weiter anwachsenden »*vierten Standes, der ohne festen Boden unter den Füßen, besitzlos, von der Hand in den Mund lebend, nur auf die eigene Arbeitskraft angewiesen, ungeschützt gegen Zufälligkeiten, Krankheit, Rückschläge auf dem Arbeitsmarkt*« oft unter erbärmlichen Umständen sein Leben fristete. »*Man kann nicht sagen, dass die Besitzenden oder sagen wir lieber die gebildeten Klassen an dieser neuen sozialen Frage achtlos vorübergegangen wären. Man sprach nicht mehr von ›Wohltätigkeit‹, sondern von ›Wohlfahrtspflege‹, die dem ganzen Stand zugutekommen musste*« und die vornehmlich vom Staat getragen werden sollte. Franziskas Lieblingspolitiker Otto von Bismarck favorisierte einen Plan zur Krankenversicherung, danach folgten die Unfallversicherung und die Alters- und Invaliditätsversicherung und schließlich die Arbeitslosenversicherung; diese Projekte wurden eines nach dem anderen umgesetzt. »*So wurde in der Tat, so weit menschliche Voraussicht reicht, größtem Elend entgegengesteuert. Es ist ein Ruhmesblatt in der Geschichte Preußen-Deutschlands, dass hier zuerst, früher als in den älteren Industrieländern, der Staat sich seiner Pflichten gegenüber den Arbeitern bewusst wurde.*« Tiburtius und Lehmus sahen ihre Arbeit durchaus als einen Baustein der institutionalisierten Wohlfahrtspflege, die der Staat durchsetzte und die sie als private Dienstleisterinnen vervollständigten. Das war Verantwortung, Pflichterfüllung – und eine Verdienstmöglichkeit, die es jetzt Emilie und Franziska erlaubte, bei ihren Verwandten den jeweiligen Anteil der Wohnungsmiete zu tragen.

***

Hedwig Dohms *jour fixe* am Montag war unter den Intellektuellen und Künstlern Berlins wohlbekannt; wer noch nicht dorthin eingeladen worden war, hoffte, dass es bald geschähe, und wer schon mal dort war, kam gerne wieder. Meistens war es sehr voll. Zu den Stammgästen gehörte natürlich die Redaktion des

›*Kladderadatsch*‹, der prominente Ferdinand Lassalle hatte vor seinem unseligen Tod im Duell dort verkehrt, Fritz Reuter kam immer wieder vorbei und der weitreisende Schriftsteller Theodor Fontane richtete es so ein, dass er montags in Berlin war, um die Dohms zu besuchen. Franziska verspürte gegenüber diesem Milieu eine gewisse Reserve. Oberflächliche Konversation war nicht ihr Ding, und alkoholische Getränke mied sie eher. Aber da sie nun einmal entschlossen war, um der Praxis willen Kontakte zu fortschrittlichen Frauen aus der Mittelschicht zu knüpfen, brach sie eines Montags mit Emmy und Henny zu den Dohms auf. Henny war in diesem Salon bereits eingeführt und hatte ihre Schwägerin mit Kollegin angekündigt.

Die hübsche, kluge Frau Dohm war hocherfreut, die beiden Pionierinnen im Felde der Medizin kennenzulernen und führte sie und Henriette gleich an einen kleinen Tisch im Erker, wo man ungestört vom übrigen Gewimmel plaudern konnte. Es gab Tee, Bier oder Wein nach Wunsch, Frau Hedwig fächelte sich Luft zu. Sie hatte etwas auf dem Herzen.

»Wie dumm war es doch vom ›*Kladderadatsch*‹, Ihnen beiden gleich nach der Eröffnung Ihrer Praxis mit einer so blöden Satire in die Quere zu kommen. Mein Mann erzählte mir ganz stolz, es habe ihn gereizt, Ihrer beider Nachnamen, das lateinische ›Tiburtius‹ und dann noch ›Lehmus‹, diese doppelte Endung auf -us, ins alte Rom zu übertragen und dann auch noch die Liebe ins Spiel zu bringen. Als er mit dieser glänzenden Pointe angab, habe ich nur bemerkt, dass die beiden Doktorinnen sich wohl kaum in denselben Patienten verlieben könnten, da sie ja nur Frauen behandelten.«

»Aber sie könnten sich vielleicht«, lächelte Emilie, »in dieselbe Patientin verlieben.«

Frau Dohm stutzte, guckte zwischen ihren drei Gästen hin und her, dann lachte sie. Die anderen fielen ein. Franziska wurde rot.

»Das ist natürlich auch möglich«, rief Frau Hedwig. »Aber ich vermute mal, dass die Liebe bei ihrer Arbeit eher karitativer

Natur ist.« Alle schwiegen. Franziska war es ein wenig unbehaglich zumute. Die Gastgeberin sah sich um, rückte ihren Stuhl ein Stück näher an den kleinen Tisch heran und fuhr mit gesenkter Stimme fort:

»Ich konnte meinen Mann glücklicherweise davon abbringen, den Spott nach einer ganz anderen Seite hin zu treiben. Wie Sie sicher wissen, assoziieren viele Zeitgenossen, vor allem Männer, mit einer ›Klinik weiblicher Ärzte‹ … Nun, sie denken da an hilfsbereite Frauen, die man auch ›Engelmacherinnen‹ nennt.«

Bewegung kam in die Runde. Henriette warf den Kopf zurück, Emilie kreuzte ihre Hände über dem Brustbein und Franziska griff zur Teetasse. »Das ist ein ernstes Thema«, sagte sie. »Wirklich nichts für die Satire.«

Emilie beugte sich vor. »Wir wissen um diese Verdächtigungen«, flüsterte sie. »Und wir müssen damit fertig werden. Aber Sie können versichert sein …«

Franziska ergriff wieder das Wort. »Wir haben in Dresden, in unserer Assistenzzeit, einiges über Gynäkologie gelernt. Aber uns fehlen chirurgische Kenntnisse und Erfahrungen. Wir wären rein praktisch gar nicht imstande, einen Schwangerschaftsabbruch vorzunehmen.«

Frau Hedwig nickte. »Aber es kommen doch wohl öfters Frauen mit … mit einem entsprechenden Anliegen zu Ihnen in die Praxis?«

Emilie und Franziska wechselten einen Blick. Dann richtete Franziska sich auf und sagte:

»Oh ja, so ist es. Dienstmädchen ohne familiären Rückhalt, geschwängert vom Hausherrn, Gott strafe ihn! Wir können in solchen Fällen zunächst mal Trost spenden und Rat geben – und schicken dann«, fuhr Emilie fort, »diese Mädchen zum Beispiel in die Charité, wo wir Ärzte kennen, die sich ihrer annehmen. Wenn es Komplikationen gibt, seien es seelische, seien es körperliche, können diese Kollegen eingreifen.«

»Sie müssen wissen«, sagte Franziska mit Würde, »dass wir beide uns keinerlei illegales Vorgehen leisten können. Die Stadt hat uns eh im Visier. Ich meine die Polizei, die Presse. Man guckt uns auf die Finger, denn wir bieten etwas Neues. Aber Sie können uns glauben, dass wir keine Frau in ihrer Not allein lassen und niemand hinauswerfen. Wo wir selbst nicht helfen können, vermitteln wir die Patientinnen weiter.«

»Psst!«, machte Frau Henny unauffällig, »ich habe den Eindruck, dass dort drüben ein junger Mann seine Ohren spitzt. Man kann so leicht etwas in unser Gespräch hineingeheimnissen. Ein paar Schlüsselworte werden aufgeschnappt und unversehens …«

Hedwig Dohm erhob sich und schloss ihren Fächer. »Er ist eine Tragödie, dieser Paragraph 218. Beziehungsweise: er verursacht Tragödien. Es wird noch viel Frauenpolitik nötig sein, um ihn abzuschaffen.«

Im Kaiserreich galt ein hochrestriktives Abtreibungsrecht, beeinflusst von den Kirchen. Den Frauen, die ihre Schwangerschaft abbrachen und den Ärzten, die ihnen dabei halfen, drohten Zuchthausstrafen. Die weiblichen Ärzte im Scheunenviertel hatten viel mit der Not zu tun, die aus ungewollten Schwangerschaften erwuchs, zumal selbst Verhütung als böse galt und als eine Art Geheimwissen gehandelt wurde. Ob Franziska und Emilie dieses Wissen besaßen und es – leise und in Andeutungen, so wie die kleine Runde im Erker der Frau Dohm – weitergaben, das ist unbekannt, wenngleich wahrscheinlich. In ihren Memoiren erwähnt Franziska nichts dergleichen. Man kann aber allein aus dem Umstand, dass sie und Emilie sich den verschiedenen Strömungen innerhalb der Frauenbewegung, auch den radikalen, die eine Aufhebung des Paragraphen 218 verlangten, nach und nach näherten, schließen: Beide versuchten im Rahmen ihrer Möglichkeiten, Leid zu lindern. Sie waren weder bigott noch prüde. Obwohl loyale Bürgerinnen des deutschen Kaiserreichs waren sie zugleich Bewohnerinnen der Reichshauptstadt, deren Proletariat und Bürgertum rebellische Unterströmungen herausbildeten. Zur Rebellion gehört der Bruch mit der Herkunft. Und den hatten die beiden »weiblichen Ärzte« vollzogen, er hatte sie sensibel gemacht für Unrecht, Repression und Gewalt.

***

Der Aufstieg Berlins zur Großstadt führte zu einer Ausweitung seiner Unterwelten. Die Diebe, Ganoven, Einbrecher und Falschmünzer errichteten und verteidigten ihre Reviere, ebenso die Zuhälter und Puffmütter und Prostituierten. Letztere hatten ihr besonderes Verhältnis zum Gesundheitswesen, denn eine rigide Gesetzgebung unterstellte die »Freudenmädchen« demütigenden ärztlichen Kontrollen, wohingegen die Freier kommen und gehen konnten, wie sie wollten. Die Polizei machte regelrecht Jagd auf »Dirnen«, sie war befugt, alle weiblichen Wesen, die sie der Prostitution verdächtigte – und das konnte jede Dame ohne Begleitung sein –, festzunehmen und einer ärztlichen Untersuchung zuzuführen. Es hieß, das müsse sein, um der Verseuchung der Großstadt mit der Syphilis zu begegnen. Die Frauenrechtlerin Gertrude Guillaume-Schack, von Franziska in ihren Memoiren respektvoll erwähnt, nahm sich dieser Problematik an und brachte auf ihre Weise ein Thema auf den Tisch des deutschen Hauses, das von den Leuten, die sich für was Besseres hielten, gern ignoriert wurde. Sie polarisierte das Publikum; einige liebten ihre klaren Worte, andere versuchten, sie zum Schweigen zu bringen.

Henriette zählte sich, was Frauenfragen und auch diese besondere Konfliktlage betraf, zu den Radikalen. So trat sie entschieden für eine neue Gesetzgebung auf dem Feld der »käuflichen Liebe« ein. Im Roten Rathaus hatte sie einen Vortrag der mutigen Gertrude zur Sittlichkeitsfrage gehört, der zwar etwas schwer verständlich war – warum mussten sich eigentlich so viele kämpferische Frauen einer Kanzleisprache bedienen? –, doch dafür umso deutlicher in seiner Analyse. Frau Guillaume-Schack hatte jüngst den *Deutschen Kulturbund* gegründet, der nach englischem Vorbild die Lage der Prostituierten verbessern wollte. Als eine der ersten Frauen sprach sie in der Öffentlichkeit freimütig über Sexualität, entsprechend häufig wurden ihre Auftritte von der Sittenpolizei überwacht oder gar verboten. In Guillaume-Schacks Sicht beförderte gerade die gesundheitliche und soziale Überwachung von Prostituierten die Verbreitung von Geschlechtskrankheiten, statt sie einzudämmen. Denn die betroffenen Frauen taten alles, um einer Kontrolle zu entgehen und mieden daher den Arztbesuch. Außerdem war es ein Skandal, dass ausschließlich die Frauen verantwortlich gemacht wurden, nicht deren männliche Kunden.

»Hallo, ihr beiden!«, rief Henny und warf ihren Hut auf den Tisch im Wohnzimmer. »Ich komme gerade aus dem Roten Rathaus. Ihr glaubt nicht, was ich da gehört habe. Die Guillaume-Schack hat eine Rede gehalten, die hatte es in sich.«

Carl und Franziska schauten sich an. Sie hatten von dieser Frau gehört.

»Das ist doch die, die sich gegen die Doppelmoral einsetzt«, sagte Carl, »also dass die Huren die ganze Last der Kontrollen und der Verachtung tragen, und die Freier bleiben unbefleckt.«

»Ja, genau. Und wie sie das hinkriegt! Ich hab' mir ein paar Notizen gemacht, hört mal:

›*Eine Frau, die der gewerbsmäßigen Prostitution verdächtig ist, wird verwarnt und dann ›unter Sitte gestellt‹, also als Prostituierte eingeschrieben. Sie darf von da ab, um keine Männer anzulocken, erst von sieben Uhr abends an ausgehen, muss ihre Fenster stets dicht verhangen haben, darf gewisse Straßen und Orte, die von der vornehmen Welt besucht werden, nicht betreten.*‹ Das gefällt mir, wie sie die Dinge beim Namen nennt.«

»Ja, aber dass sie ihre ehrenwerte Sache so vehement vertritt und dabei auch noch die Männer anklagt, hilft ihr doch nicht«, bemerkte Carl nüchtern.

Franziska ergänzte: »Mir ist sie zu laut und herausfordernd. Ich finde, dieses heikle Thema sollte in der Öffentlichkeit nicht so ausgebreitet werden. Das ist auch uns Frauen und den Familien nicht dienlich.«

Henriette fühlte nun deutlich, dass sie in ihrem engen, hochgeschlossenen Kleid schlecht Luft bekam und öffnete den obersten Knopf.

»Darum geht es ja gerade: Dass die vermeintlich anständigen Frauen – was soll das überhaupt heißen? – nicht hinschauen wollen, als hätte Prostitution nichts mit ihnen zu tun. Dabei tragen viele Ehemänner ihre im Bordell erworbenen Geschlechtskrankheiten ahnungslos nach Hause. Na, vielen Dank auch, jegliche vornehme Zurückhaltung ist da doch bloß verlogen. Und gefährlich. Und es trifft gerade die armen und benachteiligten Frauen besonders hart. Gerecht ist das nicht. Hier, ich hab' noch was aufgeschrieben: ›*Das Geringste, was die Frauen zu fordern hätten, wäre doch, da wir heute weibliche Ärzte haben, von diesen untersucht zu werden, der Staat lüde dann wenigstens nicht den Vorwurf auf sich, selbst ein Vertreter der Schamlosigkeit zu sein.*‹ Wir sind gemeint, Fanny!«

»Ich weiß nicht«, Franziska wand sich. »Ich möchte mit diesem Thema lieber nicht in Verbindung gebracht werden. Wir weiblichen Ärzte sind Pionierinnen, wir müssen daher ganz besonders auf unseren Leumund achten.«

»Und du, Carl? Was sagst du?«

»Es stimmt, ich habe manchmal Opfer dieser Doppelmoral bei mir im Wartezimmer sitzen, oft noch sehr jung. Aber ich finde auch, dass die Rettung solcher erbarmungswürdiger Mädchen nicht unsere Aufgabe ist. Was ihr aber machen könntet, ist, eine Pflegestation für gefallene Frauen einrichten, mit Betten. Wie ich gehört habe, ist die Mansarde im Oberstock frei. Wie wär es denn damit?«

Henriette seufzte. So herzensgut ihr Gatte und seine Schwester auch waren, wenn es um radikale Veränderungen in der Gesellschaft ging, bedachten sie zuerst stets die Kostenseite. Obwohl sie doch selbst lebende Beispiele für solche Veränderungen waren! Vielleicht kann der Mensch nur ein gewisses

Quantum Neuheit ertragen, zur Führung seines Lebens braucht er eben auch stabilisierende Routine. Sie selbst jedenfalls hatte noch nicht genug Wandel in ihrem Leben. Sie wollte praktische Hilfe leisten. Dafür gründete sie 1880 zusammen mit Lina Morgenstern und tatkräftiger Unterstützung von Fanny den *Verein zur Rettung und Erziehung entlassener weiblicher Sträflinge.*

Die Bahnhofsmission war es, die Tag für Tag Mädchen in abgetragenen Mänteln und schäbigen Köfferchen aufgriff und erst einmal mit warmem Tee versorgte. Dann verschafften sich die frommen Schwestern einen Eindruck. Wo kam das Mädchen her? Wo wollte es hin? Wo sollte es auf keinen Fall landen? Nicht nur am Züricher Hauptbahnhof lagen Menschenhändler auf der Lauer, in Berlin war das genauso. Aber es gab eben auch die Mission. Und die hatte ihre eigenen Adressen. Wenn ein Mädchen allzu schmal, blass und verzweifelt aussah, schickte man es in die Alte Schönhauser. Aber wie weit reichte die Hilfe, die man dort leisten konnte? Emilie, Henriette und Franziska erkannten bald, dass ein soziales Scharnier fehlte, durch welches mittellose, einsame, einem gewalttätigen Verlobten davongelaufene Mädchen vor dem Absturz in die Prostitution bewahrt werden und Anschluss finden könnten an die bürgerliche Welt. Eine ganz besondere Gruppe war ihnen dabei aufgefallen: Junge Frauen, die eine Haftstrafe abgesessen hatten und nach ihrer Entlassung vor dem Nichts standen. Bevor sie auf die schiefe Bahn gerieten, sollte der *Verein zur Rettung* ihnen erstmal Obdach gewähren und sie dann nach Möglichkeit auf einen Ausbildungsplatz in Bereich Hauswirtschaft vermitteln. Lina Morgenstern ergriff die Initiative, Henriette meldete den Verein an und stellte seine Finanzierung durch Einwerben von Spenden zum Beispiel bei den prominenten Salonièren Lina Duncker und Fanny Lewald sicher. Die junge Frauenrechtlerin Anna Plotho, der die Arbeitssituation von Dienstmädchen besonders am Herzen lag, brachte ihr Wissen und ihre Verbindungen ein. Franziska war als Ärztin, aber auch als Lehrerin und Beraterin wichtig, und Lina

Morgenstern übernahm die praktischen Dinge. »*Irgendwo gab es immer ein unbenutztes Kellerlokal, ein leerstehendes Fabrikgebäude oder einen Speicher, und wo Frau Morgenstern das aufspürte, hatte der unglückliche Besitzer keine ruhige Stunde mehr, bis er sich ihren stets aufnahmebereiten Händen ergeben hatte. Dann stand in kürzester Zeit die Einrichtung, ein gut geschulter Stab weiblicher Hilfskräfte sowie eine tüchtige Köchin bereit.*« Und die Bedürftigen kamen herbei. Wenn die Mädchen sich erholt und nach und nach in Wirtschaftsdingen Übersicht und Geschicklichkeit erworben hatten, kümmerten sich Henriette und Emilie um deren Anstellung als Dienstmädchen oder Küchenhilfen. Über jedes einzelne Mädchen, dem der Verein auf diese Weise eine Zukunft geben konnte, freuten sich die Gründerinnen und stießen des Abends mit einem Glas Glühwein auf sie an. Dabei wuchs aber auch eine Sorge: Die »Kundschaft« wurde immer zahlreicher, die soziale Not nahm zu. Franziska konnte sich mit dieser Art praktischer und prophylaktischer Sozialarbeit weit besser anfreunden als mit der politisch-kämpferischen Pose, in die eine Frau wie Gertrude Guillaume-Schack sich warf. Deren *Kulturbund* musste wegen mangelnder Unterstützung aufgelöst werden, während der *Verein zur Rettung* prosperierte. Aber Franziska war sich der Tatsache bewusst, dass dieser »Erfolg« zwei Gesichter hatte und im Grunde kein gutes Zeichen war.

Mit seinem Hilfsangebot für aus der Haft entlassene Mädchen arbeitete der Verein an einer Vermeidung von Prostitution und Verelendung, und dass dies von immer breiteren Teilen der Gesellschaft als notwendig eingeschätzt wurde, hatte mit dem medizinischen Fortschritt zu tun. Inzwischen waren die Bakterien als Krankheitserreger mehr als eine Hypothese. Robert Koch hatte sein Werk getan, und man konnte jetzt die Verursacher so vieler Leiden identifizieren, wenn auch noch keinen wirklichen Schutz gegen sie bieten. »*Und nun wusste man sich umgeben von diesen unheimlichen unsichtbaren Feinden, die man mit dem Mikroskop bestenfalls auffinden, aber nicht abwehren konnte.«* Kein Wunder, dass die möglichen Träger und vor allem Trägerinnen von Bakterien, die eine so schreckliche Krankheit wie die Syphilis verursachten, ausgegrenzt und verfolgt wurden. Auch die Arme-Leute-Krankheit Tuberkulose wurde durch Bazillen ausgelöst, das hatte Dr. Koch bewiesen, und ein untergewichtiges blasses Mädchen, das viel hustete, wurde reflexhaft gemieden. Sie war nicht nur moribund, sie konnte andere mit ihrem Gebrechen infizieren, es quasi weiterreichen. Die *unheimlichen, unsichtbaren Feinde* lösten eine Paranoia aus, und es traf die sozial Schwächsten, zum Beispiel aus der Haft entlassene Mädchen, die man für die Überträgerinnen nicht nur moralischer Verderbnis, sondern auch heimtückischer Krankheiten hielt. Franziska verehrte Robert Koch. *»Man hatte das Gefühl, dem Geheimlaboratorium der Natur ganz nahe zu sein. Das große Publikum hat ja keine Ahnung von dem Heldentum solcher Forschungsarbeit, von der Mühe, der Gedankenarbeit, den Enttäuschungen … Die Welt nimmt alles Erreichte als Selbstverständlichkeit, wundert sich nur, dass es nicht noch schneller geht. Diphtheriebazillen, Friedländer'sche Pneumokokken, Eberth'sche Typhusbazillen, Malariaplasmodien usw. Es gelang wohl, sie zu differenzieren, auch wohl die Wege ihrer Übertragung nachzuweisen, weiter kam man zunächst nicht.«* Da half nur die Kontaktsperre gegen alle, die als infiziert gelten konnten. Franziska sah es als ihre Pflicht an, den Ausgestoßenen beizustehen, aber auch Aufklärung anzubieten, wenn ihre Patientinnen sich über Gebühr von Bazillen verfolgt fühlten. *»Die Achtziger Jahre zeigten alle Symptome einer Übergangsepoche auf ärztlichem Gebiet; Altes verging, eine neue Zeit dämmerte herauf. Was in Zürich an Widerstreit der Meinungen im Hörsaal zum Austrag kam, trat jetzt in Erscheinung auf dem Gebiet des ärztlichen Handelns. Die Umwandlung der Anschauung bezüglich der Pathogenese nahm die ärztlichen Gemüter stark in Anspruch, und es gab keinen gewissenhaften Arzt, der sich nicht ernsthaft damit* *auseinandersetzen musste, da das Handeln in hohem Grade von der Auffassung der Krankheitsursachen beeinflusst wurde.«* Die Hygiene in Form von Reinlichkeit und Desinfektion wurde immer wichtiger, aber auch die Isolierung der Kranken bis zur vollständigen Genesung. Und noch eine Veränderung stand an: Der weiße Kittel hatte sich durchgesetzt. Der Grund war nicht, wie Dr. Eberth einst in Zürich gemutmaßt hatte, dass auf ihm womöglich die Bakterien selbst zu sehen sein würden, sondern dass sie, ohne zu leiden, im Waschkessel gekocht werden konnten, woraufhin allen Bakterien zuverlässig der Garaus gemacht werden würde. Graue oder schwarze Seidenkleider, auch noch reich verziert mit Spitzen, Biesen und Volants, wie Franziska sie liebte, würden durch einen Kochvorgang vollständig ruiniert werden. Franziska und Emilie schickten sich drein und ließen sich weiße Kittel schneidern – aber mit einem hübschen Kragen und ein wenig auf Taille.

Carls Vorschlag bezüglich einer Pflegestation, also einer Räumlichkeit für stationär aufzunehmende Patientinnen, nahm Gestalt an. Endlich konnten die beiden Ärztinnen Bettruhe nicht nur verordnen, sondern auch sicherstellen, dass sie eingehalten wurde. Das war bislang ein nicht zu lösendes Problem gewesen. Mittellose Frauen mussten nach Erstellung der Diagnose und erster Verarztung zurück in ihre überbelegten Wohnungen, wenn sie überhaupt eine hatten; eine sehr große Anzahl Bediensteter in Berlin besaß nicht mal ein eigenes Bett und schlief in Fluren, Zwischenböden oder Rumpelkammern. In der Mansarde in der Friedrichstraße reichte der Platz für vier Betten, hier konnten sich zumindest die Schwerkranken eine Weile erholen. Franziska und Emilie erweiterten ihre Poliklinik um eine *Pflegeanstalt für wenig bemittelte Frauen,* im Sommer 1881 öffnete diese Krankenstation ihre Pforte. Sie stand allen Frauen offen, seien sie nun gefallen, gerade aus der Haft entlassen, länger schon am Boden oder kurz davor umzukippen. Hier wurden sie kostenlos oder gegen einen Obolus gesund gepflegt.

Zwei Schwestern von der Diakonie arbeiteten im Schichtdienst, die Verpflegung stammte aus der Küche der Familie Tiburtius im vierten Stock.

***

Die von Frauen gegründeten Vereine hatten es nicht immer leicht; nicht nur Guillaume-Schacks *Kulturbund,* auch die verschiedenen Vereine zur Unterstützung des Kindergartenwesens der Lina Morgenstern mussten schließen. Auf polizeiliche Inspektionen und politische Kritik in Presse und Parlamenten folgten oft die Rückzieher spendierfreudiger Bankiersgattinnen – nein, der Unsittlichkeit wolle man nicht zuarbeiten. Und schon fehlte den Einrichtungen das Nötigste, um Broschüren zu drucken oder die Pfleglinge zu verköstigen. Linas und Henriettes *Verein zur Rettung und Erziehung entlassener weiblicher Sträflinge* arbeitete stetig und erfolgreich und führte nach den Erfahrungen der ersten Zeit zur Gründung eines weiteren Vereins, *dem Heimathaus für Stellung suchende Mädchen*, auch *Mägdehaus-Börse* genannt. Es hatte sich herausgestellt, dass die jungen Frauen in erster Linie eine Unterkunft brauchten, von der aus alles Weitere in Angriff zu nehmen war: ärztliche Untersuchungen, gegebenenfalls Erholung in der Pflegeanstalt und im Anschluss daran die Lehre an einer hauswirtschaftlichen Schule oder in einer Familie mit Aussicht auf eine Stellung. Fehlte die Bleibe, verschwanden die Mädchen, denen der Verein zur Seite stehen wollte, bald wieder in den Untiefen der Großstadt, wo sie nicht selten verloren gingen. Alles hing also von dem sicheren Ort ab, an den sie zurückkehren konnten und auch wollten. Dieser Ort sollte das *Heimathaus* sein. Ein weiterer Standort des Vereins – auch hier war es Lina Morgenstern, die die Lokalität aufspürte – bot einem besonderen Personenkreis Schutz: alleinstehenden Frauen, die gerade aus der Entbindungsanstalt entlassen worden waren und mit einem Säugling im Arm nicht wussten, wohin. Der hieß

Berliner Heimstätte. Alle diese »Geretteten« wurden zu gegebener Zeit an eine eigens zu gründende Hauswirtschaftsschule weitergeleitet.

Immer betont Franziska im Rückblick auf ihr Leben, dass sie vor lauter Arbeit oft nicht gewusst habe, wo ihr der Kopf stand. Das kann man sich vorstellen, denn aus den zwei Sprechtagen in der Schönhauser waren inzwischen vier geworden, und sowohl die Pflegestation als auch die Vereine *Zur Rettung* und das *Heimathaus* hielten die Familie Tiburtius mit der inzwischen ganz dazu gehörenden Lehmus rund um die Uhr auf Trab. »Und wer rettet *mich*?«, wird Franziska sich manchmal gefragt haben. Sie wusste ganz gut, dass sie ihre Kräfte, um sie einsatzfähig zu erhalten, auch schonen und neu beleben musste, und das tat sie in der Wohngemeinschaft in der Friedrichstraße. Die war für sie ein Ort der Erholung, der Sammlung und des Austauschs. Sie hatte das Glück, mit zwei Menschen zusammenzuleben (sie nannte sie gern *»meine Geschwister«*), die ebenfalls von Beruf mit Medizin zu tun hatten, so konnte sie all ihre Fälle und Sorgen und offenen Fragen mit Carl und Henny sowie mit der dort ein- und ausgehenden Emilie erörtern. Aber wie ließ sich der Alltag an? Gab es nicht auch Reibungen zwischen den drei hart arbeitenden Frauen, vielleicht sogar Spannungen oder Ärger? Ging es gut mit Carl, der nicht nur wie jeder Ehemann eine Frau an seiner Seite hatte, sondern gleich zwei und manchmal sogar drei? Hat der Hahn im Korb sich einfach nur wohlgefühlt, oder gab es Konkurrenz um seine Aufmerksamkeit? So sehr man die Zeugnisse aus jener Zeit hin- und herwendet, es findet sich nirgendwo, in keinem Brief, keinem Bericht, keinem Rückblick auch nur der Hauch einer Mutmaßung, es könne schwerere familiäre Zwistigkeiten im Hause Tiburtius gegeben haben. Die Beteiligten, auch Gäste, Kollegen, Verwandte schwärmten regelrecht von der *»harmonischen Atmosphäre«* in der Friedrichstraße, und Franziska selbst empfand sich als vom Schicksal begünstigt, da sie, ohne selbst heiraten und Kinder kriegen zu müssen, ein so freudvolles Familienleben genießen durfte. Offenbar kamen Henny als Carls angetrautes Weib und Fanny als seine ihm sehr nahestehende Schwester sich nirgends ins Gehege, was das Zusammensein mit Carl betraf. Und Emilie sorgte, um das Maß des Glückes voll zu machen, mit ihrer herzlichen, ausgleichenden Art dafür, dass die drei Tiburtiusse und sie selbst rechtzeitig, bevor eine von ihnen oder gar allesamt aufgrund von Überarbeitung zusammenbrachen, am großen Familientisch im Salon Platz nahmen und Kuchen aßen. Oder sich ein kühles Bier genehmigten.

Von Lina wurde Franziska einmal gefragt, ob sie es denn nicht bedauere, keine Kinder zu haben, woraufhin sie fröhlich antwortete: »Aber ich habe doch zwei Neffen!« Mehr könne niemand wollen. Sie lud Lina in die Friedrichstraße ein, damit sie die Jungs Karlchen und Franz kennenlerne, denen sie so gern die beste Tante war. Karl spielte inzwischen »Ein Männlein steht im Walde« auf dem Klavier, und Franz malte mit der Tante große Wimmelbilder mit Tieren. Lina erschien und brachte für die Knaben das Kinderbuch vom »Bienenkätchen« mit, das sie selbst geschrieben hatte. Auch Anna Plotho kam öfter zu Besuch. So äußerte sie sich über die gastfreie Atmosphäre in der Friedrichstraße, in der privates und berufliches Leben ineinander übergingen, ohne dass eines von beiden zu kurz gekommen wäre: *»Wer einmal einen Blick in die Häuslichkeit getan, in der das Familienleben, vereint mit edler Geselligkeit, in schönster Weise gepflegt wird, dem ist sicher warm ums Herz geworden, und wer aus der Fremde kam, musste sich hier heimisch fühlen.«*

***

Im Jahre 1882 starb Auguste Tiburtius, Carls und Fannys Mutter, in ihrem 79. Jahr. Die ganze Familie, auch die beiden Enkelkinder brachen auf nach Stralsund, um der Dahingeschiedenen, der Matriarchin *»mit dem herrlichen Gemüt«*, die letzte Ehre zu erweisen. Nur Emilie blieb zurück, um bei der Pflegestation die Stellung zu halten. In Stralsund traf Franziska ihre Schwestern, Dorothea, Bertha, Antonie und Marie, mit denen sie seit ihrem Studium nur brieflich und per Stippvisite in den Ferien verbunden gewesen war. Sie sah die Schar ihrer anderen Nichten und Neffen wieder, die großen Respekt vor ihr hatten und ihr einer nach dem anderen ihren geschwollenen Knöchel, ihren blutunterlaufenen Fingernagel und ihren Kratzer am Kinn zeigten. Henriette wurde ebenfalls bestürmt, in die kleinen Münder zu gucken und die Milchzähne zu untersuchen, sie mahnte anschließend zu gründlicherem Putzen. Für Franziska war der Besuch im Norden eine Tauchfahrt in die Vergangenheit, was ihr gar nicht behagte. Sie war immer eher auf die Gegenwart und die nahe Zukunft bedacht, aber jetzt musste sie die alten Zeiten wieder hochkommen lassen.

Neun Jahre war sie alt gewesen, als ihre Familie ans Festland umzog. *»Auch jetzt noch sind die Straßen eng, teilweise krumm, aber sie sind gut gepflastert, seitlich mit Fußgängersteigen, von stattlichen Häusern mit hübschen Läden eingefasst. Das Stralsund von 1851 war ein ganz anderes Stadtgebilde als der jetzige moderne Durchgangspunkt des Weltverkehrs mit seinem lebhaften Zustrom zu Bahnhof und Hafen. Nur stellenweise trifft man jetzt noch Reste der alten Hansestadt, und es hängt von der Auffassung des Beschauers ab, ob er findet, dass die Reste wie um Entschuldigung bittend unter den größeren Gebäuden der Neustadt stehen, oder ob ihm scheint, dass diese alten Häuser in stolzer Abgeschlossenheit als Zeugen der Größe früherer Zeit auf das Ephemere der Gegenwart herabschauen.«* In Stralsund hatte Franziska eine Töchterschule besucht, die ihr besser behagt hatte als der Privatunterricht des grausam-strengen Fräuleins O. Hier machte sie ihre Ausbildung zur Lehrerin und legte das Examen ab. Und in Stralsund hatte sie auch die Eröffnung einer eigenen Schule geplant – bevor dann alles ganz anders kam. Jetzt war sie wieder hier, spazierte mit Carl und Henny durch die Stadt und suchte mit den Augen vor allem *»diese alten Häuser in stolzer Abgeschlossenheit«*. Aber auch neue einladende Bauten machten Eindruck auf sie, so das vor ein paar Jahren eröffnete »Manufactur-Modewarengeschäft Wertheim« in der Wasserstraße. Sie überlegte kurz, hineinzugehen und einen Hut zu kaufen, aber dann setzte sie sich lieber mit Carl und Henny auf eine Bank mit Blick auf die Marienkirche.

»Wo war es, wo du deine erste Gouvernantenstelle hattest?«, fragte Henny und machte eine Geste, als suche sie die Richtung.

Während Fanny noch zu überlegen schien, erklärte Carl: »Das war auf Gut Werbelow in der Uckermark. Bei Baron von Lyngen, habe ich recht?«

Franziska nickte. »Ich war siebzehn und habe geheult wie ein Schlosshund, als ich Mutter und Schwester verlassen musste. Dabei wollte ich raus in die Welt, ihre seltsamen Bewohner kennenlernen und – Geld verdienen! *Ein Wagnis war es wohl, ein so junges und ganz unerfahrenes Mädchen in eine verantwortungsvolle Stelle eintreten zu lassen, in ein Haus, das immerhin nicht ganz einfache Verhältnisse bot. Aber die ins Leben tretende Jugend empfindet es ja gar nicht schlimm, vor dunklen Vorhängen zu stehen. Was kann denn dahinter sein?«*

»Sagtest du nicht mal, die von Lyngens hätten sechs Kinder gehabt? Und du warst für alle die Gouvernante?«, fragte Henny.

»Ich musste gleich sozusagen drei Klassen unterrichten. Die Älteste, Antonia, war schon zehn Jahre alt, die zweite, Margot, sieben und der Stammhalter Fritz war sechs. Dann kam noch der fünfjährige Malte. Die beiden Kleinkinder, Josepha und Karola, wurden vom Kinderfräulein gehütet. Aber manchmal hatte ich die zwei auch noch am Hals. Oh, ich sehe gerade, ich weiß noch all ihre Namen! Naja, ich bin auch sechs Jahre dortgeblieben. Am meisten Spaß machte der Musikunterricht für die Mädchen. Jetzt frage ich mich: Warum lernten nur die Mädchen das Pianospiel? Es hätte doch auch den Jungen Freude gemacht. Aber so war das damals. Die Jungen lernten Geschichte und

Philosophie – beim Pfarrer, der ihnen auch die alten Sprachen beibrachte. Bei mir aber haben sie lesen und schreiben gelernt, und ich glaube, ich habe mich bewährt, denn beide liebten später Bücher. Fritz wurde eine Leseratte und Malte ein Bücherwurm, wie ich einst.«

»Wie waren denn die Herrschaften so?« Henriette hatte auch Erfahrungen als Hausdame gemacht, ihre Erinnerungen daran waren nicht die besten. »Ließen sie dich spüren, dass du im Rang unter ihnen standest?«

»Der Baron, feingliedrig und gewandt, formvollendet bis zur äußersten Glätte, war in der Begrüßung höflich, mit ganz leichter, auch für mein ungeschultes Verständnis fühlbarer Abtönung von Herablassung; die sehr anmutige Hausfrau freundlich-kühl, von einfacher Vornehmheit. Um den Tisch die Kinder, die mich neugierig und ein wenig misstrauisch anstarrten. Sie mochten denken: Wie lange wir die wohl hier haben? Mein Vorgänger im Lehramt, ein Kandidat der Theologie, war mit einem Krach aus dem Hause gegangen, und es hieß, dass dergleichen nicht eine Seltenheit dort sei.«

Henny merkte auf. »Hast du rausgekriegt, was die Ursache war?«

»Nein, und das wollte ich auch gar nicht. Ich wusste instinktiv, ich komme hier nur zurecht, wenn ich mich ganz auf die Kinder konzentriere und mich um das übliche Gerede unter den Dienstboten keinen Deut kümmere. Ich hatte recht. Es ging gut. *Aber es war schon eine eigentümliche Menschengattung, dieser pommersche Adel. Es gibt Eigentümlichkeiten, die durch Jahrhunderte in den Generationen sich fortpflanzen, je nach Umwelt ihre Erscheinungsformen wechseln, einem forschenden Auge doch immer erkennbar bleiben. So war es auch in diesen alten Familien. Wie festgewachsen saßen sie auf ihren Gütern, und man konnte in vielen Persönlichkeiten trotz äußerer Glätte und Zügen von wirklich hoher Kultur doch noch recht wohl die Abkommen der alten Raubritter erkennen, ja einzelne Züge der Faustrechtgesinnung ins Moderne oder Halbzivilisierte übersetzt, machten sich bei den meisten unter der Decke guter äußerer Form bemerkbar. Sie reisten wenig, hatten also keine Gelegenheit zu vergleichen, waren in ihrem Gebiet, auf ihren Gütern nahezu unbeschränkt und fühlten sich durchaus als Weltmittelpunkt. Und dieses Bewusstsein der bevorzugten Stellung machte sich bei den feiner Organisierten nicht einmal als Hochmut geltend. Es war einfach selbstverständliche Tatsache, die kein vernünftiger Mensch in Zweifel ziehen konnte. Nur selten bin ich während meiner Gouvernantenzeit bewusster Unfreundlichkeit begegnet, aber die unsichtbare Schranke war überall spürbar: Wir – und die übrige Welt.«*

»Hattest du viel Umgang mit den Herrschaften?«, wollte Carl wissen.

»Oh ja, das ergab sich, denn beide, der Baron und die Baronin, kümmerten sich um ihre Kinder, was man nur gutheißen kann. Sie sprachen übrigens vor den Dienstboten Französisch miteinander, ich befleißigte mich dann auch dieser Sprache, was die Baronin dazu veranlasste, darauf zu bestehen, dass ich Antonia und Margot Französischunterricht erteilen solle. Ach, mit den Kindern konnte ich gut, das war das Wichtigste. Die Baronin kam mir freundschaftlich entgegen, oft plauderten wir oder lasen zusammen englische Romane, Walter Scott! Das war ein großes Vergnügen. Aber der Baron …«

»Ja, was war mir ihm?«, fragte Henny.

»Er hatte sich wohl in den Kopf gesetzt, mir auf die Schliche zu kommen. Denn ich gab mir nie eine Blöße, ich tat meine Pflicht und zog mich meist in das kleine Schlafgemach neben dem Schulzimmer zurück, wenn der Abend kam. Ich hatte da meine eigenen Bücher und musste meinen eigenen Gedanken nachhängen. Vermutlich hat mein Vorgänger sich deshalb mit dem Herrn von Lyngen angelegt, weil der Baron sehr stark dazu neigte, seine Mitmenschen zu kontrollieren. Weiß der Himmel, wie die Baronin das ausgehalten hat, er selbst jedenfalls ging sehr weit, wollte alles wissen, was seine Kinder und seine Frau und natürlich auch jemand wie ich taten oder ließen, um es, je nachdem, gut oder schlecht zu heißen. »*Als Abkömmling und Vertreter eines alten Geschlechtes fühlte er sich eingeschworen auf Hochhaltung der Standesehre, auf Königstreue und Patriotismus, und dass es ihm damit Ernst war, hat er durch sein Leben und durch seinen Tod bewiesen.*«

»Und wie hat er dir auf die Finger geschaut?«, fragte Carl.

»Er erschien anfangs Tag für Tag im Schulzimmer, nahm im Hintergrund bei der Tür mir gegenüber Platz und hörte zu, mischte sich aber auch ein und wusste immer mal was besser. Und wenn die Kinder die Flüsse aufsagen mussten, die durch Sibirien gehen oder die Hauptstädte von diesem oder jenem Königreich, dann trumpfte der Vater gern mit noch einem Fluss oder der rechten Schreibung einer Hauptstadt auf, sodass ich schließlich ganz verwirrt war und fürchtete, der Hausherr müsse mich *für doch wohl recht ungebildet halten.* Bis ich eines Tages unter seinem Stuhl *ein aufgeschlagenes Konversationslexikon* erblickte. Und das Buch so hinlegte, dass er wissen musste: Ich hatte es gefunden. Beim nächsten Mal hantierte er dann ganz offen mit dem Buch und lächelte mir zu. Diese kleine Krise haben wir also mit Humor beigelegt. Aber die durchaus drückende Atmosphäre, die er durch die Betonung seiner unermesslichen Autorität verbreitete, die ließ sich nicht vertreiben, die machte uns allen zu schaffen.«

»Wie starb der Baron?«

»Er fiel bei Königgrätz. *Er war längst aus dem militärischen Dienstverhältnis ausgeschieden, aber als der Krieg mit Österreich näher und näher in Sicht kam, wuchs seine Unrast, und sein mit Romantik durchfärbter Patriotismus drängte zur Tat. Er meldete sich zum Eintritt ins Heer und wurde einem Reiterregiment zugeteilt.* Ich weiß noch, es war der 5. Juli, ich sehe noch den Telegrafenboten vor mir …«

Carl war als Stabsarzt auch an diesen Fronten gewesen, und er bekundete seine Hochachtung vor dem Baron. »*Die erste Granate, die in seine Richtung abgeschossen worden war, explodierte unter seinem Pferd.*« So berichtete Franziska. Man schickte der

Baronin eine Depesche mit der Nachricht von seiner Verwundung, sie reiste sofort ab. Als sie ankam, war ihr Mann seinen Verletzungen erlegen. Sie kam zurück, dann auch der Tote. *»Unter großer Feierlichkeit wurde der Sarg in der Familiengruft zu Werbelow beigesetzt. Und sie kamen alle, die Häupter des weitverzweigten Lyngen'schen Geschlechtes, auch viele Vertreter der adligen Familien aus Vorpommern und Rügen. Nach einem solchen Tode ihn zu ehren empfand jeder als eigene Ehre.«* Das war nun das Ende auch meiner Zeit in Werbelow. Sehr bald erwies sich, dass das Gut hoch verschuldet war, mein Gehalt konnte nicht mehr aufgebracht werden. Die Kinder hätten schon noch einiges zu lernen gehabt, aber das musste der Pfarrer übernehmen. Es fiel mir nicht leicht, Adé zu sagen, die Baronin so in ihren Schmerz allein zu lassen. Es waren ja aber so viele Verwandte um sie herum, sie wird Trost gefunden haben. Eine Zeitlang noch war ich Erzieherin im Haus des Herrn von Behr-Schmoldow, dann wollte ich selbständig werden. Aber erstmal kam der Trip nach England. Und dann kamt ihr mit eurer Idee von der Medizin und von Zürich.«

VI
Im kaiserlichen Berlin

Aufgewachsen war Franziska inmitten einer rauen und doch freundlichen Natur, zwischen den Plattdeutsch sprechenden Pferdeknechten und Melkerinnen, inmitten der wilden Geschwisterschar und neben den gutmütigen, aber auch aufs gute Benehmen achtgebenden Eltern. Ihre verschiedenen Arbeitsstellen hatten sie zu mehr oder weniger dünkelhaften Gutsbesitzern, energischen Schulleiterinnen und schrulligen Pfarrersleuten geführt, und in Zürich war ihr das auf seine Art selbstbewusste, großzügige, zuweilen aber auch arrogante Völkchen der Akademiker ans Herz gewachsen. Sie selbst blieb immer sie selbst: zurückhaltend, verschlossen, ehrgeizig, mutig. In der Berliner Gesellschaft wäre der inzwischen Vierzigjährigen als studierter, weltgewandter und reizvoll aussehender Dame ein Platz unter den Oberen Zehntausend sicher gewesen – unter der Voraussetzung, dass sie einem Offizier, einem Konsistorialrat oder Fabrikanten die Hand zum Ehebund gereicht hätte. Da sie das aber nicht tun wollte und konnte und stattdessen eine Arztpraxis eröffnete, die sie mit ihrer Kollegin als erste Frau im Kaiserreich aus eigener Machtvollkommenheit führte und erweiterte (Pflegestation), dass sie sich damit beschied, bei ihrem Bruder und dessen Familie als Tante zu leben und außerdem Kontakte zu Frauenrechtlerinnen aufnahm, machte sie für die bessere Gesellschaft der Hauptstadt, die zu ihrem eigenen, etwas pompösen Stil gefunden hatte, verdächtig. Man hatte von ihr gehört, bewunderte oder beargwöhnte sie, konsultierte sie wohl auch, aber man lud sie nicht ein. Dafür hielten der sich zeitgleich herausbildende Berliner Mittelstand plus munterer Bohème, die eigene Salons eröffneten, Zeitungen herausgaben und Feste feierten, sich viel darauf zugute, das Fräulein Dr. Tiburtius samt Partnerin und Schwägerin zu sich zu bitten. Franziska führte ihrer Schüchternheit zum Trotz durchaus ein geselliges Leben, und sie genoss es. Die beiden so viel kontaktfreudigeren Frauen an ihrer Seite, Henriette und Emilie, nahmen sie einfach mit, wenn irgendwo was los war, wenn der »*Kladderadatsch*« ein Jubiläum feierte, wenn Unter den Linden eine Parade stattfand oder die Schriftstellerin Fanny Lewald zu ihrem Teenachmittag lud. So konnte Franziska »das monarchische Berlin« aus einer gewissen Distanz beobachten. Sie gehörte nicht in seinen inneren Kreis, sie musste den Status quo nirgends verteidigen, aber sie war Teil der Schicht, die durch ihre Leistung die Gesellschaft zusammenhielt, darauf konnte sie stolz sein, und das war sie auch. *»Ich habe schon betont, dass das Berliner Bürgertum der siebziger und achtziger Jahre durchaus monarchisch fühlte; das war sehr natürlich: der siegreiche Krieg, der Deutschland die gleichwertige Stellung im Kreis der Nationen gab, die ruhige Sicherheit Bismarck'scher Führung. Der alte Kaiser war sehr beliebt, der Stolz auf die gewonnene Stellung unter den Nationen berechtigt. Wenn beim schönsten ›Hohenzollernwetter‹ unter den Klängen des Hohenfriedberger Marsches die prachtvollen Regimenter die Friedrichstraße hinunterzogen zum Tempelhofer Feld – dahinter die Hofwagen, der alte Kaiser, nach beiden Seiten freundlich grüßend, der Kronprinz, meist zu Pferde, dann die Wagen mit den kaiserlichen Damen und Gefolge – dann flogen die Hüte und Mützen von den Köpfen, und ich hätte den Sozialdemokraten sehen mögen, dem nicht das Herz im Leibe lachte, mochte er auch abends vorher noch so lebhaft in der Versammlung Lassalle'sche oder Marx'sche Theorie verfochten haben.«* Allzu ausgiebiges Redenhalten, sei es in Hörsälen, Versammlungen oder auf der Kanzel, war ohnehin nicht nach Franziskas Geschmack; sie packte lieber zu und leistete praktische Hilfe, und genau das war es, was sie Tag und Nacht und unermüdlich tat.

Andrerseits war die Leseratte in ihr nie ganz zur Ruhe gekommen. Zur Lektüre von Romanen (Theodor Fontane, Walter Scott, Fanny Lewald) fehlte jetzt wirklich die Zeit, aber die

Tageszeitungen, deren es in Berlin damals zwölf verschiedene gab (und es wurden immer mehr), von denen einige dreimal täglich erschienen, studierte sie mit Hingabe, ihr politischer Verstand blieb auf der Höhe. Henny, Emmy und Carl nahmen ebenfalls teil am Weltgeschehen, und so gab es stets viel zu erzählen und zu erörtern. Im Jahr 1881 wurde der russische Zar Alexander II. in Sankt Petersburg mittels eines Sprengsatzes auf offener Straße getötet. Zu der Gruppe von Anarchisten, die das Attentat beging, gehörte auch Wera Figner. Franziska und Emilie kannten sie, sie hatte zur selben Zeit in Zürich Medizin studiert wie die beiden. Nun versuchten sie, Carl und Henny zu erklären, was die jungen Russinnen angetrieben hatte und sogar vor Bombenanschlägen nicht zurückschrecken ließ, und gerieten dabei unversehens zu Verteidigerinnen dieser Radikalinskis. »Hätte ich das gewusst«, sagte Carl streng, »hätte ich dein Studium in Zürich nicht befürwortet, Hase!« Und Henny fand, die russischen Revolutionärinnen hätten besser Chemie oder Geschichte studiert statt ausgerechnet Medizin – mit Mordplänen im Kopf! Um der Stimmung aufzuhelfen, erzählte Franziska von ihrer Stubengenossin Stefanija Berlinerblau und dass diese Studentin ihre Revolutionspläne aufgegeben und es zur leitenden Ärztin in Amerika gebracht habe, wobei Franziska ihren eigenen Einfluss auf die Entscheidungen von Dr. Berlin ein wenig übertrieb. Doch auch die Innenpolitik beschäftigte die Familie Tiburtius fortwährend. Besonders von sich reden machte damals Dr. Rudolf Virchow, denn der war nicht nur Arzt, sondern auch Abgeordneter der Fortschrittspartei und als solcher erklärter Gegner Bismarcks und seiner Nationalliberalen. Versteht sich, dass das für Franziska ein Grund mehr war, sich über ihn zu empören. Aber dann, oh Wunder, mitten im sogenannten Kulturkampf – ein Begriff, den Virchow geprägt hatte –, durch den der Staat die Kirche, insbesondere die katholische, von seinen Hoheitsgebieten zu vertreiben suchte, wobei dem Zugriff Roms vor allem auf Schulen und Universitäten begegnet werden sollte, wechselte Virchow plötzlich die Seiten und unterstützte den Reichskanzler bei seinen Vorhaben. Es gelte, nun endlich die Priesterherrschaft dort, wo die Wissenschaft ihr Werk tun müsse, zu brechen. Oha, dachte Franziska, der Mann ist ja gar nicht so vernagelt. Sie konnte es kaum glauben, war aber dann sehr erfreut. Endlich konnte sie dem Kollegen einmal zustimmen – so wenn er erklärte, dass das, was sich mit den Mitteln der Vernunft nicht begreifen ließe, *»alles dummes Zeug«* sei und in Studierstuben und Hörsälen nichts zu suchen hätte. ›Es dauert seine Zeit mit der Aufklärung‹, dachte sie, ›aber am Ende trägt sie den Sieg davon.‹ Ihre Begeisterung für die Naturwissenschaft, welche die Züricher Alma Mater in ihr geweckt hatte, ließ sie nie mehr los und war der Grund, dass die enge Allianz, die der Kaiser mit den Spitzen des protestantischen Klerus pflegte, ihr ein Dorn im Auge blieb.

***

Den immer beliebteren Naturheilmethoden, die den Aufstieg der streng wissenschaftlich untermauerten Medizin begleiteten, begegnete Franziska mit kopfschüttelnder Gelassenheit. Sie sprach von »Zwischengebieten« und fand, sofern sie nicht schadeten, dürften sie sein. Sie stammten übrigens zumeist aus Amerika und hießen *christian science* oder *mind cure* und *»lösten bei Menschen mit viel Phantasie und wenig Urteil allerhand merkwürdige Auffassungen aus und verwirrten die Gemüter – nicht nur die der breiten Menge, gerade in der Aristokratie und bis in die höchsten Hofkreise hinein fanden sie begeisterte Anhänger. Es gibt wohl keinen damals in der Praxis stehenden Arzt, der nicht einmal mit Ingrimm und gebundenen Händen der tragischen – sagen wir: Verblendung gegenübergestanden hat.«* Und sie berichtet von dem Fall eines an Tuberkulose erkrankten Mädchens, dessen Leben nicht mehr zu retten war, das aber Medikamente gegen seine Schmerzen hätte bekommen sollen. Die Familie jedoch hatte von einer Gesundbeterin gehört, die helfen könne, sich indes ausbat, dass die Patientin keinerlei Medizin zu sich nähme. »*Es tat mir so leid, das arme Kind seinen Schmerzen zu überlassen, aber was konnte ich tun?*« Das Mädchen starb, und die Gesundbeterin stellte eine saftige Rechnung. »*Ich habe mich gefragt, ob die Familie dann nicht von der Gesundbeterin kuriert war.*« In einem anderen Fall sollte eine ältere Patientin von einem Wunderheiler durch pures Handhalten und innigen Augenkontakt von ihrem Magengeschwür erlöst werden. Der Heiler verlangte (vorab) ein Vermögen, das Geschwür blieb, und so landete die Frau bei Dr. Franziska Tiburtius. »*Tief in der menschlichen Seele liegt der Wunsch, dem ehernen Naturgesetz von Ursache und Wirkung zu entgehen, und wer die unendliche Größe dieses Gesetzes noch nicht nachfühlen kann, flüchtet sich gerne in Zwischengebiete.*« Auch die Psychoanalyse zählt Franziska dazu, ferner nennt sie Hypnose und Telepathie. Diese Heilmethoden, bemerkt sie nicht ohne eine leichte Entrüstung, »*treten auf mit dem Anspruch, auf wissenschaftlichem Boden zu stehen!*« Die Wissenschaft ist ihre Welt, und die Bewohner der »*Zwischengebiete*« sollen tun, was sie nicht lassen können, aber der Wissenschaft dann doch die Prärogative überlassen.

Der von Franziska achtungsvoll geschilderte Berliner Mittelstand wusste oder ahnte, wie viel er der modernen Naturwissenschaft verdankte und schwor sich in seiner Mehrheit auf dessen rationalistische Fundamente ein. Hier fühlte sich Franziska zu Hause. So manche Dame aus diesem Mittelstand kam als Patientin zu Dr. Tiburtius und Dr. Lehmus in die Praxis, und so verzweigte und vergrößerte sich das für das Gedeihen der Praxis so wichtige Netzwerk von Frauen, die mit Aufrufen, öffentlicher Würdigung und Spenden zur Stelle waren. Die Frauenbewegung der Hauptstadt, die mit großer Ausdauer für die Gleichberechtigung trommelte und ebenfalls aus dem Mittelstand kam, gehörte an vorderster Front dazu. Franziska überwand ihre Vorbehalte gegen die »Emanzipierten«, hörte ihnen zu und pflichtete ihnen bei. Allerdings nicht immer. Dass den Frauen das Wahlrecht zukommen solle, schien ihr lange Zeit überflüssig. »Sie wählen doch nur, was ihre Männer wählen, und wenn nicht, gibt es Streit, was auch nicht guttut«, sagte sie, wobei sie mit dieser Meinung als Frau nicht allein stand. Aber die Zeitläufte gaben ihr unrecht (wenn auch erst im nächsten Jahrhundert). Die Individualisierung der Frauen, die aus dem Schatten ihrer Männer und des Hauses heraustraten, was ja Franziska vorexerziert hatte, war nicht aufzuhalten. Eine eigene Meinung gehörte dazu, auch eine eigene Wahlentscheidung.

***

Berlin war in der Kaiserzeit bereits eine internationale Großstadt, hier gab es Diplomaten, Handelsvertreter und Wissenschaftler aus aller Welt. Ihrer Sprachkenntnisse wegen wurden Tiburtius und Lehmus gern von französischen Damen und englischen Ladies aufgesucht und weiterempfohlen, sodass es vorkam, dass sie während eines ganzen Arbeitstages kaum einmal Deutsch sprachen – außer zueinander in der Mittagspause. Franziska erzählt von allerlei merkwürdigen Erlebnissen mit ihrer internationalen Klientel – zu der sogar Frauen aus China zählten, vor allem aber Amerikanerinnen und Britinnen. »*Da meine Schwägerin und ich über leidliches Englisch verfügten, war es erklärlich, dass Angelsächsinnen beiderlei Art* (also Frauen aus den USA und aus Großbritannien) *sich in unseren Wartezimmern zusammenfanden. Man kann nicht behaupten, dass Altengland und Amerika sich immer gut verstanden hätten; das soll ja auch manchmal auf anderem Boden vorkommen. Zuweilen spielte sich Niedliches ab – wenn etwa ein richtiges Yankee girl aus dem Westen in heller Begeisterung der kühl blickenden Engländerin von dem herrlichen Fest erzählte, das sie am 4. Juli* (dem Unabhängigkeitstag der Vereinigten Staaten), *im Hotel de Rome gefeiert hatte – von dem Dinner, den patriotischen Reden, dem Tanz –, während die Augen der Engländerin immer größer und verwunderter wurden: ›Why do you have a festivity on the 4th of July? We don't have it!‹*« Beide hatten keine Ahnung, was der

4. Juli bedeutete und dass sie gute Gründe hätten haben sollen, diesen Tag voreinander lieber nicht zu erwähnen.

Franziskas chinesische Patientin hieß Madame Yin-Chang und gehörte zur diplomatischen Vertretung ihres Landes. *»Bei ihr in der Botschaft sah ich noch chinesische Damen mit Humpelfüßchen, die Sitte der Fußverkrüppelung gehörte zu den Merkmalen chinesischer Vornehmheit. Als ich einmal eine diesbezügliche* (wohl abwertende) *Bemerkung wagte, wurde mir erwidert: ›Nein, ist schön. Wir binden Füße, Sie binden Leib.‹ Damals bestand die Mode der engen Korsetts und herausgeschnürten Hüften – da konnte ich nicht viel sagen. Abends sah sie hübsch und vornehm aus in den schweren seidenen Gewändern, Blumen in dem nach chinesischer Art glatt frisierten Haar. Die Familie kehrte nach einigen Jahren nach China zurück. Ich habe den Namen Yin-Chang noch öfter in den Zeitungen gelesen; eine Zeitlang bekleidete Herr Yin-Chang den Posten eines Kriegsministers.«*

Zu Franziskas prominentesten Berliner Patientinnen gehörte Anna Schepeler-Lette, die Tochter des Gründers des Lette-Vereins *zur Förderung der Erwerbstätigkeit des weiblichen Geschlechts.* Mit dieser Frau trafen sich Franziska und Emilie jenseits von Sprechstunden, um sich mit ihr über ihren Feldzug gegen die Dummheit und für die Berufsbildung von Mädchen und jungen Frauen auszutauschen. Im Jahre 1886 hatte Frau Schepeler-Lette jene Haushaltsschule auf den Weg gebracht, die von der *Mägdehausbörse* und Hennys Verein zur Rettung strafentlassener Mädchen so dringend gebraucht wurde. Es ging darum, dass die Frauen Arbeit fanden und Geld verdienten, um sich eine eigene Existenz aufzubauen. Und für dieses große Ziel brauchten sie eine Ausbildung. Das war das Allerwichtigste.

»Die Haushaltsschule ist ein Erfolg«, sagte Anna. »Aber können wir uns damit zufriedengeben, die Mädchen immer nur wieder in Richtung Küche zu treiben, auch wenn sie dort Gutes zuwege bringen und einen Lohn bekommen? Unsere Welt birst vor Erfindungen und Neuheiten. Die Industrie ist eine Männerwelt. Warum? Ich möchte Angebote machen, die Mädchen teilnehmen lassen an der modernen Technik.«

»Du hast ja schon«, sagte Emilie, »den Telegrafistinnen-Lehrgang eingerichtet. Wie läuft der eigentlich? Kommen die weiblichen Lehrlinge in Scharen, wie du gehofft hast?«

Anna wiegte den Kopf. »Es könnten mehr sein. Mechanische und erst recht elektrische Prozesse gelten als potentiell gefährlich, man redet Frauen ein, so was wie Telegrafie passe nicht zu ihrem Geschlecht. Vollendeter Blödsinn. Deutschlandweit entsteht ein dichtes Telegrafiekabelnetz, die ersten Frauen arbeiten schon auf den Postämtern, und es werden weit mehr benötigt.«

Franziska erinnerte sich: »Auch die Medizin galt von jeher als ein Bereich, in dem Frauen nichts zu suchen hätten. Dahinter steckte eine veraltete Vorstellung von Schicklichkeit, du weißt schon: Nacktheit! Horribile dictu! Und dahinter wieder stand die Religion mit ihrer Angst vor dem sündigen Körper. Aber was steckt hinter der Angst vor Kabeln und Elektrizität, wenn Frauen damit in Berührung kommen?«

»Elektrizität«, sagte Emilie, »das sind Blitz und Donner, und davor erschrecken die Kinder. Wenn Männer ihre Arbeitsplätze in der technisierten Welt verteidigen, dann ist die ›Gefahr‹ und die entsprechende Nichteignung von Frauen bloßer Vorwand. Hedwig Dohm könnte das kurzweilig erklären. Jedenfalls ist ein Küchenherd mit offenem Feuer viel gefährlicher als ein Telegrafie-Kabelstecker.«

»Was mir vorschwebt«, lächelte Anna, »ist ein Ausbildungsgang für Fotografinnen. Ihr kennt diese wunderbare neue Kunst, die Ablichtung heißt. Fotoateliers entstehen überall. Sie gelten noch ein bisschen als Zauberei. Aber das wird sich ändern. In München hat eine gewisse Anita Augspurg mit Partnerin ein Fotoatelier aufgemacht, das ›Elvira‹ heißt und in das alle Münchner Berühmtheiten pilgern, um sich ablichten zu lassen. Sogar der König ist da Kunde, Elvira nennt sich ›Hofatelier‹. Was die Bayern können, können wir doch auch.«

»Ich habe neulich gelesen«, bemerkte Franziska, »dass es vielleicht irgendwann möglich sein wird, das Innere des Körpers zu fotografieren. Das wäre ein Durchbruch in der Diagnostik. Aber wahrscheinlich ist das Träumerei.«

Im Jahre 1890 eröffnete Anna Schepeler-Lette im Rahmen des Lette-Vereins eine Fotografische Lehranstalt, und fünf Jahre später wurde dort der Beruf der Röntgenschwester entwickelt. Die tatkräftige Anna hatte als Vollstreckerin der wegweisenden Ideen ihres Vaters unbedingt die Nase vorn. Es war, wenn es um Berufstätigkeit von Frauen ging, ein großer Schritt, die Küche und den Haushalt mal hintanzustellen oder ganz zu vergessen und die Welt der modernen Technik als Arbeitsplatz für Frauen in den Blick zu nehmen. Franziska war als Ärztin lange Zeit an der Seite dieser leider gesundheitlich angeschlagenen Pionierin Schepeler-Lette und würdigte sie so: *»Immer wieder habe ich gestaunt und bewundert, was sie alles möglich machte. Ein Arbeitsfeld nach dem anderen erschloss sie für die erwerbstätige Frau, zu der Wäschenäherei und Kochschule kam bald die Handels- und Gewerbeschule sowie die Schriftsetzerinnenausbildung. Ferner Fotoatelier und Technisches Zeichnen. Natürlich bringt eine solche Konzentration auf ein Ziel auch eine gewisse Einseitigkeit mit sich; ich will nicht behaupten, dass der Verkehr mit der hervorragenden Frau immer leicht gewesen sei. Menschen ihrer Art müssen als Ganzheiten, am besten aus einer gewissen Entfernung, überschaut werden. Dann erst wird man ihnen gerecht.«*

***

Das kaiserliche Berlin war eine Industriestadt mit einem ambitionierten Bürgertum, einem starken und hochmütigen Militär, einer wachsenden Arbeiterklasse, die weitgehend mittellos war, sich aber unter Führung der Sozialdemokratie anschickte, am Wirtschaftsboom teilzuhaben und politisch eine Rolle zu spielen. (Das war so, obwohl Bismarck der Partei mit seinem *Sozialistengesetz* Beschränkungen auferlegt hatte, die einem

Verbot gleichkamen.) Und dann gab es da noch den Kaiser mit seiner Familie, den »Hof« in Potsdam und Berlin. Der Glanz der Hohenzollern fiel auf die kleinen Leute, auf das Bürgertum sowieso, aber auch die Angehörigen der freien Berufe, zu denen Franziska, Emilie und Henriette zählten, fühlten sich erhoben und sogar erhaben, wenn der Kaiser, seine Familie und seine unmittelbaren Untergebenen irgendwie in ihr Leben hineinleuchteten. So konnte auch Franziska, die stets auf wohltuend nüchterne Weise ihren Lebensweg schildert, es nicht verhehlen, dass es ihr etwas bedeutete, *»Hofluft«* zu schnuppern. *»Soll ich davon erzählen?«* Die Gemahlin eines Kaiserbruders, des Prinzen Friedrich Karl von Preußen, Prinzessin Maria Anna aus dem Hause der Askanier, mithin eine Schwägerin seiner Majestät, hat tatsächlich mehr als einmal das Fräulein Doktor konsultiert – in welcher Angelegenheit, darüber hat Franziska natürlich den Schleier ärztlicher Diskretion gebreitet. *»Eine besonders hervortretende Rolle am Hof hatte sie wohl nie gespielt; in ihrer Jugend ausgezeichnet durch Schönheit und Grazie, war sie beliebt wegen ihrer Gutherzigkeit, Liebenswürdigkeit und künstlerischen Talente. Sie war keineswegs unintelligent, konnte aber so erscheinen. Sie hatte eine Leidenschaft zu sprechen und redete oft verwunderliches Zeug in krausem Durcheinander. Sie freute sich, Zuhörer zu haben, die auch einmal ein Wort dazwischenwarfen von einem anderen Gesichtspunkt her.«* Es steht zu vermuten, dass Franziska eine solche Zuhörerin war, deren Neigung zum Widerspruch auch bei Personen des Hochadels nicht aussetzte. *»Eines Morgens ließ mich die Prinzessin rufen, sie lag im Bett. Wie gewöhnlich kam sie vom Hundertsten ins Tausendste …«* Wobei Franziska sie beraten sollte, war die Abendtoilette. Die Prinzessin litt an einer Erkältung, und es war die Frage, ob sie einer Einladung der Kaiserin in dem dort vorgeschriebenen großen Abendkleid mit Ausschnitt Folge leisten könne, ohne dass ihr Gesundheitszustand sich weiter verschlechterte. An sich ist diese Episode nicht weiter interessant, aber dass Franziska sie mitteilt, spricht für sich. Der Kontakt zum Kaiserhof war von

Bedeutung für die Praxis der weiblichen Ärzte, er gewährte eine Beglaubigung des Existenzrechts und des Nutzens der von Frauen geführten Klinik, die auf ihre Weise einzigartig und äußerst wirkungsvoll war. Auch Henriettes Kontakte zur Kronprinzessin sowie deren Familie verlieh dem Atelier der ersten deutschen Zahnärztin sowie dem Namen Tiburtius Klang und Rang. Und die Frauen nutzten ihre Nähe zum Hof. Sie prahlten nicht damit, aber sie stellten dieses besonders strahlende Licht auch nicht unter den Scheffel. Warum auch? Nach all den hochgezogenen Augenbrauen vor, während und nach Eröffnung ihrer Praxis kam diese Anerkennung von höchster Stelle gerade recht.

***

Über Politik, über Bismarck, das Deutsche Reich und den Kaiser besprach sich Franziska besonders gern mit ihrem Bruder Carl. Der hatte jetzt mehr Zeit, er war öfters zu Hause, denn seine Präsenz in der Rixdorfer Praxis hatte er auf zwei Tage in der Woche verkürzt. Grund war nicht etwa ein rückläufiger Zuspruch in Rixdorf – im Gegenteil, jeder Arzt im böhmischen Dorf war hochwillkommen –, sondern Carls Entschluss, einem bislang der Tagesnotwendigkeiten wegen ganz zurückgestellten Bedürfnis zu folgen: nach schriftstellerischer Betätigung. Er saß in der Friedrichstraße in seinem Studierzimmer an einem schweren, ausladenden Schreibtisch und dichtete. ›Ich habe Franziska dazu gebracht, ihren Ehrgeiz nicht länger zu verleugnen und Medizin zu studieren. Was ist mit meinem eigenen Ehrgeiz?‹ So sprach er mit sich selbst und vertraute sich auch seiner Schwester an. Die sagte gleich: »Das musst du tun, Carl. Schreib alles auf!« Sie versprach, seine erste Leserin und Kritikerin, seine Lektorin zu sein. Henriette hätte das nicht gekonnt. Denn er schrieb auf Plattdeutsch. Das Pommersche Platt war anders als das Holsteinische, im Übrigen hatte Henriette, die wenig erfreuliche Erinnerungen mit der Waterkant verband, ihr

Plattdeutsch ganz vergessen. So kam Franziska ins Spiel. Und ihrer beider Lieblingsdichter sowie Carls Vorbild: Fritz Reuter. Seine Sprache erinnerte ihn an seine Unterhaltungen als Kind mit dem Gesinde, dem Knecht, der Magd, der Köchin und Stining.

»Carl, du Schöddeldörchclaas (= Schussel) hast wieder deinen ›*Eekboom*‹ rumliegen lassen!«

»Ja, ja, schon gut, bedoor di man ehm, ich räum' ihn weg. Wenn ich in dem Magazin unser schönes Platt lese und es im Kopf höre, wird mir ganz warm ums Herz. Dat ist wat anners als das raue Berlinerisch um uns herum. Das mag zwar ebenso so direkt sein wie das Mecklenburgische, aber eben auch aggressiv und polterig.«

»Und was ist mit ›Icke, ditte, kieke mal, Oochn, Fleesch und Beene, wenn de mir nich lieben tust, lieb ick mir alleene‹?«

»Gah mi af, genau das meine ich. Ich habe Lust wie Fritz Reuter etwas über unsere Heimat zu erzählen, eine Geschichte, in der auch der Komische und das Großzügige seinen Platz hat. Und in der die Schönheit der Küste gefeiert wird. Mit dem Selbstbewusstsein der Berliner können wir doch allemal mithalten, hör mal: ›As uns Herrgoot de Welt erschaffen ded, fung hei bi Mecklenborg an.‹«

»Oh, dat weer schön. So einer wie Entspekter Bräsig, das wär's doch«, sagte Franziska.

»So einer wie Onkel Bräsig schwebt mir als Held meiner Geschichte tatsächlich vor; das Herz auf dem rechten Fleck, etwas langsam, aber gewitzt. Und er soll auch was von einem listigen Soldaten haben, denn ich möchte meine Erlebnisse beim Militär schildern. Und auch die als Doktor. Ich schreibe wie Reuter auf Mecklenburger Platt. Der gute Mann hat ja sein Leben lang jede Übersetzung ins Hochdeutsche verweigert, kann ich gut verstehen.«

»Na, denn man tau, mien Leev.«

Als Carl erst einmal angefangen hatte mit dem Schreiben, kamen ihm die Worte und Geschichten, auch Gedichte waren

Carl Tiburtius (1834–1910), Arzt und Schriftsteller, Bruder von Franziska Tiburtius

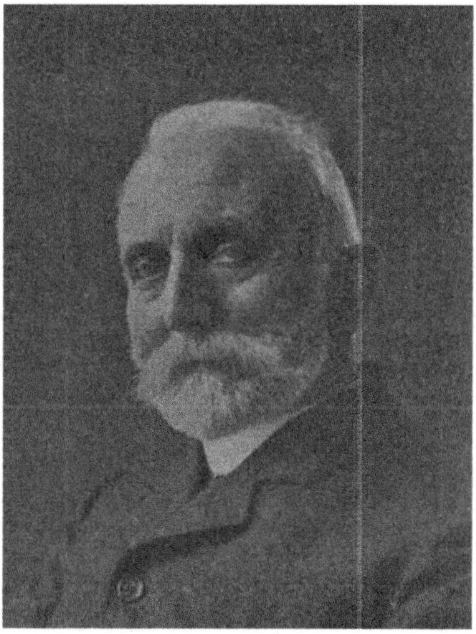

dabei, ganz von selbst. Sein im Pommerschen Platt verfasster Roman »*Kandidat Bangbüx*« (= Kandidat Angsthase) wurde ein großer Erfolg. Später dramatisierte er ihn noch, es wurde ein Lustspiel daraus.

Die beiden Söhne Kalle und Franz gingen schon auf die Oberschule, ihre Bildung lag der Familie Tiburtius sehr am Herzen, und alle wirkten dabei mit. Franziska gab den Jungen Klavierunterricht, immer sonntags, sonst war keine Zeit. Emilie kam ebenfalls am Wochenende und gab Französischstunden – ach, wie kompliziert war doch dieser Konjunktiv! Nicht mal Emmy konnte ihn so erklären, dass die Jungs ihn verstanden. Henny sprach am Abendbrottisch gerne Englisch mit ihnen, aber das klappte nicht immer, denn Franz war ein arger Kasper und schnitt Grimassen, wenn Mama nicht hinsah. Carl hatte es übernommen, seinen Söhnen die Literatur nahe zu bringen, und wenn er von Fritz Reuter erzählte, waren beide ganz Ohr.

»Er kam ins Gefängnis – nur weil er bei einem Studentenclub mitgemacht hat?«, fragte Franz.

»Die Burschenschaften damals«, sagte Carl, »die wollten über die Kleinstaaterei hinaus- und zur Einheit Deutschlands kommen, wie wir sie heute haben. Aber die Fürsten in ihren Ländern, die hatten Angst davor, die erließen Gesetze gegen die Burschenschaften. Wer da mitmachte, sollte des Todes sein.«

»Des Todes gleich?«, rief Kalle. »Und wie war das mit Fritz Reuter?«

»Er wurde tatsächlich zum Tode verurteilt. Aber der König begnadigte ihn – wie auch all die anderen verhafteten Burschenschafter. Zu dreißig Jahren Festungshaft. Der Großherzog von Mecklenburg hat sich dann noch ins Mittel gelegt, und Fritz musste bloß sieben Jahre brummen.«

»Dit is ja ooch janz schön happich. Aber wat war jenau sein Vagehn?«, wollte Franz wissen.

Der Vater sagte: »Er hat das selbst später erzählt. Auf Platt, wie ihr wisst. ›*Wat hadden wi denn dahn? Nicks, gor nicks. Blot in uns' Versammlungen hadden wi von Ding' redt, de jetzt up apne Strat fri utschrigt warden, von Dütschlands Friheit und Einigkeit. Äwer taum Handeln wiren wi tau swack, taum Schriwen tau dumm, dorum folgten wi de olle dütsche Mod': wi redten blot doräwer.*‹«

Kalle schüttelte sich. »Fürs bloße Reden also sieben Jahre Bau?! Wat is mit dem Buch, das de jeschrieben hast, Papa? Stehen da jefährliche Sachen drin? Ist der Kandidat Bangbüx ein Revoluzzer?«

Carl: »Einwandfrei.«

***

Das Jahr 1888 ist als *Dreikaiserjahr* in die Geschichte eingegangen. Im März starb 91-jährig Kaiser Wilhelm I., ihm folgte sein Sohn Friedrich III. auf den Thron, ein Prinz, dem konservativ denkende, aber liberal fühlende Menschen wie die Familie Tiburtius durchaus Sympathien entgegenbrachten. Hatte er doch im letzten Krieg die Schlacht bei Wörth entschieden und danach auch bei Sedan gesiegt. Das vergaß man ihm nicht. Aber die in der Medizin bewanderten Tiburtiusse ahnten oder wussten, dass die jüngst gekrönte Majestät nicht bei guter Gesundheit, ja sogar todkrank war. Und so wunderten sie sich nicht, bedauerten es aber schon, als Friedrich III. nach nur dreimonatiger Regentschaft im Juni seinem Krebsleiden erlag. Und die arme Victoria, einst (wie auch der moribunde Kaiser) Patientin der Dr. Hirschfeld-Tiburtius, hatte nur 99 Tage Kaiserin sein dürfen! Aber sie sah nun ihren Sohn als Wilhelm II. den Thron besteigen, das war vielleicht ein Trost nach dem Verlust des Gatten. Doch dieser noch nicht mal dreißigjährige neue Herrscher – wer war er eigentlich, und was hatte man von ihm zu erwarten? Deutlich zu sehen war erst einmal eine Behinderung, der linke Arm schien gelähmt zu sein, das verdarb das Bild des stolzen Herrschers, das Wilhelm so gerne abgeben wollte. Als Franziska ferner erkannte, dass dieser Wilhelm und Otto von Bismarck nicht miteinander konnten, rückte sie, was ihre innere Anteilnahme betraf, ein großes Stück vom kaiserlichen Hof ab. Konnte es sein, dass der Sohn des früh verstorbenen Friedrich und Enkel des beliebten Wilhelm I., so wenig Weitblick besaß, den Kanzler Bismarck, der doch das Reich erst möglich gemacht hatte, zur Seite zu drängen? – Die große Politik war jedoch in diesem Jahr nicht das Einzige, nicht einmal das Vordringlichste, was Franziska beschäftigte. 1888 reichte der *Allgemeine Deutsche Frauenverein* (ADF) beim preußischen Parlament eine Petition ein, in der er um die Zulassung von Frauen zum Studium der Medizin ersuchte. Das war ein wichtiger Schritt. Seitens des Abgeordnetenhauses aber erfolgte zunächst keine Reaktion.

Gegen Ende der achtziger Jahre war die *Poliklinik weiblicher Ärzte* einerseits so gut etabliert, dass Dr. Tiburtius und Dr. Lehmus Überschüsse erwirtschafteten, die sie auf die hohe Kante legen konnten. Andererseits rief gerade der Erfolg der Praxis und der rege Zulauf vor allem der weniger bemittelten Frauen, die nun endlich eine anständige ärztliche Hilfe in Anspruch nehmen konnten, nach ihrer Erweiterung. Das Geld dafür war da. Man konnte expandieren. Was sich die beiden Ärztinnen wünschten, war eine »richtige« Klinik, eventuell mit einer geburtshilflichen Station. Überstürzen wollten sie nichts, denn noch erschien ihnen das Arrangement in der Schönhauser Straße mit den mietfreien Räumen des Herrn Bötzow sowie die Pflegestation in der Friedrichstraße mit den hilfreichen Diakonissinnen äußerst vorteilhaft. Insgesamt ging es noch einige Zeit so weiter, bis dann 1894 ein Umzug in die Bülowstraße nötig und möglich wurde. Womit Lehmus und Tiburtius aber jetzt schon beginnen wollten, das war Umschau halten nach weiteren Ärztinnen zur Mitarbeit in ihrem Projekt. Und da erblickten sie weit und breit niemand.

»Wie denn auch?«, seufzte Franziska. »Die wenigen Medizinerinnen, die wie wir in Zürich promoviert haben, gehen danach in die USA oder bleiben in der schönen Schweiz. Wer kommt schon ins laute Berlin?«

»Abwarten«, entgegnete Emilie, »du weißt es vielleicht nicht, Hase, aber wir sind berühmt. Ich schätze, da draußen gibt es irgendwo ein paar Mädchen, die uns gerne kennenlernen würden.«

Emilie hatte recht, wenn es auch mit der Verstärkung durch weitere Medizinerinnen noch etwas dauern sollte. Franziska in ihren Erinnerungen: *»Durch fünfzehn Jahre blieben Dr. Lehmus und ich die einzigen weiblichen Ärzte in Berlin; dann bekamen wir Berufsgenossinnen, und sie sind uns liebe Mitarbeiterinnen geworden. Zuerst Agnes Bluhm (1890), dann in kurzen Abständen Agnes Hacker, Anna Kuhnow, Pauline Ploetz.«* Diese jungen Ärztinnen hatten sich Franziska und Emilie zum Vorbild genommen, in Zürich Medizin studiert und den Doktorgrad erworben. *»Ich glaube, es ist dieser zweiten Generation weiblicher Ärzte schon erheblich leichter geworden, festen Fuß zu fassen, zumal sie berufliche Tüchtigkeit mit Liebenswürdigkeit vereinigten.«* Agnes Bluhm war Jahrgang 1862 und hatte, wie üblich, zunächst eine Ausbildung zur Lehrerin absolviert. Sie begann im Wintersemester 1884/85 ihr Medizinstudium und spezialisierte sich auf Gynäkologie. Zwischen Kommilitone Alfred Ploetz und Agnes entspann sich ein Liebesverhältnis, aber der junge Kandidat der Medizin nahm eine andere zur Frau: Pauline Rüdin, die gleichfalls in Zürich studierte. Die Studierenden waren frei im Geiste, trafen und lasen sie doch gemeinsam niemand Geringeren als Friedrich Nietzsche und Ricarda Huch. Alfred und Agnes blieben einander trotz Trennung wohlgesinnt über die Jahre. Wie auch zu Franziskas Zeiten entstanden Clubs und Debattierzirkel unter den Studenten, in denen Agnes sich engagierte und mit den anderen über das brandneue Thema ›Vererbung‹ diskutierte. Als sie ihr Studium beendet hatte, machte sie sich nach Berlin auf, wo sie Anfang der 1890er-Jahre Lehmus und Tiburtius traf. Die Zusammenarbeit war eng und von gegenseitigem Respekt getragen, die beiden Älteren lernten von Dr. Bluhm so manche Neuheit auf dem Gebiet der Gynäkologie. Agnes Hacker, geboren 1860, hatte ebenfalls in Zürich studiert, sie kam über die Philosophie zur Medizin und promovierte über ein gynäkologisches Thema. Ihr praktisches Jahr verbrachte sie an der Züricher »Irrenanstalt (so lautete damals die offizielle Bezeichnung, sie war nicht abwertend gemeint) Burghölzli«. Anschließend bildete sie sich zur Chirurgin weiter. Über Wien und Leipzig gelangte sie 1898 nach Berlin, wo sie an der *Klinik weiblicher Ärzte* mitarbeitete. Sie wurde 1905 die erste »Polizeiärztin« Berlins, die sich nun, wie einst von Henriette und Gertrude Guillaume-Schack gefordert, jener der Prostitution verdächtigen Frauen annahm, die zuvor von männlichen Ärzten nur allzu oft gedemütigt worden waren. Die dritte Weggefährtin von Emilie und Franziska um die Jahrhundertwende hieß Anna Kunow, geboren 1858. Ihr Lebenslauf in Stichworten glich denen von Emilie, Franziska und den anderen Ärztinnen der jüngeren Generation aufs Haar: Ausbildung zur Lehrerin, Berufstätigkeit, Enttäuschung, Studium der Medizin in Zürich mit Promotion. Wie Agnes Bluhm und Agnes Hacker hatte sich auch Dr. Kunow auf die Frauenheilkunde spezialisiert. In New

York und Leipzig arbeitete sie als Frauenärztin bis sie 1900 nach Berlin kam und dort ihre Vorbilder kennenlernte. Pauline Ploetz schließlich, Jahrgang 1866, die in den Diskussionszirkeln um die ›Vererbung‹ in Zürich dabei gewesen und dort ihrer Kommilitonin Agnes Bluhm den Alfred ausgespannt hatte (wonach aber alle drei befreundet blieben) ging nach ihrer Promotion 1890 mit ihrem Mann in die USA und kam 1899 zu Lehmus und Tiburtius in die Poliklinik. Von ihr und den anderen jungen Ärztinnen wurden die Älteren in der praktischen Kunst der Chirurgie unterwiesen. »*Und so wurde die ›Klinik weiblicher Ärzte‹ wirklich zu einem Mittelpunkt dieser ersten und zweiten Generation. Wir haben alle gut zueinandergestanden, haben voneinander gelernt, sind aneinandergewachsen und lebten in einer Art von geistigem Kommunismus. Es war ein schönes Zusammenarbeiten, eine glückliche Zeit des Aufstrebens.*« In Medizinerkreisen nannte man Dr. Tiburtius und die anderen nicht ohne Respekt die »*Züricher Garde*«. Solidarität war ein wichtiger Teil des Kapitals dieser Ärztinnen, bevor nach und nach im Jahrzehnt zwischen 1896 und 1908 die Hürden niedergerissen und allen Frauen der Zugang auch zu deutschen Universitäten eröffnet wurde.

Für Emilie und Franziska war der Kontakt zu den um zwanzig Jahre jüngeren Kolleginnen mit Züricher Doktordiplom eine Freude, sie sahen aber zugleich, wie absurd es war, dass ihre jungen Kolleginnen immer noch so weit reisen mussten, um medizinisches Wissen zu erwerben und dann auf Sonderregulierungen angewiesen waren, um ihren Beruf zu Hause ausüben zu können.

»Es genügt nicht, wenn irgendwann die Universitäten sagen: Gut, wir öffnen uns den Frauen«, befand Franziska. »Dann kommt die Debatte um die Zugangsberechtigungen und damit die Frage: Wo machen die Mädchen ihr Abitur?«

»Und damit die Folgefrage: Dürfen die Mädchen aufs Gymnasium?«, fuhr Emilie fort. »Mal das eine oder andere als Ausnahme, oder alle – in Koedukation? Oder brauchen wir

Gymnasien nur für Mädchen? Und wer soll dort lehren? Gymnasiallehrerinnen? Gibt es die? Ich sehe sie nicht. Sie hätten ja an den Unis für das Lehramt studieren müssen, und das können sie nicht. Also: Wer lehrt die Mädchen? Männer?«

Franziska runzelte die Stirn: »Auch so ein leidiges Thema. An den Mädchenschulen gibt es durchaus männliche Pädagogen. So eifrig man darauf bedacht war, uns Ärztinnen klar zu machen, dass wir keine Männer behandeln dürfen – das wollten sich die Herren Medizinalräte und niedergelassenen Doktoren vorbehalten, sie schoben Schicklichkeit vor, waren aber bloß vom Konkurrenzneid getrieben, siehe Hedwig Dohm –, so lässlich ist man bei der einzigen Domäne, die wir Frauen beruflich hatten: der Lehre an den Mädchenschulen. Hier haben uns junge Herren, die sonst keine Anstellung fanden, die Posten weggeschnappt. Jaja, so undenkbar Lehrerinnen an Knabenschulen waren und sind, so großspurig durften männliche Jungpädagogen vor die Katheder in den Mädchenschulen hintreten. Diese Schulen waren stolz, wenn sie einen Herrn Lehrer hatten – aber wer war das denn, der da als Mann an eine Töchterschule ging? Unter uns: Das war der Ausschuss. Jünglinge ohne Ehrgeiz, öfters Theologen, bei denen es gerade dazu reichte, bei kleinen Mädchen Eindruck zu schinden. Es ist alles furchtbar deprimierend. Wir müssen an die Wurzeln ran und die Bildung der Mädchen ab ovo, du verstehst, neu aufbauen. Da muss die Politik mitgehen. Wir brauchen Gesetze. Verpflichtende Mädchenschulen bis Klasse neun mit Mathematik nicht bloß als Wahlfach.«

»Und mit nicht bloß an Lehrerinnenseminaren, sondern an Universitäten ausgebildeten Lehrkräften«, ergänzte Emilie. »Das war doch keine Ausbildung damals an den Seminaren, oder? Wenn man es vergleicht mit dem Studium, was meinst du?«

»Ich gebe dir recht. Und ich frage dich: Wer waren die Frauen, die jüngst diese Petition an das Preußische Abgeordnetenhaus gerichtet haben: wegen des Zugangs für Frauen an die Universitäten? Mit denen sollten wir Kontakt aufnehmen.«

***

Das war gar nicht so schwer. Eine dieser Petentinnen hieß Helene Lange, sie hatte gerade eine Schrift mit dem Titel *Die höhere Mädchenschule und ihre Bestimmung* publiziert, in der sie die Lehrpläne der »Höheren Töchterschulen« einer harten Kritik unterwarf. Diese Schrift wurde als *Gelbe Broschüre* bekannt, sie konnte über den *Allgemeinen Deutschen Frauenverein* bezogen werden. Und es war nicht einmal nötig, dass Franziska und Emilie, wie sie es sich vorgenommen hatten, an den Verlag schrieben und um die Adresse der Helene Lange baten. Denn schon in den nächsten Tagen ließ sich in der Poliklinik eine Dame melden, die sich als Fräulein Helene Lange vorstellte. Franziska musterte diese neue Patientin überrascht und fragte dann:

»Sind Sie jenes Fräulein Lange, das die so genannte *Gelbe Broschüre …?*«

Die Dame nickte. »Ja, bin ich. Die Petition übrigens wurde abgelehnt. Ich will nicht drumrum reden, Fräulein Doktor. Ich komme nicht, weil mir etwas fehlt. Obwohl ich sagen muss … Manchmal plagt mich ein unerklärliches Kopfweh. Aber jetzt frei heraus: Ich bin gekommen, um Sie kennenzulernen.«

Franziska errötete. »Das ist«, stammelte sie, »eine Freude für mich. Denn, um die Wahrheit zu sagen, ich war drauf und dran, Sie ausfindig zu machen, um mit Ihnen einen Reformbedarf zu erörtern, der von höchster Stelle … Sie wissen schon, ich meine die Bildung unserer Mädchen. Wir ziehen da am selben Strang –«

Und sofort gingen beide in medias res und sprachen von dem Skandal, der darin bestand, dass Mädchen zu wenig lernten. Und darin, dass es keine akademisch gebildeten Lehrerinnen gab. Sie sprachen darüber, dass es Kurzsichtigkeit, Neid und Trägheit seien, die fälligen Reformen im Wege stünden. Franziska merkte noch an, dass es letztlich wie bei all diesen Fragen ums Geld gehe und man für den weiblichen Teil der Bevölkerung nichts übrighabe, weil man der Meinung sei, dass es sich nicht lohne. Fräulein Lange stimmte lebhaft zu und steuerte Beispiele aus ihrer Erfahrung mit den Ministern für Bildung bei. Dann aber musste das Gespräch ein Ende finden, weil die anderen Patientinnen warteten. Eine Verabredung für den nächsten Abend in der Friedrichstraße wurde getroffen. Helene Lange sagte zum Schluss:

»Fräulein Doktor, ich möchte Ihnen gerne hier an Ort und Stelle als Ärztin noch mal wieder begegnen. Denn ich habe meine Gesundheit, weil ich nicht so gern zu männlichen Ärzten gehe, sträflich vernachlässigt. Dass der Kopf mir so oft brummt, das muss doch nicht sein. Und auch hier, mein Ellenbogen … Auch stimmt da was mit den Augen nicht –«

»Oh«, unterbrach Franziska, »meine Kollegin Dr. Lehmus ist auf Augenheilkunde spezialisiert. Die hilft Ihnen gern.«

»Ausgezeichnet«, nickte Helene Lange, »würden Sie mir dann zwei Termine für Ihre und Ihrer Kollegin Sprechstunde reservieren?« Franziska schlug im Kalender nach, man kam überein, und die beiden Fräulein verabschiedeten sich mit Handschlag. Bei der nächsten Patientin war Franziska ein wenig unkonzentriert. Sie führte in Gedanken das Gespräch mit Helene Lange fort. Was für eine aufrechte, kämpferische Person! Und was werden Emmy und Henny sagen, wenn die Verfasserin der *Gelben Broschüre* morgen Abend auf ihrer aller Schwelle steht?

»Aber Fräulein Doktor«, rief mit einem Mal die Patientin, »es ist doch das andere Knie!«

Franziska öffnete die Tür. Da stand Helene Lange, aber sie war nicht allein.

»Darf ich vorstellen«, sagte sie, »das ist meine, ist unsere Mitstreiterin Frau Wilhelmine Cauer. Ich hoffe, es ist nicht unverschämt, dass ich sie einfach mitbringe. Aber sie ist eine von uns, mit denselben ernsten Absichten sozusagen …«

»Aber bitte, kommen Sie doch herein«, rief Franziska. »Ich freue mich, auch Sie kennenzulernen.« Und sie reichte Wilhelmine Cauer beide Hände. Dann half sie den Gästen aus den Mänteln.

Im Salon warteten Henny und Emmy sowie die für eine verbesserte Mädchenbildung ebenso brennende Lina Morgenstern. Erfrischungen standen bereit. Begrüßungen wurden absolviert mit Ausrufen wie: »Von Ihnen habe ich schon viel gehört!«, »Endlich habe ich den Vorzug und das Vergnügen ...« und »Enchantée!« Als alle Damen einen Platz gefunden hatten, ergriff Helene Lange im Rufton das Wort. »Sie müssen wissen, dass Wilhelmine zu den Mitautorinnen der *Gelben Broschüre* zählt. Und sie hat in diesem Jahr den Verein *Frauenwohl* gegründet. Wozu der gut ist? Nun, Wilhelmine wird es selbst erklären. Ein wichtiger Programmpunkt ist die gründliche Reform des Mädchenschulwesens.« Alle nickten. Franziska wandte sich Frau Cauer zu. »Ich sehe, dass Sie schwarz tragen und eine Haube. Heißt das, dass Sie ...«

»Ja«, sagte Cauer, »ich bin Witwe.« Schweigen. Dann murmelte Emmy verlegen: »Unser Beileid ...«

Wilhelmine schüttelte den Kopf. »Es ist schon einige Jahre her, dass mein Mann starb.« Allgemeines erleichtertes Aufatmen. Henny erhob sich und sagte: »Sind die Damen einverstanden, wenn wir alle zum ›Du‹ übergehen?« Bejahendes Murmeln. Henny lächelte erfreut. »Bitte Wilhelmine, bitte Helene, erzählt uns doch, was wir tun müssen, um die Reform ins Werk zu setzen.«

Frau Cauer hob an: »Zunächst einmal – nennt mich Minna, so rufen mich meine Freundinnen, alles andere käme mir komisch vor. Außerdem bedeutet mein Name ›willensstarke Beschützerin‹, und die möchte ich gerne sein. Ich habe an der *Gelben Broschüre* mitgearbeitet nicht nur, weil ich von Beruf Lehrerin bin, sondern weil ich die soziale Lage der Frauen verbessern will. Ich kämpfe für unser Stimmrecht.«

»Nun mal langsam«, warf Emmy ein, »es haben noch nicht einmal alle Männer ein Stimmrecht – Soldaten und Arme dürfen nicht wählen.«

»Ja, da liegt noch ein steiniger Weg vor uns. *Frauenwohl* macht ganz schön viel Arbeit. Ich schreibe auch öfter Artikel zur

Frauenfrage, und ich finde, unser Protest darf nicht leise sein, wir werden keine Kompromisse eingehen. Auf höherer Ebene möchte ich einen Verband gründen, der die weiblichen Angestellten organisiert – diese erste deutsche Frauengewerkschaft ist überfällig. Und auch eine Zeitung, die unsere Interessen im Fokus hat, werde ich ins Leben rufen, als Herausgeberin. Ach ja, und eine Bibliothek, die sich ganz der Gleichstellung widmet, ist ebenfalls in Planung. Ich möchte weg vom Klein-Klein der sozialen Ehrenämter hin zur Auseinandersetzung auf den großen politischen Bühnen.«

Franziska ergriff ihren geschlossenen Fächer und schlug sich damit in die Hand. »Da hast du dir ja allerhand vorgenommen, sapperlot. Wie schaffst du das alles, woher nimmst du die Energie?«

»Ich habe als Witwe einmal mehr erfahren, *wie niedrig die Stellung der Frau ist, wie sklavenhaft, wie rechtlos, wie unwürdig. Es bäumte sich etwas auf in mir, eine Revolte gegen Gott und die Welt.* Im Übrigen bin ich davon überzeugt, dass die Prostitution die Würde aller Frauen verletzt. Ein Grund mehr, für unser Wahlrecht zu kämpfen, um die Gesetzgebung beeinflussen zu können. Nun, da ich ohne Mann bin, habe ich Kraft und Zeit für den Kampf. Mir ist natürlich bewusst, dass wir unsere Programmatik geschickt verbrämen müssen, weil politische Frauenvereine verboten sind.«

Es entstand eine Pause. Alle dachten nach. Franziska meldete sich: »Ich mache gerne bei Vereinen mit, die den Frauen helfen. Aber nicht, wenn ich es dafür mit der Sozialdemokratie zu tun bekomme.«

»Wer redet denn davon?«, beschwichtigte Emilie.

»Aber man muss doch einräumen«, fand Lina, »dass im Programm dieser Partei ein paar gute Punkte zu finden sind.«

Helene ergriff jetzt das Wort. »Gestern erst habe ich unsere Doktorin Tiburtius in ihrer Praxis aufgesucht, um sie für die Unterstützung dieses ganz besonderen Projektes zu gewinnen: Realkurse für Mädchen. Es stellte sich heraus, dass sie und ihre

Kollegin Dr. Lehmus die *Gelbe Broschüre* kennen. Wir können uns also kurz fassen. Die Realkurse sind der erste Schritt. Wir brauchen Geld, wir brauchen Dozentinnen, wir brauchen Unterzeichner für den Verein. Könnt ihr euch vorstellen, dabei mitzumachen?« Und sie sah der Reihe nach Lina, Henriette, Franziska und Emilie an. Alle vier erhoben sich und redeten lautstark aufeinander ein.

Minna bat um Ruhe. »Helene hat mir schon von dem Trägerverein berichtet, den wir dafür brauchen. Da gibt es nun noch eine neue Information, die sie erst hier und jetzt, wenn wir alle versammelt sind, mitteilen will.« Ihr Blick wanderte zu Helene.

Die verkündete: »Ja, stellt euch vor: Nun ist sogar ein Mann für unseren ›*Wissenschaftlichen Zentralverein*‹ tätig. Ihr habt doch schon von Heinrich Rickert gehört, dem ›freisinnigen‹ Politiker, der unsere Bewegung als einer der wenigen Männer unterstützt. Obwohl er mit der Führung seiner Partei ganz gut ausgelastet ist, will er seine Kontakte für uns spielen lassen – als Vorsitzender!«

»Famos, dann können wir uns mit ganzer Kraft den Kursen widmen – mir ist's sehr recht«, rief Emmy. Man schenkte Bier und Wein aus und stieß an. Lina hatte Kuchen mitgebracht. Da öffnete sich die Tür des Salons – Carl stand auf der Schwelle. Er verharrte dort, beeindruckt und ein wenig intimidiert von so viel Weiblichkeit. Zwar war er ein häusliches Matriarchat gewohnt, aber seine zwei Jungs hatten nun doch für ein neues Gleichgewicht gesorgt. Sechs Frauen in heller Aufregung – das war etwas Besonderes. Er wurde hereingebeten.

»Wir gründen gerade einen Verein für Mädchenbildung«, rief Henny, deren Wangen glühten, »eben haben wir erfahren, dass ein Mann an führender Stelle dabei sein wird. Da wir als Frauen ja kein Recht haben, einen politischen Verein zu gründen, ist das von Wichtigkeit. Wie sieht es bei dir aus? Trittst du bei?«

Carl kratzte sich hinterm Ohr: »Würdest du mich bitte vorstellen?«

Bald darauf, im Jahre 1889, wurden die Realkurse für Frauen feierlich im Beisein der Kaiserin Friedrich (wie sich die vormalige Kronprinzessin Victoria nach dem Tode ihres Gatten zu nennen beliebte) eröffnet. Gymnasialkurse sollten folgen. Deren Schülerinnen würden in einigen Jahren als Externe am Königlichen Luisengymnasium ihr Abitur ablegen. So war der erste Abschnitt des Weges geebnet, auf dem eine neue Mädchengeneration den Vorbildern Dr. Tiburtius und Dr. Lehmus würde nacheifern können. Die Betriebsamkeit des Vereinslebens sagte Franziska in keiner Weise zu. Aber das war Nebensache. Zu ihren Pflichten gehörte es eben auch, dafür zu sorgen, dass Mädchen Wissen erwarben. Obzwar sie ja jetzt als Ärztin tätig war, blieb die Verantwortung ihres ersten Berufes, die der Lehrerin, immer lebendig in ihr.

***

Die Oldenburger Kaufmannstochter Helene Lange war fünf Jahre jünger als Franziska, sie war mutterlos aufgewachsen. Ihre Jugend verbrachte sie in einem Pfarrhaushalt, wo Frauen wenig galten, aber eine gut bestückte Bibliothek vorhanden war. So wurde sie, wie etliche Pfarrerstöchter zu ihrer Zeit, ebenso rebellisch wie wissensdurstig. Eine Ausbildung zur Lehrerin, die sie wünschte, wurde ihr nicht gestattet. Also bereitete sie sich autodidaktisch auf das Examen vor und reiste 1871 zur Prüfung nach Berlin, wo sie mit Auszeichnung bestand. Als Pädagogin blieb sie immer auch politisch tätig, vor allem das Los der Lehrerinnen beschäftigte sie. 1890 sollte sie den *Allgemeinen Deutschen Lehrerinnenverein* gründen, der in nur wenigen Jahren auf fast zwanzigtausend Mitglieder wuchs. Es war dieser Verein, der schließlich die allgemeine Zulassung von Mädchen zum Abitur durchsetzte. Auch eine Zeitschrift würde Lange herausgeben: »*Die Frau*« entwickelte sich zu einem wichtigen Sprachrohr der bürgerlichen Frauenbewegung. Helene Langes Freundschaft mit Franziska, ihrer Ärztin und Mitstreiterin, hielt viele Jahre.

»Keine Ausländerin von Bedeutung«, die in der Frauenbewegung aktiv war, sei, so Lange, *»nach Berlin gereist, ohne das Tiburtius'sche Haus aufzusuchen.«* Franziska würdigte ihre Freundin so: *»Helene Lange ist eine der Persönlichkeiten, die dem Zeitbild einen charakteristischen Zug einfügt, indem sie das Vorwärtsstreben auf geistigem und wissenschaftlichem Gebiet fördert. Weit über die Grenzen ihres Standes* (als Lehrerin) *hinaus hat sie dem Denken der Frauenwelt das Feld geweitet und auch praktische Möglichkeiten gegeben. – Sie hat oft, und ich glaube gern, im Tiburtius'schen Hause verkehrt und durch eine Reihe von Jahren an Freud und Leid der Familie teilgenommen.«*

Die Pfarrerstochter Wilhelmine Cauer aus Brandenburg wurde schon 1841 geboren, auch sie wollte gern Lehrerin werden. Im ersten Anlauf scheiterte sie mit diesem Plan, heiratete stattdessen einen Arzt, wurde aber bald Witwe und holte dann die gewünschte Ausbildung nach. Sie arbeitete – wie Emilie Lehmus – ein Jahr als Gouvernante in Paris und ging darauf nach Hamm an eine Töchterschule. Dort lernte sie den Leiter eines Gymnasiums kennen, Eduard Cauer, Witwer und Vater von fünf kleinen Kindern. Sie heiratete ihn und folgte ihm nach Danzig, wo er eine bessere Stelle erhalten hatte; einige Jahre später ging die Familie nach Berlin. Stadtschulrat Cauer starb dort im Jahre 1881. Seine Kinder waren jetzt groß, und Minna wusste, was sie in Zukunft zu tun hatte: sich der Gleichstellung der Frauen widmen. Dafür kehrte sie nach Danzig zurück und vertiefte sich erst einmal in Lektüre über die Geschichte und die Lage der Frauen. Als sie Franziska kennenlernte, war sie gerade erst wieder nach Berlin umgezogen, um in der Hauptstadt nun auch praktisch Frauenpolitik zu betreiben. Franziska schrieb dies über sie: *»Frau Minna Cauer legte nicht das Hauptgewicht auf praktische Ziele wie Frau Schepeler-Lette, auch griff sie nicht das Problem an von der Seite einer durchbildeten Verstandes- und Herzensschulung wie Helene Lange – sie sah von vornherein den springenden Punkt in der politischen Betätigung der Frau,* *und darum lag ihr die Verleihung des Stimmrechts an die Frauen ganz besonders am Herzen, schon zu einer Zeit, wo den meisten dieser Gedanke noch fern lag.«*

Während Henriette und Emilie sich mit Enthusiasmus in das Vereinsleben stürzten, Satzungen austüftelten sowie Versammlungen anberaumten und Couverts für die Einladungen beschrifteten, musste Franziska immer über ihren Schatten springen, wenn sie an einer Sitzung teilnehmen oder sogar einen Vortrag halten sollte. Viel lieber traf sie sich mit einzelnen interessanten Persönlichkeiten zum Gedankenaustausch, und so war es eine Freude für sie, als Henriette Schrader, die Frau des berühmten »freisinnigen« Reichstagsabgeordneten Karl Schrader, sie zum Tee bat. »*Henriette Schrader hatte bis in die neunziger Jahre hinein in der Berliner Gesellschaft eine ganz besondere Stellung. Sie war die Großnichte Friedrich Fröbels und vollständig eingetreten in seine Gedanken über Kindheits- und Jugendbildung. Sie und ihr hochsinniger, fein gebildeter Gatte waren die typischen Vertreter des idealen politischen Liberalismus, beide gemeinsam aber auch bemüht, diesen Idealliberalismus in die Tat umzusetzen. Das Pestalozzi-Fröbel-Haus verdankt ihnen Entstehung und materielle Grundlage – es ist anzusehen als eine Parallelanstalt des Lettevereins.*« Als Franziska sich fein machte für den Besuch bei Frau Schrader, überlegte sie, warum wohl die alte Dame nach ihr geschickt habe. ›Wahrscheinlich braucht sie medizinischen Rat‹, dachte sie bei sich. Aber so war es gar nicht. Frau Schrader hatte die Doktorin Tiburtius eingeladen, um ihr im vertrauten Beisammensein Grüße der Kaiserin auszurichten, mit der sie sich jüngst getroffen hatte, um über die Finanzierung einer neuen Einrichtung im Pestalozzi-Fröbel-Haus zu beraten, der Ganztagskrippe.

»Ich selbst hatte persönlich gar nicht den Vorzug«, antwortete Franziska leicht verwirrt. »Ich fürchte, hier liegt eine Verwechslung mit Frau Dr. Henriette Tiburtius vor, Sie erinnern sich vielleicht, meine Schwägerin und Deutschlands erste Zahnärztin.

Sie hat einst die Kronprinzessin und deren Kinder und sogar den Kronprinzen selbst behandelt.«

Frau Schrader zuckte ob dieser Richtigstellung bloß mit den Schultern. »Dann seien Sie doch so freundlich und reichen Sie die Grüße an Ihre Schwägerin weiter.« Sie schenkte Tee ein. »Was ich außerdem ansprechen wollte, ist Ihre und Ihrer Kolleginnen Initiative zum Auf- und Ausbau von Kursen, die Mädchen zum Abitur führen. Das ist eine wunderbare Sache. Ich habe mit meinem Mann darüber gesprochen, er wird sich im Reichstag für dieses Projekt einsetzen.«

»Das können wir gebrauchen, liebe Frau Schrader! Letztlich geht es uns darum, die Universitäten für Frauen zu öffnen –«

»Das wird kommen«, rief Frau Schrader, »hoffentlich erlebe ich es noch. Aber sagen Sie mir doch – ich weiß ein wenig über Sie und Ihre verdienstvolle Poliklinik –, wie kamen Sie auf die Idee, in der Schweiz Medizin zu studieren, wo sie doch schon eine ausgebildete Lehrerin mit Berufserfahrung waren?«

»Es war gar nicht meine Idee«, sagte Franziska bescheiden, »mein Bruder, Stabsarzt Dr. Tiburtius, hielt mich für geeignet. Und dann kam noch seine Frau, meine Schwägerin, die Zahnärztin geworden war, dazu. Auch sie lag mir in den Ohren: Geh nach Zürich, da kannst du studieren. Und ich gab nach. Naja, so ganz leicht fiel es mir nicht, meinen Schulgründungsplan aufzugeben. Aber ich war ehrgeizig. Doch, das muss ich gestehen.«

»Und die Ehelosigkeit als Preis für den Schritt der Selbständigkeit? Hat Ihnen das nichts ausgemacht?«

Franziska sah zum Fenster hinaus in der Hoffnung, nicht zu erröten. »Wissen Sie, die Menschen sind verschieden«, sagte sie leise. »Auch die Frauen. Manche brauchen keinen Mann.«

»Sie müssen verzeihen«, sagte Frau Schrader, »wenn ich Sie so ausfrage. Aber ich habe ein großes Interesse an den Laufbahnen und Lebensläufen von Frauen heutzutage. Es wandelt sich so vieles. Ich sehe das mit Erstaunen und Freude. Und ich bin fest davon überzeugt, dass die Mütterlichkeit, die von Gegnern der Emanzipation immer in Stellung gebracht wird, um die Frauen im Hause zu halten, dass die Mütterlichkeit auch solche Frauen auszeichnet, die physisch keine Mütter sind. Frauen wie Sie. Mütterlichkeit ist mehr und anderes als Kinderkriegen. Wichtig ist, dass sie auch als geistige Potenz gesehen wird!«

Jetzt fühlte sich Franziska ermutigt, ihrerseits Frau Schrader eine Frage zu stellen.

»Und wie sind Sie zur anerkannten und einflussreichen Kindergartenpädagogin geworden? Es gab doch gar keine Studienmöglichkeiten –«

«Oh, darauf kann ich eine ganz einfache Antwort geben. Ich bin eine Pfarrerstochter und war die Älteste von zehn Kindern.« Und sie lachte los.

Franziska grinste. »Und ich die Jüngste von neun!« Jetzt lachten beide so laut, dass das Hausmädchen hereinschaute und fragte, ob etwas gebraucht würde.

»Ja, bitte bring uns Rum und Gebäck«, rief Frau Schrader, und zu Franziska gewandt: »Die beste Ausbildung verschafft uns doch noch das Leben selbst, nicht wahr?«

Henriette Schrader wurde dann doch noch Franziskas Patientin. *»In langen Jahren durfte ich Frau Schrader als Ärztin nahe sein und mich erfreuen an der inneren Kraft, mit der sie die Ziele, für die sie lebte, im Auge behielt.«*

VII
Die ewigen Gedanken der Gerechtigkeit

Im Jahr 1890 wurde Reichskanzler Bismarck von Wilhelm II. seines Postens enthoben – vielmehr: er erklärte seine Abdankung, nachdem der Kaiser ihm das Vertrauen entzogen hatte. Diese Neuigkeit beschäftigte die Weltpresse und war auch im Hause Tiburtius tagelang Thema. Wie würde es weitergehen? Hatte nicht Bismarck dem Bund und dem Reich nur Gutes erwiesen und war nicht der junge Monarch charakterlich seinem hohen Amt kaum gewachsen? Zu schweigen von dem designierten neuen Reichskanzler Leo von Caprivi, einem langweiligen Offizier, den niemand kannte.

»Ich habe es kommen sehen«, seufzte Carl, »ich wundere mich nur, dass die Mehrzahl unserer Hauptstadtblätter Bismarcks Demission befürwortet!«

»Das wird sich noch ändern«, rief Franziska, »die Menschen werden nach und nach erkennen, was sie an ihm hatten.«

»Er war nun aber«, gab Emilie zu bedenken, »schon ein recht alter Knochen.«

»Aber immer noch klar im Kopf und von wunderbarer Autorität«, entgegnete Franziska.

Carl seufzte noch einmal: »Wenn es eines gibt, das in der Politik zählt, dann ist es Erfahrung. Die hatte er in Fülle, und er schöpfte aus ihr. Wilhelm hat keine. Er glaubt, seine Geburt befähige ihn zu allem. Dabei ist er ein Hitzkopf. Und eitel. Das ist der wahre Grund für sein Zerwürfnis mit Bismarck.«

Henny, die ja Kaiser Wilhelm, als der noch ein Kind war, in Behandlung gehabt hatte, wollte gern ein gutes Haar an ihm lassen. »Er will inneren Frieden, da kann doch niemand was dagegen haben. Und hat er nicht recht, dass die Russen sowieso genötigt sind, in Berlin zu antichambrieren, wenn sich auf dem Balkan irgendetwas regt – wozu dann noch ein Vertrag mit ihnen?«

Carl war nicht einverstanden. Und als da gerade seine Jungen in den Salon gelaufen kamen, wollte er vor ihnen glänzen und gab sein Latein zum Besten: »Si vis pacem, para bellum.«

»Wenn du Brot willst, musst du auch Pistolenkugeln schlucken?«, fragte Franz erstaunt.

»Nein, mein Junge: ›Wenn du Frieden willst, bereite den Krieg vor.‹ Das war Bismarcks Devise, und darin hatte er recht.«

Franziska sah es so: »Weder die Parteien, noch die Minister und schon gar nicht Wilhelm *haben Bismarck je verstanden.*« In ihren Augen war es des Kanzlers Verdienst, dass Deutschland zur Weltmacht aufgestiegen war, und dabei sollte es nun sein Bewenden haben. Warum aus einem Weg ausscheren, der sich als gut gangbar erwiesen hatte? Über die kommende Zeit schrieb sie dies: *»Die Jahre, nachdem die Erregung über Bismarcks Entlassung etwas in den Hintergrund getreten war, sind wohl die relativ ruhigste und von außen gesehen glanzvollste Zeit des Kaisertums Wilhelms II. gewesen. Man entbehrte zwar die ruhige Stetigkeit der früheren Führung, und sicherlich gab es genug Tiefblickende, die wussten, dass dem stolzen und ein wenig prahlerischen Aufbau die ganz zuverlässige Basis fehlte, dass die tatsächliche Macht nicht dem schillernden äußeren Schein entsprach. Aber es war noch von Alters her ein guter Schatz von Loyalität im Volk vorhanden, und wenn es auch hier und da Kopfschütteln gab, – man war an Vertrauen gewöhnt und vertraute so gerne!«* Der junge Kaiser erstrebte Kolonien, eine moderne Armee und eine starke Flotte. Drei Jahre zuvor war die *Deutsche Kolonialgesellschaft* entstanden, eine Fusion zweier Vereine, die sich dem »Erwerb von Ackerbau- und Handelskolonien für das Deutsche Reich« verschrieben hatten. Die Regierung versprach sich von zu erschließenden Ländereien in Afrika neue Absatzmärkte und billige Tagelöhner für dort zu gründende Unternehmen und sie stellte sich vor, dass unzufriedene heimische Arbeiter lieber nach »Deutsch-Südwest«-Afrika auswandern würden, als die Sozialdemokratie zu wählen. 1883 hatte der deutsche Kaufmann Adolf Lüderitz in Südwestafrika (heute

Namibia) betrügerisch Land erworben (für 200 Gewehre und umgerechnet 15 000 Euro, der Vertrag ging als *Meilenschwindel* in die Geschichte ein). Bismarck stellte das *Lüderitzland* unter den Schutz des Deutschen Reiches.

Als Franziska und Emilie sich in jener Zeit einen ihrer kurzzeitigen Urlaube gönnten, fuhren sie in den Harz und stiegen dort auf den Brocken. Sie taten das in den Fußstapfen des verehrten Bismarck, der als Student in dem Bergwald gewandert war. So die Erinnerung an den großen Kanzler zu pflegen, lag ihnen – besonders Franziska, aber Emilie schloss sich gerne an – genauso am Herzen wie das Bergsteigen an sich, die gemeinsame Leidenschaft aus alten Züricher Zeiten. »Auhuu«, machte Franziska, als sie auf dem Gipfel angekommen waren, »meine Gelenke sind nicht mehr das, was sie mal waren.« Emilie setzte sich auf den Boden. »Und ich werde, scheint mir, kurzatmig.« Gemächlich gestalteten sie den Abstieg. Der eine oder andere junge Mann, der ihnen entgegenkam, guckte erstaunt. Es war immer noch nicht üblich, dass Frauen kletterten. »Wäre doch der Abstieg«, bemerkte Franziska, »nicht so viel härter als der Aufstieg, man würde öfter auf Bergtouren gehen.«

Zu Hause erwartete Franziska eine Menge Plackerei: Ein Umzug musste bewältigt werden. Die Familie Tiburtius bestand damals aus dem Ehepaar Carl und Henriette mit ihren beiden Söhnen Karl und Franz und der Tante Franziska. Ein Zahnatelier war außerdem dort untergebracht, ferner im Dachgeschoss eine Pflegestation, und Emilie war eine Art Dauergast. Als jetzt die Jungs heranwuchsen, Carl sich ein größeres Arbeitszimmer für seine Schriftstellerei wünschte und die Zahnarztpraxis ebenfalls mehr Raum beanspruchte, zugleich für die Pflegestation eine neue Perspektive gefunden werden sollte, standen die Tiburtiusse vor der Notwendigkeit, sich zu verändern. In der Potsdamer Straße 14 hatten sie etwas Passendes gefunden. Doch was war das für eine Mühsal! Zugleich aber eine Befreiung.

Franziska entsorgte ganze Kisten voller Papiere aus ihrer Studienzeit. Obwohl professionelle Transportleute engagiert worden waren, ließen es sich Kalle und Franz nicht nehmen, ihre Tische und Stühle selbst die Treppen herunterzuschleppen. Für das Klavier standen dann aber doch Spezialisten bereit. Die neue Wohnung in der Potsdamer besaß durchaus kaiserlichen Glanz – Flügeltüren mit Glaskunst, Parkett, Kamine mit marmornen Rahmungen und einen großen Balkon zum Hof mit schmiedeeisernem Gitter. Und es wurde ein Telefonanschluss eingerichtet! Die Jungs mussten vom Vater mit sanfter Gewalt daran gehindert werden, den Apparat immer wieder auszuprobieren. Wenn sie ein Familienmitglied trafen, riefen sie stets »Hallo!«.

An langen Abenden packten Henriette und Franziska die Umzugskisten aus. Dabei redeten sie gern über Neuigkeiten, die nicht unbedingt familiärer oder politischer Natur sein mussten. Direkt vor ihrer Eingangstür befand sich eine Anschlagsäule mit fein ziselierter Krone und Informationen aus aller Welt. Auf einem hervorstechenden Plakat wurde ein Produkt beworben, über dessen Nutzen sich Fanny von Henny auf Grund deren besonderer Expertise Aufklärung versprach.

Fanny schilderte den Schriftzug mit seinen vier Lettern: »Seit Monaten sieht man überall in den Zeitungen, auf Omnibussen und Litfaßsäulen Reklame für dieses Mundwasser. Odol hier, Odol da. Meinst du, ich sollte das mal ausprobieren? Immerhin habe ich den ganzen Tag mehr oder weniger engen Kontakt zu meinen Patientinnen.«

Henny wiegte den Kopf: »In meinem Behandlungsstuhl sitzen auch öfter Patientinnen, die sich mit dem Zeug den Mund gespült haben – manchmal statt Zähneputzen. Geht ja auch schneller und ist einfacher.«

Fanny: »Und – bringt's was?«

Henny schloss eine leere Umzugskiste: »Das Ausspülen bringt ein erfrischendes Gefühl, das hättst'e aber auch durch ein Glas

Wasser. Die ganze Sache ist einfach eine kluge und teure Werbekampagne, die geht weltweit. Sogar Puccini hat eine ›Ode an Odol‹ komponiert.«

»Oh, warte.«

»Wenn du mich schon fragst: Medizinisch bringt das Zeug so gut wie nichts.«

Die neue Wohnung war schön und reich und sogar ein wenig extravagant – aber sie tröstete, als sie erstmal eingerichtet war, Franziska nicht über die Kümmernisse jener Zeit hinweg. Sie war unzufrieden mit der Reichweite ihrer Praxis und unsicher wegen der Zukunft der Pflegestation. Inzwischen hatten sie und Lehmus so viele Patientinnen aus der gutgestellten Mittel- und Oberschicht gewonnen, dass die kleine Pflegestation mit den vier Betten in der Friedrichstraße nicht mehr ausreichte. Die Damen, die zu Franziska oder Emilie kamen oder von den beiden daheim aufgesucht wurden, waren einen gewissen Komfort gewohnt, den konnte das Stübchen im engen Dachgeschoss nicht bieten. Es musste also ein neues Arrangement getroffen werden.

Ferner machte es Franziska arg zu schaffen, dass sie ihrer Schwester Marie, die an einem Krebsleiden erkrankt war, nicht helfen konnte. War sie doch die Ärztin in der Familie, die anzuordnen hatte, was zu tun sei und zur Stelle sein musste, um Leid zu lindern, das war ihre Pflicht. *»Da ich der Berufsarbeit wegen nicht bei ihr* (Marie) *sein konnte, geriet ich in einen aufreibenden Zwiespalt. Nach ihrem Hinscheiden konnte ich lange nicht ins Gleichgewicht kommen. Gemerkt hat es wohl niemand von meinen Patienten, aber es war schwere innere Arbeit. Ich sah ein, dass ich etwas ganz Neues in mein Leben pflanzen musste, um wieder hoch zu kommen.«*

Dabei halfen Emilie, Henriette und Carl. Sie planten mit Franziska die fällige Erneuerung und Erweiterung der Poliklinik samt Pflegestation. Und jetzt wurden sie existenziell wichtig, die

Verbindungen der drei weiblichen Ärzte zu den Berliner Frauenvereinen. Mit Helene Lange, Minna Cauer und der aus dem Verein *Frauenwohl* hinzugekommenen Sozialreformerin Jeanette Schwerin setzten sich die Ärztinnen zusammen, planten und projektierten. Die jüngere Jeanette war ein sympathischer Neuzugang, sie war einfallsreich und energisch und brachte den nötigen frischen Wind hinein. Zu ihrem Arbeitsfeld gehörte die private Fürsorge, sie hatte die *Mädchen- und Frauengruppen für soziale Hilfsarbeit* gegründet, also passte sie gut in den Kreis um Lange, Cauer und die Ärztinnen. Man benötigte vor allem einen solventen und engagierten Träger mit Zugang zu weiteren Finanzquellen. Im Jahr 1894 war es so weit, dass die *Praxis weiblicher Ärzte* auf ein erweitertes Fundament gestellt werden konnte. Die wichtigste Rolle dabei spielte der in diesem Jahr gegründete Dachverband sämtlicher über das ganze Reich verstreuter Vereinigungen von Frauen: Der in seinen Zielen gemäßigte *Bund Deutscher Frauenvereine = BDF*, beziehungsweise dessen Berliner Sektion. Die erste Vorsitzende im Jahr der Gründung hieß Auguste Schmidt, die zweite Anna Schepeler-Lette. Helene Lange und Jeanette Schwerin gehörten auch zum Vorstand. Die Anregung zu dieser Gründung hatte niemand anders gegeben, als Henriette Hirschfeld-Tiburtius. An sie war im Jahr zuvor, 1893, die Einladung ergangen, beim *Hauptkomitee der Deutschen Frauenabteilung* im Rahmen der Weltausstellung in Chicago mitzuwirken. Sie fuhr auch tatsächlich dorthin und referierte vor großem Publikum über die Arbeit karitativer Frauenverbände in ihrer Heimat. Für diese Konferenz war in Chicago eigens ein imposanter *Frauenpalast* gebaut worden – von einer Frau (Sophia Hayden war in den Staaten eine der ersten weiblichen Absolventen des Studiengangs Architektur gewesen). Der BDF hatte sich gewissermaßen im Nachklang jener Weltausstellung gegründet, und er übernahm jetzt die Trägerschaft der neuen *Klinik weiblicher Ärzte.* – Eine weitere wichtige Verbündete bei diesem großen Schritt muss noch genannt werden. Sie hieß Fräulein Anna Knoop. Wer war sie?

Im alten Berlin gab es eine Institution, die sich »Krankenpensionat« nannte. Eine Privatperson, möglichst mit unternehmerischem Geschick, mietete eine oder mehrere Wohnungen in einem der großen Mietwohnhäuser an, die damals überall aus dem Boden schossen, baute die Räume zu Krankenzimmern um und setzte sich dann mit approbierten oder auch frei praktizierenden Heilkundigen in Verbindung, die ihre stationär zu betreuenden Patienten dort einweisen konnten. Manchmal brachten diese Patienten ihre Pflegekräfte selbst mit, die konnten aber auch von der Leiterin des »Krankenpensionats« gestellt werden, das war in jedem Einzelfall zu klären. Ein solches Modell bot sich für Franziskas und Emilies Praxis als erweiterte Klinik an, und genau so eine Station hatte die junge Unternehmerin Anna Knoop in der Bülowstraße14 eingerichtet. Die Zimmer waren groß und hell mit hohen Decken, es war alles da, was es für eine gut funktionierende und zugleich einladende Praxis mit Pflegestation (sieben Betten) brauchte. Und so kam das Triummulierat (= Rat dreier Frauen) mit Anna Knoop überein. Sie würden das »Krankenpensionat« mieten und betreiben und es in *Klinik weiblicher Ärzte* umbenennen. Die Kosten würden steigen, aber so auch, erwartungsgemäß, die Einnahmen, da die größere, schönere Praxis zahlungskräftige Patientinnen nun nicht mehr (wie im Dachgeschoss der Friedrichstraße) von stationärer Aufnahme abhielt. Gleichwohl sollten nach wie vor arme und nicht krankenversicherte Frauen eingewiesen werden können. Der BDF identifizierte sich voll mit dem Klinikplan und sagte seine Unterstützung zu, und Anna Knoop war stolz darauf, einer sozial wertvollen und nützlichen Einrichtung wie es die Poliklinik war, dienen zu können. Ihr oblag die Verwaltung sowie die Kosten-Nutzen-Rechnung des gesamten Projekts. Mit den Damen vom *Berliner Frauenverein* sowie mit den Ärztinnen verstand sie sich aufs Beste. Ihren »*Rechenkünsten*«, so notierte Franziska, verdankte die neue Klinik eine sichere Balance auf Grundlage der bewährten Mischkalkulation. Franziska selbst übernahm die fachliche Leitung. Die behandelnden Ärztinnen

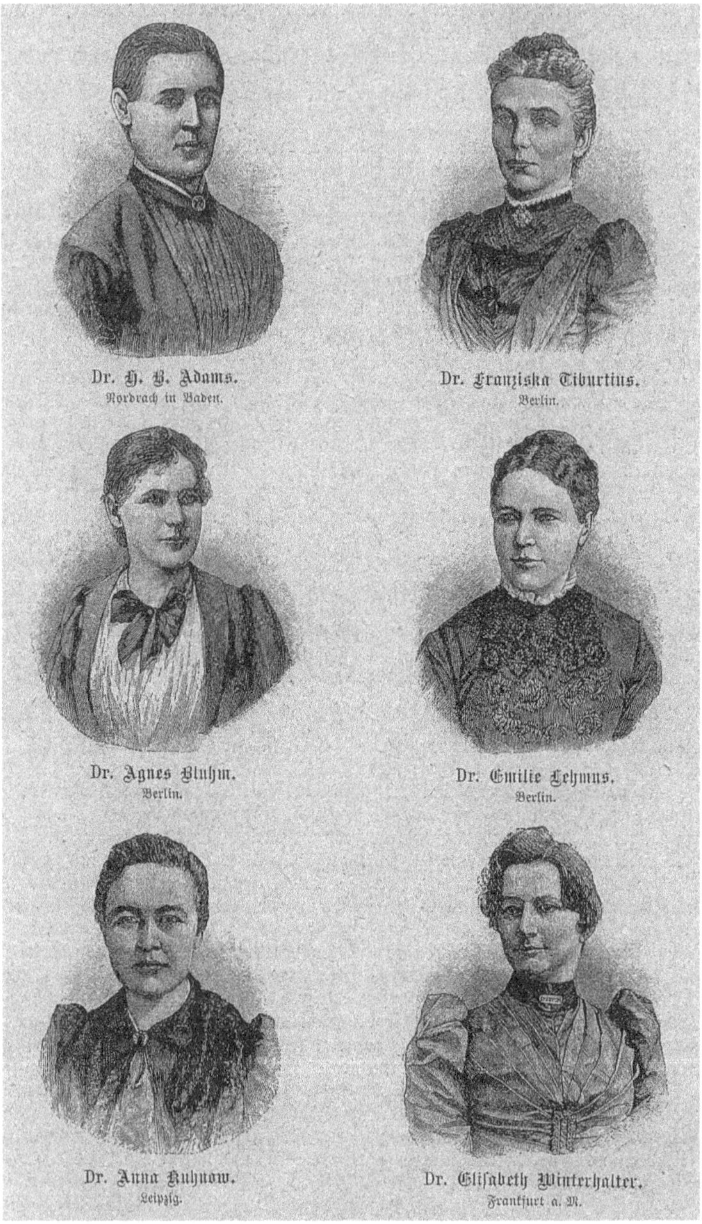

Erste weibliche Ärzte in Deutschland: Hope Bridges Adams, Franziska Tiburtius, Agnes Bluhm, Emilie Lehmus, Anna Kuhnow, Elisabeth Winterhalter

waren sie selbst und Dr. Lehmus, hinzu kam bald die frisch aus Zürich eingetroffene Ärztin Dr. Agnes Bluhm. Den betuchten Patientinnen, die Lehmus und Tiburtius einbrachten, würde es in den schönen, hellen Knoop'schen Räumen in der Bülowstraße an nichts fehlen. Die unbemittelten Frauen würden in der neuen Klinik satzungsgemäß die Mehrheit der Patientinnen bilden und ebenfalls stationär aufgenommen werden. Mit Minna Cauers Verein *Frauenwohl*, beziehungsweise deren Ableger *Berliner Hauspflege*, der sich nichtversicherter Wöchnerinnen annahm, wurde eine Kooperation vereinbart. Als sich das Jahrzehnt seinem Ende zuneigte, kamen die übrigen Ärztinnen der *»zweiten Generation«*, wie Franziska sie nannte, aus Zürich hinzu: Dr. Pauline Ploetz, Dr. Anna Kunow und Dr. Agnes Hacker. Die Weiterentwicklung der Klinik in Richtung auf gynäkologische und chirurgische Spezialisierung setzte ein.

Nach dem privaten Umzug musste Franziska also jetzt den beruflichen stemmen – es ging nach Schöneberg, damals noch eine eigenständige Ortschaft vor den Toren Berlins. Schöneberg, seinerzeit »Stadt der Frauen« genannt, bot diversen der Frauenbewegung nahestehenden Unternehmungen einen Standort: so dem Lette-Verein, dem Pestalozzi-Fröbel-Haus und der Geschäftsstelle des Vereins *Frauenwohl*. Die ruhige Gegend zog gutbürgerliche Familien an, welche die Mieten für die prächtigen neu errichteten Wohnungen, die bis zu zwölf Zimmer umfassten, aufbringen konnten. Gern ging Franziska hier mit Henny spazieren, aber ein wenig leid tat es ihr doch um die gute alte Praxis in der Schönhauser Straße, den Schauplatz ihrer Anfänge. Emilie ging es genauso. Eines Tages machte sie sich morgens aus alter Gewohnheit auf in Richtung Scheunenviertel und hielt erst auf halbem Wege bestürzt inne, um dann umzukehren. Eigentlich wollte sie niemand davon erzählen, sie tat es dann doch. Franziska verstand sie gut.

***

An einem Sommermorgen ließ sich eine Frau Neumann bei Dr. Tiburtius in der neuen Praxis melden; die jugendliche Dreißigerin kam herein, reichte Franziska die Hand und stellte sich vor als Frau Geheimrat Hertz. Franziska stutzte, sah zwischen der Dame und ihrem Kalender hin und her und sagte dann: »Angemeldet war zu diesem Termin ein Fräulein Dörte Neumann.«

»Oh«, lachte die Dame nervös, »schon recht, das bin ich. Manchmal melde ich mich mit meinem Mädchennamen. Entschuldigen Sie.« Sie nahm Platz und schaute Franziska aus einem blassen, schmalen Gesicht scheu an und sagte nichts. Franziska kannte die Situation. Sie wusste, was zu tun sei und schenkte der Patientin ihren Blick, offen und klar, aber nicht streng, eher teilnehmend. Die Reaktion war der Ärztin ebenfalls bekannt: die Frau ihr gegenüber errötete, öffnete ihre Handtasche und zog ein Taschentuch hervor. Dann begann sie zu sprechen. Sie erklärte, dass sie die Witwe des Geheimrats Hertz sei, ihre beiden Töchter ins Internat geschickt habe und nun allein …

Als eine Pause entstand, sagte Fräulein Doktor: »Womit darf ich Ihnen dienlich sein?«

Frau Hertz betupfte sich die Stirn mit dem Taschentuch. »Kann ich offen sprechen?«

»Das hoffe ich.«

»Sie müssen wissen … Ich war lange allein. Zwei ganze Jahre. Und dann traf ich auf einem Platzkonzert … Ein Herr sprach mich an, ob ich den Hohenfriedberger Marsch wohl dem Königgrätzer Marsch vorzöge, wozu ich gar nichts zu sagen wusste.« Sie lächelte träumerisch und führte dann die Hand mit dem Taschentuch an ihre Augen. Franziska kannte auch diese Situation.

»Niemand«, sagte sie, »wird Sie verurteilen, wenn Sie eine neue Bindung suchen. Und ein Platzkonzert ist kein schlechter Ort für den Beginn.«

»Oh doch«, rief Frau Hertz, »in diesem Fall …« Sie fasste sich und sagte ruhig: »Dieser Mann ist verheiratet und hat eine

Familie, die er nimmermehr verlassen wird. Gleichwohl liebt er mich und ich ihn. Sie verstehen.« Und vorsichtig äugte die Witwe in Not über den Spitzenrand ihres Taschentuchs zu Fräulein Doktor hinüber. Als Franziska zögerte, weil sie sich nicht sicher war, worauf dieses Gespräch hinauslaufen würde, steckte die Frau Geheimrat ihr Tüchlein weg und fasste sich ein Herz. »Es gibt für mich nichts Schöneres, Höheres, Beglückenderes als ihm anzugehören«, sagte sie leise. »Bisher ist es gut gegangen. Aber wie wird es weitergehen? Mit einer Schwangerschaft verlöre ich, die ehrbare Witwe, meinen guten Ruf und womöglich auch meine Pension, eventuell gar das Sorgerecht für meine Töchter. Deshalb bitte ich Sie, mir zu helfen. Was kann ich tun, um einer Schwangerschaft entgegenzuwirken? Brechen Sie nicht den Stab über mich, versetzen Sie sich in meine Lage …« Wieder stiegen Tränen in die Augen der armen Frau, und Franziska hob beide Hände, um zu bedeuten, dass es hier keinen Stab gebe, den sie brechen wolle. Sie war erleichtert. Es handelte sich also nicht um eine unerwünschte Schwangerschaft, sondern um Verhütung. Da konnte sie manches tun.

»Liebe Frau Hertz«, sagte sie weich, »seien Sie ruhig, ich verurteile Sie nicht. Die Liebe ist immer im Recht. Und glücklicherweise hat uns die Erfindung der Vulkanisation eine Verhütungsmethode geschenkt, die ziemlich sicher und auch nicht besonders aufwendig ist.« Sie öffnete eine Schublade ihres Schreibtisches und zog ein kleines Päckchen hervor. »Hier, diese Erzeugnisse sind aus Gummi, sehr fein und dünn, wenngleich mit einer Naht versehen, so auch noch nicht perfekt, man spürt sie, aber sie tun ihre Dienste. Man nennt sie Kondome.« Sie packte eines aus, zog es in die Länge und ließ es los, dass es klatschte. »Sehen Sie? Sie müssen mit ihrem Freund vom Platzkonzert über diese Methode sprechen. Vielleicht wird er zunächst Nein sagen. Aber sie müssen festbleiben. Es geht um Ihr Schicksal. Er muss sich darauf einlassen.« Frau Hertz machte große Augen. Franziska rollte das Kondom zusammen und steckte es in das Päckchen, das sie der Dame reichte. Die nahm es mit zitternder

Hand. »Wenn Sie sich nicht trauen, in der Apotheke danach zu fragen, kommen Sie eben wieder zu mir und ich gebe Ihnen dann die kleinen Verhüterli.« Franziska lächelte. Frau Hertz, die jetzt lieber wieder Fräulein Neumann heißen würde, erhob sich und fragte zaghaft: »Und Gott, der Herr? Der Pastor sagt, es sei Sünde, als Paar beieinander zu sein und – kein Kind zeugen zu wollen.«

»Papperlapapp«, entfuhr es Franziska, die dieser Angelegenheit müde geworden war, auch deshalb, weil es immer auf dasselbe hinauslief: Die Frauen wollten mit ihren Liebhabern schlafen, aber nicht das Risiko einer Schwangerschaft eingehen, und wenn man ihnen dann die passenden Ratschläge gab, kamen sie einem mit dem Pfarrer. »Gott, der Herr«, schloss Franziska das Gespräch, »hat uns die Fähigkeit zur Wollust eingepflanzt. Aber er hat ganz gewiss nicht gewollt, dass wir diesen schönen Planeten übervölkern. Benutzen Sie die Kondome. Und schweigen Sie über unser Gespräch.« Frau Geheimrat schluckte und nickte und stolperte zur Tür hinaus, das Päckchen mit den Kondomen hatte sie in ihrer Rocktasche verschwinden lassen.

Mit Emmy und ihrer Familie besprach sich Franziska öfters über die Notwendigkeit zu tun als ob, zu lügen, zu verschweigen, sich zu verstellen und zu verstecken. Zwar durfte sie über ihre Patientinnen nicht sprechen, aber sie nannte keine Namen und erzählte nur, dass eine junge Witwe sich wünschte, ihren Mädchennamen wieder anzunehmen, um neu lieben zu dürfen.

»Es ist entwürdigend, nicht die sein zu können, die man ist. Im Fall meiner Patientin: Sie ist eine liebende Frau. Aber der Mann, dem ihr Herz gehört, kann sie nicht heiraten, weil er schon verheiratet ist, und so muss sie ihre Liebe verstecken und verhüten, obwohl sie wahrscheinlich lieber ein Kind mit ihm hätte.«

Carl hatte etwas gegen diese allgemeine Verurteilung des Sich-Verstellens. »Wollen wir denn immer nur die eine Person sein, die wir geworden sind und mit der wir uns oft langweilen?

Mir gefällt es, dass ich jetzt nicht nur ein Doktor in Rixdorf, sondern auch noch der Dichter bin, der ›Kandidat Bangbüx‹ geschrieben hat.«

Henny sah es so: »Es gibt Verwandlungen, die Freude machen und die freiwillig sind, und es gibt Verstellungen, die aufgezwungen sind und wehtun. Das kann man ganz gut unterscheiden.«

Emmy schien, dass die unerfreulichen Verstellungen eher unter den Frauen zu finden seien. »Denkt dran, dass es die Körper der Frauen sind, die oft mehr verraten, als die Frauen wissen lassen möchten. Wo sollte zum Beispiel Fannys Patientin ihren Schwangerschaftsbauch verstecken, wenn es mit der Verhütung mal nicht hingehauen hat? Der Mann ist immer fein raus. Er kann immer sagen: Damit habe ich nichts zu tun. Und alle glauben ihm.«

»Andererseits«, bemerkte Carl, »sind es die Männer, die Kaiser, Könige und Kanzler sind, und ihr glaubt gar nicht, wieviel Verstellung dazu gehört, ein Land zu regieren.«

»Womöglich ist es nur scheinbar nötig, sich zu verstellen und mit dem, was man wirklich denkt, hinter dem Berg zu halten, wenn man ein Land regiert oder sonst wo auf einem hohen Posten sitzt,« widersprach Franziska. »Ich träume manchmal davon, dass Aufrichtigkeit nicht nur den Kindern beigebracht wird, sondern auch in der Politik üblich wird. Vielleicht ginge dann alles leichter.«

Carl bezweifelte das. »Nicht umsonst ist das So-tun-als-ob eine Kunst, vor allem in der Diplomatie.« Henny legte ihre Wange an seine. »Ich hoffe, du tust nicht nur so als ob, wenn du mir sagst, dass du mich liebst.«

Carl blinzelte: »Und ob!«

***

Ab Mitte des 19. Jahrhunderts fanden in den industrialisierten Ländern große Leistungsschauen statt, sogenannte Weltausstellungen, die den Stand der technischen Entwicklung und den

Stolz darauf aller Welt vorzeigen sollten. Große Städte wie London, Paris, Brüssel, Wien oder Chicago, wo ja Henriette hatte auftreten dürfen, waren die ersten gewesen. Berlin hatte schon einige bemerkenswerte Gewerbeausstellungen organisiert, darunter die von 1879, wo Werner Siemens' Elektrolokomotive Weltpremiere feierte. Die Stimmung unter den Industriellen des aufstrebenden Reiches war zukunftsfroh, zugleich aber fürchteten sie, ins Hintertreffen geraten zu sein, was Leistungsfähigkeit und Erfindungsgabe der deutschen Ingenieure betraf. Noch schienen die Engländer auf ganzer Front im Vorteil, jedenfalls hatten deutsche Erzeugnisse bei der britischen Konkurrenz einen schlechten Leumund. Den Firmen wurde Nachahmung im Sinne der Missachtung von Patenten unterstellt. England hatte sogar ein Gesetz erlassen, demzufolge die Herkunft eines Produkts zwingend anzugeben sei – *Made in Germany* sollte den Makel deutlich kennzeichnen. Dann aber stellte sich heraus, dass der Weltmarkt deutsche Erzeugnisse bevorzugte, die englische Vorherrschaft vor allem im Bereich Maschinenbau war längst gebrochen. Die Herkunftsbezeichnung erwies sich als Bumerang, *Made in Germany* verwandelte sie sich in ein Qualitätssiegel.

Obgleich der Kaiser dagegen war – »*In Berlin ist nichts was den Fremden festhält als die paar Museen, Schlösser und die Soldaten; in sechs Tagen hat er alles gesehen und zieht erleichtert weiter*« – musste jetzt, im Oktober 1896, eine große Schau her, der Treptower Park war genau der richtige Ort dafür. Die Infrastrukturmaßnahmen begannen schon zwei Jahre vorher, unter die Spree wurde ein Tunnel getrieben, ein eigenes Kraftwerk gebaut, Millionen Besucher auf dem bislang weltgrößten Ausstellungsgelände waren avisiert. All diese Planungen wurden natürlich öffentlich diskutiert und weckten so auch die Aufmerksamkeit der Frauen. Die Vorsitzenden des BDF und all seiner regionalen Ableger fragten sich: Warum nicht im Windschatten der großen Gewerbeausstellung, wenn ohnehin die Welt zu Gast ist, einen internationalen Frauenkongress abhalten? Parallel zur Gewerbeausstellung im September 1896 wollten sich nun auch die Frauen versammeln, und sie verschickten Einladungen an die Mitstreiterinnen in aller Welt. Es sollte der erste Frauenkongress werden, der sich mit der Stimmrechtsfrage befasste, somit war er radikal zu nennen. Das Rote Rathaus konnte als Veranstaltungsort gewonnen werden.

Lina Morgenstern, Minna Cauer, Dr. Agnes Bluhm, Hedwig Dohm und Jeanette Schwerin gehörten zum Leitungsgremium, Anna Plotho zu den Helferinnen vor Ort. Als sie bei Franziska anfragten, ob Fräulein Doktor nicht ein Referat über das Frauenstudium oder die Rolle der Frau in der medizinischen Wissenschaft halten könne, erhielten sie eine Absage. Doch Franziska wollte begründen, warum ihr nicht daran gelegen sei, vor so vielen Menschen zu sprechen, und sie sagte zu Lina Morgenstern, als sie diese zu Hause aufsuchte:

»Weißt du, Lina, ich habe mir den richtigen Beruf ausgesucht. Ich muss viel reden bei meiner Arbeit, aber mein Publikum ist immer nur *ein* Mensch: meine Patientin. Ihr gegenüber fällt mir vieles ein, ich bin gelöst und für manche Eingebung offen. Ein Publikum, das nach Hunderten oder gar Tausenden zählt – und dann noch Referentinnen aus fernen Ländern – das ist zu viel für mich, da muss ich passen. Ich verspreche aber, dabei zu sein im Roten Rathaus. Du wirst mich nicht sehen, weil ich weiter hinten sitzen werde, nahe bei der Tür. Aber ich werde da sein.«

Lina lächelte. »Wenn's ans Kämpfen geht, möchtest du lieber einen Fluchtweg in Sichtweite haben, nicht wahr?«

Franziska zuckte die Achseln. »*Ich bin nun mal keine streitbare Natur.* Aber ich bin jemand, der die Kämpferinnen achtet und sie bestärkt. Ist das nicht auch was?«

»Man kann auf sehr unterschiedliche Weise kämpfen«, sagte Lina und zwinkerte. »Du hast deine Weise. Nicht gerade das große Wort vor einem großen Publikum, aber der energische

Schritt auf das nächste praktische Ziel hin, das ist deine Weise. Habe ich recht?«

Franziska stand auf um zu gehen. »Ich werde auf jeden Fall im Publikum sitzen. Schon weil ich Hedwig Dohm und natürlich auch dich auf keinen Fall versäumen möchte.«

Am 24. September 1896 begann der *Internationale Kongress für Frauenwerke und Frauenbestrebungen.* Man hatte mit 600 Teilnehmerinnen gerechnet, gekommen waren doppelt so viele. Aus ganz Europa waren die Frauen angereist, sogar eine Armenierin war dabei, auch die USA hatten ihre Delegierten gesandt. Und so adressierte Minna Cauer die Weltöffentlichkeit vom Großen Rathaussaal aus:

»*Zum ersten Male treten Deutschlands Frauen mit in die Reihe der Frauen anderer Länder, indem sie zu einer allgemeinen Zusammenkunft einladen, zum ersten Male haben sie den Mut, über ihre Arbeiten und Bestrebungen einen Gedankenaustausch mit anderen Ländern herbeizuführen. Wohl wohnten den großen Frauenkongressen in Amerika, Frankreich und England immer einige deutsche Frauen bei, doch eine allgemeine rege Beteiligung von Seiten der Vereine, Sendung von Delegierten war nur spärlich vorhanden. So standen Deutschlands Frauen in dem Ruf, dass sie sehr zufrieden mit ihrem Lose und ihrer Stellung seien und an der großen Idee der Frauenfrage, an dem Ziel der Frauenbewegung keinen Anteil nehmen wollten. Es schien jedoch nur so! So seid uns denn herzlich willkommen, Ihr Frauen aus den fernen Ländern, uns fremd, und dennoch Freund! Und Ihr deutschen Frauen, die Ihr Euch eins mit uns fühlt, kommt zu uns mit dem stolzen und freudigen Empfinden, dass Deutschlands Frauen einst als Kämpferinnen für die Befreiung ihres Vaterlandes hoch gepriesen wurden, und dass jetzt wiederum eine Zeit angebrochen ist, wo die deutsche Frau als Kämpferin für Recht, Gerechtigkeit und Sittlichkeit voranschreiten muss! Das ist der Zweck dieses Kongresses, dass die Frauen ihre Gedanken austauschen, ihre Arbeitsfelder sich gegenseitig vorführen, die Rechtsstellung der Frau in den verschiedenen Ländern einander mitteilen, und somit ein Band edler und hoffentlich dauernder Beziehungen der einzelnen zueinander und der Länder untereinander hergestellt wird.«*

An Franziskas Stelle hielt Lina Morgenstern das Referat: *»Frauenwirken in häuslicher und öffentlicher Gesundheitspflege«*. Sie war ja nun keine Medizinerin, hatte aber durch ihre Mitwirkung an verschiedenen Initiativen zur Versorgung nichtversicherter Schwangerer und Wöchnerinnen genug Wissen erworben, um den Frauen einiges über Gesundheitsvorsorge und Hygiene ans Herz legen zu können. Ihr vordringliches Thema war die Aufklärung. Die Unwissenheit, in der Mädchen zu halten immer noch als schicklich galt, war ihr ein Dorn im Auge: *»Der größte Fehler in der weiblichen Erziehung ist, dass man die Jungfrau blind erhalten will in allem, was das Geschlechtsleben betrifft, und dass sie daher hilflos und unwissend allen Gefahren preisgegeben ist. Aber ach, in wie unzähligen Fällen wird das junge blühende, unschuldige und unwissende Mädchen in den Flitterwochen der Ehe dem Siechtum geweiht. Diese falsche Angst vor der Aufklärung veranlasste uns schon im Jahr 1859 in dem von mir mitgegründeten Frauen-Verein zur Beförderung der Fröbel'schen Kindergärten sowohl in dessen Seminaren für Kindergärtnerinnen als auch im Kinderpflegerinnen-Institut die Gesundheitspflege als obligatorisches Lehrfach einzuführen.«*

Franziska, die hinten im Saal nah der Tür saß, applaudierte heftig, als sich plötzlich jemand neben ihr auf dem Boden niederließ. Das war niemand anderes als Henny. »Meine Güte, ist das hier knackevoll«, flüsterte sie. »Minna hätte Eintritt nehmen sollen.« Franziska rückte auf ihrem Stuhl ein Stück beiseite, sodass beide Platz fanden.

»Ich bin gekommen«, erklärte Henny, »weil heute Lydia Rabinowitsch aus Philadelphia spricht. Stell dir vor, sie hat am selben College studiert wie ich. Inzwischen mag sich da manches gewandelt und die Standards sich erhöht haben – aber es ist doch eine wunderbare Gelegenheit, einer Kommilitonin zuzuhören, auch wenn eine Epoche zwischen unser beider Studienzeiten liegt.«

»That's great«, pflichtete Franziska bei. »Weißt du, wen wir noch unbedingt hören müssen? Dottoressa Maria Montessori, sie ist für Italien das, was Emmy und ich für Deutschland sind: die erste Ärztin.«

»Oh, die habe ich wohl vorhin auf dem Flur gesehen. Sie trank einen Kaffee, ist noch jung. Schöner, südländischer Typ mit schwarzem Haar.«

Inzwischen hatte Fräulein Doktor Rabinowitsch das Podium erklommen und grüßte alle Frauen seitens des Women's Medical College in Pennsylvania, der ältesten Frauenuniversität in Amerika. Henny lauschte mit offenem Mund.

»Die meisten Ärztinnen in Amerika – und es sind derzeit circa 3500 Frauen – haben ihre Bildung an Frauencolleges genossen. Aber an ungefähr 47 Universitäten studieren Frauen auch mit Männern zusammen. Es liegt den Frauen sehr viel daran, auch die Pforten der Universitäten für Männer für sich geöffnet zu sehen, und sie tun ihr Bestes, um das zu erreichen.«

›Ja, das ist der entscheidende Punkt‹, dachte Franziska, während Miss Rabinowitsch über die Vorurteile sprach, die auch in Amerika dem weiblichen Arzt öfter begegneten. Man glaubte zum Beispiel, dass eine Frau einfach physisch zu schwach sei, um eine Spritze zu verabreichen. Ja, das ist der Punkt: Sollen Frauen ihre eigenen Universitäten gründen oder darauf bestehen, zu den bereits existierenden zugelassen zu werden? Sie selbst tendierte zur letzteren Alternative – und das, obschon sie ihrer Selbsteinschätzung nach gar nicht kämpferisch war. Aber sie wusste genau: Würden Ärztinnen sich niederlassen, die auf einer Frauenuniversität studiert hätten, hieße es sofort, sie seien Ärzte zweiter Wahl. Sie selbst hatte Seit an Seit mit den Jungs studiert und sich diesen Platz verdient. So musste es laufen, für alle Frauen. Oh, und es schien, als sei Miss Rabinowitsch auch dieser Ansicht. Denn sie sagte:

»In Deutschland spezielle Frauenkurse einzurichten, wie in Russland oder Amerika, scheint unratsam. Es würden gewissermaßen Universitäten zweiten Ranges werden; außerdem würde der Staat solche Ausgaben schwerlich übernehmen, solange er praktisch von den Leistungen der Frauen nicht überzeugt ist. Es muss daher so viel wie möglich danach gestrebt werden, dass den Frauen das Studium an den bestehenden Universitäten gestattet werde.«

Als der Applaus aufbrandete, taten Franziska und Henriette sich hervor, sie erhoben sich und riefen: »Bravo!« Und die schöne junge Italienerin, die inzwischen hinzugekommen und mutmaßlich Maria Montessori hieß, stimmte ein. Sie rief: »Brava!«

Es war wirklich Maria Montessori, die Ärztin aus Rom, die jetzt ans Rednerpult trat. Sie war auch die Erfinderin einer ganz neuen Art von Pädagogik: man müsse die Kinder über die Sinne lehren und leiten und jeden Zwang vermeiden. Allerdings sprach sie jetzt über ein ganz anderes Thema, über die »*Arbeiterinnenfrage*«. Doch für sie als Ärztin war es gar kein anderes Thema, das verstand Franziska nur zu gut. Auch sie und Emmy machten täglich die Erfahrung, dass die Gesundheit einer Arbeiterin ganz anderen Beeinträchtigungen ausgesetzt war als die einer Frau Geheimrat.

Maria Montessori: »*Vielleicht kommt manchem der Gedanke, die Arbeiterin sollte es überhaupt nicht geben, sie möge sich doch um die Familie kümmern. Aber das Gesetzbuch, das vom Manne zu seinen Gunsten gemacht ist, hat die Familie so gestellt, dass er der einzige Genießende ist, dass die Frau sich zu fügen hat. Und wenn er beschäftigungslos ist, muss sie zur Arbeit gehen – zum halben Lohn! Diese Spekulationen mit weiblicher Geduld gehören zu den verbrecherischsten Zügen, welche in der modernen Gesellschaft existieren. Und Euch, Ihr Frauen des gesamten Erdkreises, die Ihr Euch hier vereinigt habt, um unsere Interessen zu besprechen, Euren Herzen stelle ich dieses Problem anheim, dieses Problem menschlicher Gerechtigkeit; Euch, die Ihr wisst, wie auf uns allen die drückende Ungleichheit mit dem Manne lastet – an Euch stelle ich die Forderung, jene zutiefst ungerecht behandelten Frauen zu befreien! Ich bitte deshalb den Kongress, dieser Forderung zuzustimmen: Für gleiche Arbeit den gleichen Lohn!«*

Im Bürgersaal des Rathauses brodelte es, denn diese Parteinahme für Arbeiterinnen war Wasser auf die Mühlen der Linken, und längst nicht alle Frauen, die sich hier versammelt hatten, standen der Sozialdemokratie nahe, auch Franziska nicht. Aber Gerechtigkeit, besonders in Fragen des Lohns, war ihre Sache dann doch, und so applaudierte sie heftig und stimmte für die Resolution, die Signora Montessori vorgetragen hatte. Jetzt verstand sie besser, warum es auf dem Kongress immer wieder hieß, die Frauenfrage sei keine Parteisache. Natürlich sei es jeder politischen Partei geraten, für die Rechte der Frauen einzutreten, aber dabei könne es eben nicht sein Bewenden haben. Die Frauen selbst mussten für ihre Freiheit eintreten, unabhängig von politischen Programmen und neben und außerhalb der Parlamente.

Am folgenden Tag konnte Emilie am Kongress teilnehmen, und Franziska ging in die Praxis. So hatten sie es ausgemacht, und so hielten sie es die gesamte Kongress-Woche über. Immer abwechselnd nahmen sie an dem großen Ereignis im Roten Rathaus teil. Es kamen alle bedeutenden Fragen zur Sprache. Jeanette Schwerin referierte über ihr Lebensthema: Frauen wirkten allüberall als Pflegerinnen, Helferinnen, Trösterinnen – es sollten nun endlich aus diesen tausenderlei Familienpflichten und Ehrenämtern anständige, zu entlohnende Berufe werden. Und es sprach eine jugendlich wirkende Frau mit kurzem Haar und einer auffallend schönen, dunklen Stimme: Anita Augspurg. Emilie erinnerte sich an den Namen: Sie hatte ihn im Lette-Verein gehört, wo ja unter anderem die Kunst der Fotografie gelehrt wurde. Augspurg hatte in München mit einer Kollegin ein eigenes Fotoatelier geführt. Wie Emilie jetzt vernahm, hatte ihr das aber nicht genügt, und sie war nach Zürich gegangen, um die Rechte zu studieren – mit Examen! Nun stand sie am Pult und erklärte den Frauen, wie ungleich das Familienrecht die Frauen stellte. Im Grunde waren sie nichts als Anhängsel ihrer Männer, ohne staatsbürgerliche Rechte aus eigener Person, bloß abgeleitet vom Status des Gatten. Augspurgs Rat: Heiratet nicht, liebe Frauen! Erkämpft stattdessen das Stimmrecht!

Das Schlusswort sprach Minna:

»Tief bewegt stehe ich vor Ihnen und bin überzeugt, dass viele unter Ihnen in ähnlicher Weise empfinden. Ungeahntes ist es, das wir in dieser Woche erleben durften, ungeahnt ist der Erfolg, den wir heute mit Freudigkeit verzeichnen können. Ich schaue um mich auf diesen herrlichen Saal, auf diese tausendköpfige Menge, welche eine Woche lang mit immer wachsendem Interesse unermüdlich ausgeharrt hat. Dieser Festsaal, der sonst nur zu Feierlichkeiten des Magistrats der Haupt- und Residenzstadt hergegeben wird, hat zum ersten Male Frauen aufgenommen, und zwar diejenigen Frauen, welche in ernster Arbeit und in hartem Kampfe um diese Arbeit und um ihr Bürgerrecht stehen. – Jede von uns hat ihre eigene, ihre persönliche Frauenfrage, jedes Land hat seine nationale Frauenfrage. Aber es gibt auch ein Internationales, was ewig war, heute ist und ewig sein wird, das, was alle Menschen verbinden kann, verbinden sollte: das sind die edlen, ewigen Gedanken der Menschenliebe und Gerechtigkeit.«

***

Die Gäste aus aller Welt wurden in Berlin herumgeführt, sie bekamen die üblichen Sehenswürdigkeiten präsentiert, die Museen und Theater, den Tiergarten, das Brandenburger Tor und die neue Stadtbahn, die auf acht Viaduktkilometern durch das Zentrum brauste und die gerade erst fertiggestellte Ringbahn ergänzte. Eine Engländerin fragte: »Wir haben bei uns Wessex, Essex und Sussex und bei der Ringbahn sehe ich hier Westkreuz, Ostkreuz und Südkreuz – was ist mit den nördlichen Stellungen, gibt's die etwa nicht?« Niemand wusste eine Antwort. Darauf ging es nach Schöneberg. Man zeigte den Frauen den Lette-Verein, die Büros von »Frauenwohl« und dem Berliner Zweig des ADF, wo sie die *Gelbe Broschüre* gratis in Empfang nehmen und Bücher von Fanny Lewald und Hedwig Dohm erwerben konnten. Zum krönenden Abschluss des Kongresses dinierten die Frauen im großen ›Haupt-Restaurant‹ der Gewerbeausstellung. Als Halbrund mit geschwungenen Terrassen war sie an einer künstlichen Lagune errichtet worden, in deren Mitte ein imposanter Wasserturm kaskadenartige Fontänen spie – auf diese Weise entstand dann fast so etwas wie italienisches Flair. Die Damen waren begeistert und tauschten sich bei Engelhardt-Bier noch bis in den späten Abend hinein angeregt aus.

Zwei Amerikanerinnen kreuzten zu Franziskas (die gerade Dienst hatte) Überraschung in der Bülowstraße auf und sagten, sie wollten keine medizinische Behandlung, sondern seien nur gekommen »to have a look« (= um mal zu gucken). Franziska ließ die Patientinnen warten und erzählte den angespannt lauschenden Ladies die Geschichte ihrer Praxis. Der Kongress hatte eine Stimmung der Verbundenheit unter den Frauen aus allen europäischen Ländern und auch unter den Berliner Frauenrechtlerinnen erzeugt, der sich selbst Franziska nicht entziehen konnte. Sie gehörte jetzt dazu, zu den Frauen, die über Länder- und Parteigrenzen hinweg ihre elementaren Freiheits- und Persönlichkeitsrechte einforderten. Für Franziska stand das Recht auf ein Universitätsstudium an erster Stelle.

Und in der Tat, da bewegte sich was. Im Jahr des Kongresses gestatteten die preußischen Hochschulen den Frauen, als Gasthörerinnen an Vorlesungen und Seminaren teilzunehmen. Das war noch nicht das Endziel, aber es war ein Fuß in der Tür. Die eine oder andere Gasthörerin ergriff ihre Chance und schloss ihr Studium mit der Promotion ab, die dann auch anerkannt

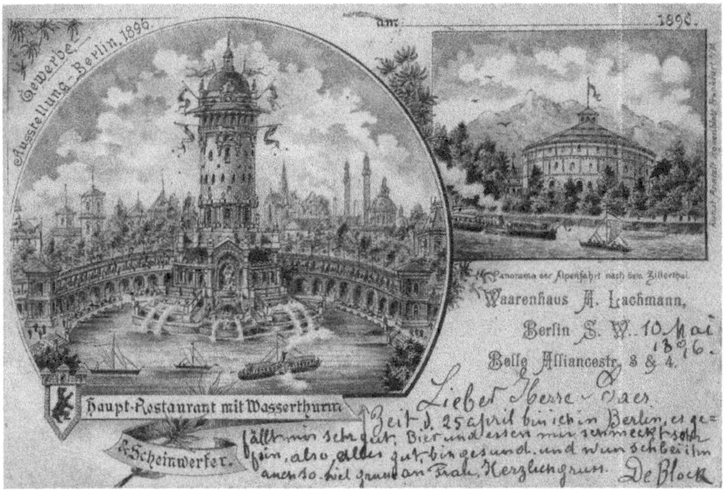

Das »Haupt-Restaurant« der Gewerbeausstellung Berlin, wo zum Abschluss des »Internationalen Kongresses für Frauenwerke und Frauenbestrebungen« (September 1896) ein Diner stattfand.

werden musste. Die Frauenrechtlerin Helene Stöcker ließ sich im Jahre 1896 an der Berliner Universität für Philosophie und Literatur einschreiben und machte später ihren Doktor in Bern. Auch Gertrud Bäumer, eine wichtige Figur in den Emanzipationsbestrebungen jener Zeit, war ab 1898 eine der ersten Berliner Studentinnen.

Ihre Fächer waren Philologie und Ökonomie; sie lernte Helene Lange kennen und übernahm mit ihr die Leitung des BDF. Die beiden Frauen lebten zusammen. Eine uneingeschränkte Öffnung der Universitäten für Studentinnen erfolgte in Preußen erst 1908. Andere deutsche Länder waren früher so weit, vor allem im Süden, so in Baden (1900). Nicht zufällig wurde im Jahr 1908 auch das Vereinsgesetz geändert: Frauen hatten ab jetzt legalen Zutritt zu Parteien und mussten ihre politischen Vereine nicht mehr als Nähzirkel tarnen.

***

Der Streit um den Zugang der Frauen zu den Wissensschätzen der Alma Mater zog sich lange hin und trieb die seltsamsten Blüten, so die intensiv geschürte Furcht, Frauen könnten »vermännlichen«, wenn sie zu viel wüssten. Helene Lange, deren Zeitschrift »*Die Frau*« als Sprachrohr der Emanzipationsbewegung auf unerwartete Resonanz gestoßen war, wandte sich an Franziska mit der Bitte, doch einen wegweisenden Artikel über das Frauenstudium und ihre Erfahrungen als Medizinstudentin zu verfassen. Wieder zögerte Franziska. Alles, was sich außerhalb der Obliegenheiten einer Ärztin befand, musste vor dem Gericht ihres Pflichtbewusstseins erst eine Prüfung bestehen, bevor sie sich die Beschäftigung damit zugestand. Außerdem war sie, was etliche Zeitzeugen beglaubigen, eine bescheidene Persönlichkeit, die sich im Hintergrund wohlfühlte. Dazu passte einfach nicht, dass sie sich mit Publikationen hervortat. Doch dann ertappte sie sich dabei, wie sie auf einem Spaziergang an der Spree, während der Warteminuten beim Einkauf in der Apotheke und bei den sonntäglichen Etüden am Klavier im Kopf Einleitung, Hauptteil und Schluss eines Artikels über das Frauenstudium konzipierte. Schließlich schrieb sie ihn tatsächlich nieder, und es wurde ein Text, in dem ihre Fähigkeit zur Analyse ihrer Spottlust die Waage hielt. Helene Lange war hochzufrieden. Der Artikel erschien in »*Die Frau*« im Juli 1898.

»*Die denkwürdige Sitzung des Preußischen Abgeordnetenhauses vom 30. April hat schon in der Juninummer dieser Zeitschrift ihre Würdigung erfahren. Wenn ich noch mal darauf zurückkomme, so werde ich dazu veranlasst durch die Erörterungen über das Medizinstudium der Frauen und über die Vorbildung des weiblichen Arztes, die in den Verhandlungen einen nicht kleinen Raum einnehmen. Es wurden sehr verschiedene Meinungen darüber laut. Tatsache ist, dass der weibliche Arzt bei den meisten politischen Parteien eine gewisse Existenzberechtigung gewonnen hat – der beste Beweis, dass er – oder vielmehr sie – an sich eine politisch durchaus indifferente Persönlichkeit ist. Jedenfalls ein großer Fortschritt, seit vor zehn Jahren, wo die Erwähnung des weiblichen Arztes in der Kammer noch einen Heiterkeitserfolg hatte.«* Das war die Einleitung; im Hauptteil erörterte Franziska die Fragen, ob und inwiefern Frauen, Männer und die Wissenschaft als solche mit einer Beteiligung von Frauen Vor- oder Nachteile zu gewärtigen hätten und welche das sein könnten. Ihr Schluss: »›*Nie und nirgends war das Streben nach geistiger Vervollkommnung kraftvoller, lebendiger, die Jagd nach Idealen leidenschaftlicher im Zuge als jetzt*‹, *sagt Professor Lassar in der kleinen Schrift:* ›*Das medizinische Studium der Frau*‹. *Das ist ein hoffnungsvolles und erhebendes Wort, und, mag man auch geneigt sein, in die Zeit hineinzulegen, was man selbst empfindet – das Wort ist zutreffend. Das Ideal des Arztes ist jenes absolute Hintanstellen der eigenen Persönlichkeit, das im Berufsleben zur Gewohnheit werden muss, jene völlige Objektivität des Urteils, unbeeinflusst durch Stimmung und persönliche Neigung und Abneigung. Das gilt für Männer und Frauen. Hoch über dem spezifisch Männlichen oder dem spezifisch Weiblichen im Individuum steht das Allgemein-Menschliche; dieses in edelster Gestaltung herauszuarbeiten ist die ethische Lebensaufgabe jedes einzelnen Menschen, ob Mann oder Weib, ist das Ziel der Selbsterziehung, die kein Mensch, namentlich kein Berufsmensch und am allerwenigsten der Mediziner auch nur einen Tag außer Acht lassen darf. Und sollte es nicht auf beide Teile* (der Menschheit) *günstig wirken und die Selbsterziehung fördern, wenn der eine beim andern die allgemein menschlichen Züge erkennt, wenn sie sich als Menschen begegnen, bei gemeinsamer Arbeit und in gemeinsamem Streben, während in der Gesellschaft, wie sie heute ist, eigentlich nur Männer und Frauen sich begegnen? Ich gebe die Frage der Erwägung anheim.«*

Es waren die Zähigkeit und nicht zuletzt die Sehnsucht der Frauen, am Weltwissen teilzuhaben, die den Ausschlag gaben und die Universitäten für junge Frauen und Männer als zu gleicher Leistung befähigte *Menschen* öffnete. Und Franziska ließ sich nun auch mit dem gesprochenen Wort auf den Kampf für diese Öffnung ein, und zwar an vorderster Front – entgegen ihrer Neigung, es musste einfach sein. Ihre Auffassung von der Pflicht, in der ein jeder Mensch auf Grund seiner Rechte und seiner Freiheit stehe, veränderte sich. Sah sich die junge Doktorin Tiburtius in erster Linie in der Pflicht, kranken Menschen und unter diesen besonders den armen und schwachen beizustehen, so sah sie sich jetzt auch verpflichtet, dabei mitzuwirken, den weiblichen Generationen, die nach ihr kamen, die Tür zum Studium aufzustoßen – mit allem, was dazu gehörte, also Gymnasialkurse für Mädchen, akademische Ausbildung von Lehrerinnen und über den Gaststatus hinaus ein unbeschränkter Zugang junger Absolventinnen zur vollgültigen Immatrikulation. Dem Zugeständnis patriarchaler Bildungspolitiker – das auch von manchen Frauen unterstützt wurde –, besondere Kollegs nur für das weibliche Geschlecht zu gründen, stand sie nach wie vor ablehnend gegenüber. Junge Frauen müssten sich, fand sie, als Studentinnen in offener Konkurrenz mit den männlichen Kommilitonen bewähren. Schluss, aus, Ende. Oder wie gewiss auch Maria Montessori sagen würde: Basta!

Diesen Standpunkt wollte Franziska zur Geltung bringen, und so sagte sie zu, als sie eingeladen wurde, auf einer »kirchlich-sozialen Konferenz« von Frauengruppen in Erfurt unter Leitung des Hofpredigers Adolf Stöcker (dieser Mann repräsentierte eine sehr konservative und antisemitische Splitterpartei) ihre Sicht der Dinge darzulegen – in einem Streitgespräch mit Vertretern der Idee einer Hochschule nur für Frauen. *»Dieser Notwendigkeit konnte ich nicht ausweichen.«* Es sollte in Sonderheit um das Medizinstudium gehen. Auch der Leiter der Konferenz, Herr Stöcker, war auf der Seite von Franziskas Gegnern, und so wusste sie, dass sie *»einen schweren Stand haben würde. Meine Opponenten aber machten mir die Sache leichter als ich dachte, indem sie ihre Gründe mehr aus ihren subjektiven Meinungen, als aus Kenntnis des Sachverhalts und der historischen*

Entwicklung nahmen und in ihrem Eifer sich auch wohl nicht ganz innerhalb der hergebrachten Formen hielten. Es gab eine scharfe Redeschlacht vor einem bis auf den letzten Platz gefüllten Auditorium.« Das Publikum neigte sich, je länger der Disput dauerte, mehr und mehr Franziskas Standpunkt zu, die Gegenseite jedoch gab nicht so schnell auf. *»Hofprediger Stöcker hatte aber seinerseits einen schweren Stand. Er hat in der Wohlfahrtspflege sicher Unschätzbares geleistet; die Ziele, die er sich gesteckt und von denen er Großes für die Allgemeinheit erwartete, traten bei ihm indes derart zwingend in den Vordergrund, dass er sich zuweilen in den Mitteln vergriff. So war er eine nicht ganz eindeutige Persönlichkeit. Er war viel zu gescheit, um nicht den Zug der Zeit zu verstehen und zu wissen, dass das Frauenstudium durchdringen würde; andrerseits tat es ihm unendlich weh, den Ärzten direkt entgegenzutreten und althergebrachte Anschauungen als überfällig zu betrachten. Er suchte nach einem Kompromiss und betonte also die Zweckmäßigkeit und Notwendigkeit besonderer Frauenkollegs. Dagegen musste ich nun wieder auftreten – und zwar, weil auf solchen Instituten ausgebildete Frauen immer nur als Ärztinnen* (oder Wissenschaftlerinnen anderer Fächer) *zweiter Klasse angesehen werden würden.«* Dieses durchschlagende Argument, für alle nachvollziehbar, sicherte Franziska den Sieg in der Erfurter Redeschlacht. Als die Konferenz zu Ende war, schüttelte sie viele Hände, wobei es ihr nicht entging, dass einige Doktoren mit einer aufgesetzten Miene der Verächtlichkeit an ihr vorbeistolzierten – das waren ihre Widersacher, denen es nicht gelungen war, ihre Meinung zu ändern. Manche taten es dann aber doch.

»Nach einigen Jahren erfuhr ich, dass jener Erfurter Arzt, der mich am heftigsten angegriffen, seine eigene Tochter zum Medizinstudium auf die Universität geschickt hatte. Auch hier: Tempora mutantur, et nos mutamur in illis (= Die Zeiten ändern sich und wir uns mit ihnen).«

***

Franziskas Verpflichtungen in der Poliklinik, bei den Privatpatientinnen und in dem Verein zur Einrichtung von Gymnasialkursen für Mädchen, ferner die Mitarbeit an »*Die Frau*« und dem ADF ließen ihr viel zu wenig Raum für Erholung, sie magerte ab und wurde immer blasser. Eine tiefe Erschöpfung bemächtigte sich ihrer, nachts fand sie keinen Schlaf, und morgens mochte sie nicht aufstehen; statt mit Freude, ging sie mit einem Gefühl des Überdrusses an ihr Tagwerk. Und dann war auch noch Otto von Bismarck gestorben. Franziska schien all ihre Lebensfreude verloren zu haben. Der Familie blieb das nicht verborgen, und Carl sagte streng: »Fanny, das geht so nicht weiter! Wenn ich richtig rechne, hast du eine Siebzig-Stunden-Woche!« Man traf sich zum Familienrat, Emilie kam auch. Die Diagnose: Überarbeitung. Die Therapie: Eine längere Reise, möglichst in den Süden. Und bald ergab sich diese besondere Gelegenheit: »*Im Herbst 1898 rüstete der Kaiser zur Fahrt nach Jerusalem zur Einweihung der aus deutschen Mitteln erbauten Erlöserkirche, die als Mittelpunkt der evangelischen Christen Palästinas gedacht war. Die damals ersten Reiseinstitute rüsteten mehrere große Schiffe aus, und ganze Scharen moderner Kreuzfahrer drängten zur Fahrt nach dem heiligen Lande.*« Dr. Franziska Tiburtius schloss sich an. Der Kaiser ritt mit großem Gefolge hoch zu Ross in Jerusalem ein, das Interesse des Fräulein Doktor galt indes weniger der Kirche, als einem Asyl für Leprakranke, das, »*einige Kilometer von Jerusalem entfernt, seit damals 38 Jahren den Unglücklichen eine Zuflucht darbietet. Es verdankte seine Entstehung einer Edelfrau aus Pommern*«, wo ja auch Franziska herstammte. »*Endlich hielten wir vor einer verschlossenen Tür in einer hohen Mauer, die einen fast viereckigen Flächenraum von drei bis vier Morgen umschließt – Gartenland mit Orangenbäumen, Feigen und Oliven, mehrere große Zisternen, in der Mitte ein festes Steingebäude: das Asyl für Aussätzige. Der Aussatz galt im alten Judentum als Strafe Gottes für heimlich begangene Missetat, und auf den davon Befallenen lastete das Stigma der Schande. Sie hatten kein Anrecht mehr auf ihren Besitz und wurden aus Stadt oder Heimatdorf vertrieben.«* Franziska besichtigte die Anlage und suchte das Gespräch mit Ärzten und Pflegerinnen. Damals diskutierte man noch, *»ob bei der Lepra Infektion oder Vererbung die größere Rolle spiele«*. Mittlerweile, so schreibt Franziska 25 Jahre später in ihren Memoiren, hat die medizinische Forschung Klarheit geschaffen. *»Unablässig und still geht die feine gedankenschwere Gelehrtenarbeit vorwärts; den Leprabazillus hat man längst gefunden. Vor einigen Wochen ging durch die Tagespresse die Nachricht, dass auch das Heilserum der Lepra entdeckt sei.«*

Als Medizinerin hatte Franziska ihre Neugier gestillt, jetzt überließ sie sich der alten heiligen Stadt als Touristin. *»Jerusalem war damals noch ganz Orient; unter den weißen Kuppeldächern höchstens ein oder zwei rote Ziegeldächer. Zu Ehren des Kaiserbesuchs war aufgeräumt und ausgefegt, manches, was sonst charakteristisch, fehlte. Die Aussätzigen, die sonst vor den Toren betteln, hatte eine weise Polizei fortgebracht. Man sah auch keine Tierkadaver auf den Straßen liegen, und es wurden sogar schwache Versuche gemacht, den Staub durch Sprengen aus einem Ziegenschlauch zu dämpfen. Aber es war doch noch der richtige Orient, der ein Festkleid angetan hatte, haarscharf unterschieden von der überfeinerten Kultur des Westens, übrigens durchaus freundliche Gesinnung auf beiden Seiten. Als wir* (sie war mit mehreren Kollegen unterwegs) *einmal für uns allein durch das Judenviertel gingen, um eigene Wege zu suchen, trat eine alte Frau vor uns, erhob segnend die Hände und sagte im reinsten Jiddisch-deutsch und echt alttestmentarischen Tonfall: ›Ihr seid willkommen, ihr seid alle willkommen!‹ Wer diese Tage miterlebt hat, wird sie nimmermehr vergessen.«*

Zu Hause wartete Emilie und mit ihr die Familie, die Reisende hatte es plötzlich eilig, all ihre Lieben wiederzusehen. Als sie das deutsche Festland betreten hatte, telefonierte sie mit dem Anschluss Berlin Dr. Tiburtius in der Potsdamer Straße, um sich anzukündigen, und wer nahm den Handapparat ab? Natürlich Franz! »*Das Schönste war dann doch die Heimkehr mit der vollen wiedergewonnenen Arbeitskraft und Arbeitslust. Das tägliche Brot des Alltags schmeckte wieder, und der zurückgebliebene Tropfen Orient-Sehnsucht störte nicht.*«

VIII

Die Tage anderer kommen

Zu Beginn des neuen Jahrhunderts veränderte sich vieles in der Familie Tiburtius. Karl und Franz hatten das Haus verlassen, der Ältere wollte Schiffbauingenieur werden und der Jüngere tat es den Eltern und der Tante gleich und studierte Medizin. Das Klima in der Wohnung entbehrte nun seines üblichen Lärmpegels, aber anstatt dass die älteren Leute, die dort zurückgeblieben waren, sich daran erfreuten, vermissten sie den Krach, die Jungs und die Stimmung des Aufbruchs, die vordem geherrscht hatte. Zwar telefonierten die Studiosi öfter mal oder schauten des Abends vorbei, aber das war nicht dasselbe. Wie um den Wandel noch weiter zu treiben, kündigte Henny an, dass sie daran denke, ihr Zahnatelier zu schließen. »Man muss wissen, wann man den Hut nehmen muss«, erklärte sie. Carl unterstützte sie. Er war in letzter Zeit stiller geworden und kam aus seinem Arbeitszimmer, das nur so hieß und in dem er gar nicht mehr arbeitete, kaum noch heraus. Die Rixdorfer Praxis war längst aufgegeben worden. »Es ist seltsam«, sagte Henriette zu Fanny, »er ist so vergesslich geworden. Und er verlegt Dinge. Da stimmt etwas nicht. Ich werde ihn zum Arzt bringen müssen. Ich hoffe nur, er lässt das zu.« Henny und Carl waren gleich alt, beide neun Jahre älter als Fanny, sie gingen auf die siebzig zu. Während Henny noch recht munter war, begann Carl, sich von den Dingen des Lebens zurückzuziehen, und wenn er abends im Salon auftauchte, wo die Frauen über die Regierung, den Kaiser und die Marinepolitik stritten, sagte er in Abständen immer nur: »Tja … ja.« Dann seufzte er tief. Wenn Fanny ihn ansprach: »Was sagst du dazu, Carl?«, tat er so, als habe er nichts gehört. Hatte er wirklich nichts gehört, oder wollte er bloß lieber schweigen und seine Ruhe haben?

Franziska war am 24. Januar geboren, und zur Feier des neuen Jahrhunderts wollte sie an ihrem 57. Geburtstag ein schönes Fest geben. Aber daraus wurde nichts. Denn Emilie, gestern noch voll auf dem Posten, klagte plötzlich über Kopfweh, und als die beiden abends in Franziskas Wohnstube zusammensaßen, um ihre geliebte Zeitungslektüre zu betreiben, ließ Emmy die Blätter sinken und stöhnte: »Mein Kopf … die Buchstaben tanzen hin und her.« Franziska stand auf und ging zu ihrer Freundin. Emmys hübsches Gesicht, sonst immer rosig, war tiefrot angelaufen; Franziska legte ihr die Hand in den Nacken. »Du hast Fieber«, befand sie, »das hättest du doch merken müssen. Komm, leg dich aufs Sofa.« Emmy wollte unbedingt nach Hause gehen. Aber Franziska bestand darauf, sie hier auf dem Sofa mit Wadenwickeln zu behandeln. Es stellte sich heraus, dass sie eine Lungenentzündung hatte. Emmy kam auf die Pflegestation in der Bülowstraße, es gab dort ein Einzelzimmer für Patientinnen mit ansteckenden Krankheiten. Hier wurde sie von Franziska behandelt und von den hilfreichen Diakonissen gepflegt.

Henriette und Carl hatten von ihren Einkünften immer mal was zur Seite gelegt und inzwischen ein hübsches Sümmchen zusammengespart. Ihr Traum war ein Haus im Grünen vor den Toren Berlins, in einer der dort entstehenden Villenkolonien, fernab des urbanen Getümmels. Und südlich der Großstadt, in Marienfelde, fanden sie genau das, was sie gesucht hatten. Weil die Söhne ja nun aus dem Haus waren und das Zahnatelier plus Wartezimmer nicht mehr existierte, erschien die Wohnung in der Potsdamer viel zu groß, sie ließ sich nicht mehr halten und musste gekündigt werden. Das Ehepaar Tiburtius packte die Umzugskisten, beziehungsweise Henny tat das mit der Unterstützung Fannys und der hilfsbereiten Söhne. Carl schien nicht recht zu verstehen, warum seine Bücher und Manuskripte in Kisten verschwanden, statt auf seinem Schreibtisch von ihm immer neu geordnet zu werden. Aber er fügte sich wie gewohnt, schalt allerdings Henny einen »Schöddeldörchclaas«. Die schaffte es, ihn in die Charité zu verfrachten, wo ein Spezialist sich bemühte, aus seinen Symptomen Schlüsse auf den Zustand seines Gehirns zu ziehen.

Die so viel jüngere Franziska wusste, dass der Tag kommen würde, an dem sie allein dastünde. Ihre Praxis florierte, sie hatte nicht nur mit den Patientinnen, sondern auch mit der Einarbeit der neu hinzugekommenen Ärztinnen eine Menge zu tun, sie dachte noch nicht oft an den Ruhestand. Insgeheim hoffte sie, mit Emilie eine gemeinsame Wohnung einrichten zu können, aber konkrete Pläne waren nicht zu machen. Emilie war nach wie vor pflegebedürftig. Der nächste internationale Frauenkongress sollte in Den Haag stattfinden, Franziska traf sich abends mit den Kongressfrauen, um die Beiträge des Berliner Flügels des ADF vorzubereiten. Bis sie, aufgeschreckt von Emilies Schwester Christiane, zu der die angeblich Genesende inzwischen heimgekehrt war, alle ihre Verpflichtungen in Sachen Kongress ruhen ließ. Emmy hatte einen Rückfall erlitten. Erneut war es eine Lungenentzündung, hinzu kam nun noch die Grippe.

Auch Carls Diagnose lag jetzt vor. Man müsse davon ausgehen, erläuterte der Spezialist, dass die Gefäße in Carls Kopf nicht mehr ausreichend mit Blut durchströmt würden, weshalb es zu den seltsamen Ausfällen käme. Die Prognose lief auf eine Aggravation hinaus. Es würde nicht besser werden. Aber bei guter Pflege könne Carl durchaus … Henny war gefasst, als sie davon erfuhr, sie schluckte nur. Etwas Ähnliches hatte sie erwartet. Franziska begann zu zittern, lief in ihr Schlafzimmer und weinte dort. Carl schien sich für die Diagnose gar nicht zu interessieren. Er sagte nur: »Tja … ja« und seufzte. Franz, der seinen Vater aus der Charité abgeholt hatte, tröstete seine Tante. Es war ein düsterer Nachmittag in der schon fast leer geräumten Wohnung in der Potsdamer Straße. »Wenn nur nicht«, sagte Franziska, »auch noch Emmy so krank wäre. Es ist alles einfach zu viel.«

Es war ausgemacht, dass Franziska zunächst mit nach Marienfelde kommen sollte, bis sie eine eigene Wohnung gefunden hätte, man würde zusammenrücken. Aber der lange Weg bis zur Bülowstraße, täglich hin und her, das war keine gute Aussicht, und die Doktorin Tiburtius blies Trübsal, sie oblag ihrem Tagwerk ohne den üblichen Schwung. Indessen, eines Abends, als Franziska gerade aus der Praxis aufgebrochen war, um nach Hause in die von ihr noch bewohnten Räume in der Potsdamer Straße zu gehen, traf sie im Treppenhaus auf Fräulein Anna Knoop. Die kam eilends auf Franziska zu, ergriff ihre Hand und sagte:

»Ich weiß, wie knüppeldick es gerade für dich kommt, Fanny, aber manchmal spielt einem der Zufall doch in die Hände. Stell dir vor, in der zweiten Etage ist eine Wohnung frei geworden! Sehr schön und hell, passend für dich. Ich rede mit der Eigentümergesellschaft, und wenn du einverstanden bist, wirst du die nächste Mieterin sein. Was sagst du?«

Franziska brauchte eine Weile, bis sie ihr Glück begriff. »Kann – kann ich das Objekt mal sehen?«, stotterte sie. Fräulein Knoop besaß die Schlüssel. Sie führte Franziska gleich in den zweiten Stock, und dort betrat sie die Räume, die ihr neues Heim werden würden.

»Anna«, sagte sie, »ich glaube, du bist heute für mich so etwas wie ein Rettungsengel.« Anna strahlte. »Na, wat saachste! Dein Weg zur Arbeit – das sind jetzt nur ein paar Treppen!«

Emilie Lehmus hatte stets ähnlich hart gearbeitet wie Franziska, aber ein Zusammenbruch infolge Überarbeitung, wie die Kollegin ihn durchgemacht hatte, blieb ihr erspart. Sie wusste immer genau, wann sie sich zurückzuziehen und aufs Ohr zu legen hatte – Fanny hingegen litt Zeit ihres Lebens an Schlafstörungen, was die Sehnsucht nach Bettruhe dämpft. Aber nun als bald Sechzigjährige hatte Emilie nicht mehr die Kraft, sich nach ihrer zweiten Pneumonie wieder aufzurichten und an die Arbeit zu gehen, sie fühlte sich matt und leer. Zu Fanny sagte sie: »Meine Lunge macht nicht mehr mit. Sie braucht eine bessere Luft. Ich habe mit Caroline und Elise gesprochen …« Emilie hatte ja fünf Schwestern. Deren zweie hießen Caroline und Elise und lebten in München. Dort war die Luft weit besser als in Berlin, der Weg nach Österreich und Italien und etlichen anerkannten Luftkurorten nicht weit. Die Schwestern hatten Emmy zugeredet, zu ihnen nach Bayern zu kommen und sich dort auszukurieren. Caroline hatte sich anerboten, die Kranke abzuholen.

»Wann wirst du wieder hier sein?«, fragte Franziska und fügte rasch hinzu: »Verzeih, ich denke nur an mich. Du sollst so lange im Süden bleiben, wie du es brauchst.«

Emmy hustete. Sie sagte: »Ich möchte, dass du meine Privatpatientinnen übernimmst. Ich habe sie alle vorbereitet. Und was ganz wichtig ist: Sag Helene, dass sie mit ihrem Augenleiden in die Charité gehen muss. Da gibt es die richtigen Spezialisten.« Franziska zeigte ihr noch die Vorderhaus-Wohnung im zweiten Stock der Bülowstraße 14, die groß genug sein würde für sie beide, und nach dieser Besichtigung war Emmy so schwach, dass sie sich eine Weile auf die Treppe setzen musste, hustend, die Hand auf dem Brustbein. Am nächsten Tag traf Caroline ein. Sie nutzte die Gelegenheit und besuchte mit Christiane die Museen, den Tiergarten und das Brandenburger Tor; dann nahm sie mit Emmy Abschied von Franziska und Christiane. Sie winkte eine Droschke herbei, belud sie mit Emmys und ihren eigenen Siebensachen, half der Schwester auf die Sitzbank und sprang hinzu. Als der Kutscher schnalzte und die Pferde anzogen, wurde Franziska das Herz schwer. Ihr schien es, als ginge die Freundin gar nicht in einen Erholungsurlaub, sondern als würde sie entführt, weit weg, um niemals mehr zurückzukehren. Und so war es auch. Aber Franziska wusste, dass sie weder Emmy noch Caroline die Verantwortung dafür aufbürden konnte, sondern einzig und allein den vermaledeiten Pneumokokken.

***

Zur *Klinik weiblicher Ärzte* gehörten damals außer Franziska und Agnes Bluhm, die sich die Leitung teilten, noch die

Ärztinnen Agnes Hacker, Anna Kuhnow und Pauline Ploetz. Sie bildeten miteinander die *Züricher Garde*, und nominell zählte natürlich auch Emilie Lehmus dazu, die aber nun krankheitsbedingt nicht mehr aktiv sein konnte. *»Diese zweite Generation weiblicher Ärzte kam noch mit Züricher Stempel nach Deutschland – es ging eben noch nicht anders.«* Neben ihrer Tätigkeit in der Poliklinik hatten alle Ärztinnen sich jeweils einen Stamm von Privatpatientinnen aufgebaut, dank dessen sie in der Bülowstraße unversicherte und mittellose Frauen umsonst oder gegen geringes Entgelt behandeln konnten. Und die jungen Züricher Gardistinnen brachten weitere Expertisen ein. *»Dr. Agnes Bluhm und Dr. Agnes Hacker waren tüchtige Chirurginnen.«* Damit waren chirurgische Maßnahmen in der Poliklinik nicht mehr *»so streng verschlossen wie vorher. Sie* (die Ärztinnen Bluhm und Hacker) *hatten Gelegenheit zu spezialisierten Studien gefunden bei unserem alten Freund Professor Winckel in München und bei Kollegen in Wien und Leipzig.«* Die Zusammenarbeit der Berliner Ärztinnen war eng und zur allseitigen beruflichen Weiterbildung bestens geeignet. Es hatte sich ein Gefühl der Zusammengehörigkeit entwickelt, das just zu jener Zeit – und womöglich nur dann – entstehen konnte, als Solidarität für das Fortkommen unbedingt nötig war. Franziska sprach von *»geistigem Kommunismus«*, und sie meinte damit, dass alle Ärztinnen ihre Kenntnisse und Erfahrungen gleichsam auf einen Haufen würfen, aus dem jede sich zu jeder Zeit bedienen durfte und sollte. Sie machte sich so ihre Gedanken über den Kommunismus. *»Natürlich – wie der Kommunismus auf sozialem und wirtschaftlichem Gebiet kann auch der geistige Kommunismus nur in einem ganz kleinen Kreise durchgeführt werden; sogar die geistige Einmütigkeit unter den zwölf Jüngern Jesu zeigte der Apostelgeschichte zufolge schon nach einigen Jahren bedenkliche Risse. Jedes Schematisieren führt zur Erstarrung und Unfreiheit. Die Individualitäten wollen sich in ihrer Eigenart ausgestalten, und die Allgemeinheit hat den Vorteil davon, wenn die Einmütigkeit nicht zur Fessel wird.«* Auch in der *Klinik* *weiblicher Ärzte* fand die Gemeinsamkeit ihre Grenzen. Jede Doktorin hatte ihr eigenes Spezialgebiet und ihren ganz individuellen Ehrgeiz – das sei, fand Franziska, nur natürlich und dürfe keinesfalls als Argument gegen die Gemeinschaftspraxis gelten. Die Klinik in der Bülowstraße wahrte ihren guten Ruf und erfreute sich eines regen Zulaufs; »*und so wurde unsere Poliklinik wirklich zu einem Mittelpunkt dieser ersten und zweiten Generation weiblicher Ärzte*«.

In der Klinik gab es mittlerweile einen Operationssaal, in dem nach den neuesten Methoden der Antisepsis vorwiegend gynäkologische Eingriffe vorgenommen wurden. Die Anästhesie mittels Lachgas oder Chloroform war inzwischen Standard und wurde von den Ärztinnen der *Züricher Garde* selbstverständlich eingesetzt. Auch Geburtshilfe wurde praktiziert, vorwiegend in Fällen, in denen Komplikationen absehbar waren. Dafür hatte man extra eine erfahrene Hebamme eingestellt. Dr. Hacker und Dr. Bluhm erwarben sich einen ausgezeichneten Leumund als Operateurinnen, und Franziska dachte mit einem Gefühl der Genugtuung daran, dass ihre Klinik ausgerechnet in jenem Bereich, in dem man den Frauen Eignung und Erfolg so lange bestritten hatte, der Chirurgie, nun besonders glänzte. Als später das deutsche Staatsexamen für Frauen im Fach Medizin möglich geworden war, überlegte die *Züricher Garde*, ob sie sich dieser Prüfung noch unterziehen sollte – was aber ja doch für Frauen, die seit Jahren erfolgreich als Ärztinnen tätig waren, eine Absurdität und zugleich eine Demütigung dargestellt hätte. Dennoch ließ sich Dr. Hacker darauf ein und meldete sich im Jahre 1908 für die deutsche Staatsprüfung an. Franziska entschied sich dagegen. »*Die Verhältnisse hatten sich inzwischen für mich geändert. Von meiner Universitätszeit trennten mich mehr als zwanzig Jahre, und ich stand in einer ausgedehnten Praxis, die mich völlig in Anspruch nahm. Um mich einem Examen zu unterziehen, hätte ich mindestens für ein Jahr die praktische Tätigkeit unterbrechen müssen, das hätten meine Patientinnen nicht verstanden. Ich brauchte den moralischen Hintergrund des abgelegten Examens nicht mehr, weder dem Publikum, noch den Behörden gegenüber.«*

Dr. Anna Kuhnow und Dr. Pauline Ploetz hatten sich anders fachlich ausgerichtet und spezialisiert als Dr. Bluhm und Dr. Hacker – sie hatten zwar auch Erfahrungen in der Chirurgie, engagierten sich aber darüber hinaus auf verschiedenen Feldern. Anna Kuhnow fand es an der Zeit, die Art wie Frauen sich kleideten, von Grund auf zu verändern, um mehr Bewegungsfreiheit für das eingeschnürte Geschlecht zu gewinnen und bemühte sich mit anderen Frauenrechtlerinnen um ein Verbot des Korsetts. *»Der Wunsch, dass unsere Kleiderröcke verkürzt werden, ist nach unserer Erfahrung berechtigt, wenn er auch noch lange nicht erfüllt werden wird! Jedenfalls sollte eine Frau, die überhaupt Anspruch auf gesunden Menschenverstand hat, die Straßenschleppe verabscheuen.«*

Pauline Ploetz, inzwischen von Alfred Ploetz geschieden, arbeitete wissenschaftlich mit Eifer an der damals neu aufgekommenen Vererbungslehre. Erbkrankheiten waren in diesem Forschungszweig ein wichtiges Thema, mit dem Paulines Bruder Ernst Rüdin sich besonders intensiv beschäftigte. Pauline arbeitete eng mit ihm zusammen. (Und sie unterstützte später ein »Institut für Rassenhygiene«, das den Nationalsozialisten zupasskam.)

***

An den Wochenenden fuhr Franziska öfters zu Carl und Henny nach Marienfelde, jetzt war sie es, die gern wieder mit ihren *Geschwistern* etwas unternehmen wollte. Das vierte Jahr im neuen Jahrhundert hatte begonnen, wie doch die Zeit davonlief. Fanny wusste, wenn einem die Zeit schnell vergeht, hat das eine gute Seite – dann heißt es: das Leben ist sinnvoll. Denn der Sinn ist es, der ihr das Tempo verleiht. Und ihr Lebenssinn, der kam aus der Arbeit, aus der Pflicht. Doch Entspannung musste auch sein, das hatte sie verstanden – ein gemeinsames Erlebnis, etwa ein Theaterbesuch, wäre genau das Richtige. Und sie hatte auch schon eine Idee. In Marienfelde saßen die drei Tiburtii im Esszimmer beisammen.

Fanny sagte: »Henny, Carl, habt ihr die Plakate überall gesehen? Isadora Duncan ist in der Stadt – ihr wisst schon, die berühmte Barfußtänzerin. Sie tritt im Thalia-Theater auf. Wollen wir sie uns nicht mal aus der Nähe ansehen?«

Henny legte ihr Strickzeug beiseite: »Meinst du die Amerikanerin, die meist leicht bekleidet nach klassischer Musik tanzt – allein schon!«

Carl sagte wie üblich nichts, nestelte nur am Knopf seiner Weste. Doch als er Henny sagen hörte: »Ja, klar, die Frau tanzt auch erotisch, wie ich gelesen habe«, erwachte er aus seiner Benommenheit und bat um genauere Information.

Henny erklärte: »Was sie anstrebt, ist ein seelenvoller Tanz, und dafür darf es weder ein Mieder, ein Tütü oder Ballettschühchen geben. Der Körper muss sich frei dem Rhythmus überlassen können. Sie tanzt ganz allein, ohne Partner und ohne Kostüm, nur mit einer transparenten Tunika bekleidet. Es heißt, sie wird demnächst im Grunewald eine Schule aufmachen, in der sie ihre Lehre weitergeben will.«

»Na, so was!«, sagte Carl bewundernd. »Seelenvoll, sagst du? Und die Menschen kommen, um sie anzuschauen?«

»Oja«, nickte Henny. »Sie ist sehr berühmt, ein Publikumsmagnet, und ihre Abende sind fast immer ausverkauft.«

»Ich glaube«, bemerkte Carl trocken, »die Männer gehen aus anderen Gründen hin als ihr. Oder als ihr denkt.«

Fanny fragte zögernd, ihre Neugier verbergend, nach: »Wie meinst du das: sie tanzt erotisch?«

Henny: »Ich habe es noch nicht selbst gesehen, aber es heißt, die Duncan habe eine göttliche Ausstrahlung und eine kolossale Kraft. Außerdem lebt sie ganz auf ihre eigene Art. Sie lehnt die Ehe ab, will aber trotzdem Kinder, von Männern ihrer Wahl …«

Carl nickte: »Deswegen gehen die Männer auch hin.«

Es wurde ausgemacht, dass Franziska bei der Theaterkasse drei Karten möglichst für den Sperrsitz kaufen solle, beide Frauen freuten sich, dass Carl, der schon öfters auf die Oper verzichtet hatte, sich jetzt aber doch aufraffen wollte, mit ins Thalia zu gehen.

Franziska erzählte noch mehr von dem Theater, das den Namen der Muse der Festfreude trug. »Kürzlich kam im Thalia das Stück ›Berliner Luft‹ heraus, leider ist es schon wieder abgesetzt worden, aber den Gassenhauer daraus spielen sie gerade überall. Hört mal, ich habe mir die erste Strophe gemerkt: ›*Berlin! Hör' ich den Namen bloß, da muss vergnügt ich lachen! Wie kann man da für wenig Moos den dicken Wilhelm machen!*‹«

Henny hatte das Lied auch schon gehört: »*Und warum lässt man auf märkischem Sand gern die Puppen tanzen? Warum ist dort das Heimatland der echt' Berliner Pflanzen?*«

Carl lachte: »Ja, so sind 'se, de Berliner, immer feste druff mit dem freien Lebensgefühl. Muss da erst eine Amerikanerin kommen, uns das zu zeigen?« Der Abend mit der jungen Solotänzerin machte aber dann doch großen Eindruck auf das Publikum im Thalia und auch auf Carl, Henny und Fanny. Das Ehepaar Tiburtius beschloss, für die Duncan-Schule im Grunewald zu spenden.

***

Im Juni des Jahres 1904 fand in Berlin ein weiterer »Internationaler Frauenkongress« statt, diesmal in den Räumen des Lette-Vereins. Es ging um soziale Arbeit, Frauenberufe, Frauenstudium und Frauenwahlrecht. Helene Lange gehörte zum Präsidium, und diesmal musste sie auf Franziska nicht mehr groß einreden, um diese dazu zu bewegen, vors Publikum zu treten und ein Referat zu halten. Franziska hatte begriffen, dass auch dies zu ihren Pflichten zählte: zu berichten und aufzuklären. Ihr Thema hieß: »*Die Stellung des weiblichen Arztes in Deutschland*«. Sie erzählte von ihrem eigenen Werdegang und fügte eine Einschätzung der Situation von studierwilligen Frauen hinzu, die sich ja in jüngerer Zeit merklich verbessert hatte. Das weibliche Publikum aus aller Welt, aus den USA, Neuseeland, England, Irland, Frankreich, Schweden, Dänemark, Finnland, Ungarn und noch weiteren Ländern war dem Fräulein Dr. Tiburtius wohlgesinnt und spendete langanhaltenden Applaus. Abends ging Franziska mit ihren Ko-Referentinnen in einen Schöneberger Biergarten. Früher hatte sie ihren Feierabend im Familienkreis stets gegen die Bitten der Kongressfrauen, doch auf informeller Ebene hinzuzukommen, verteidigt. Jetzt aber gab es dafür keinen Grund mehr. Denn in der Bülowstraße und auch sonst in Berlin war sie inzwischen allein.

In der Stadt war keine Verwandtschaft übriggeblieben. Neffe Karl hatte sich entschlossen, sein Studium der Schifffahrtstechnik in Kiel zu vollenden, wo ihm im Hafen jede Menge Anschauungsobjekte geboten wurden. Und Franz war als Arzt in den Militärdienst eingetreten, ganz wie einst der Vater. Dabei ging es ihm gar nicht so sehr um eine Versorgung als Staatsbeamter, sondern darum, das Richtige zu tun. Seit der Reichsgründung hatte es seitens der politischen Führung den Ruf nach Kolonien im fernen Afrika gegeben, es hieß sogar, Deutschland habe die Pflicht, seine bedeutende Kultur sowie die christliche Religion in der Welt zu verbreiten. Seit den 1880er-Jahren waren ›Schutzgebiete‹ erobert worden, vorgeblich vor allem, um den Handel zu sichern. Mit den örtlichen Oberhäuptern schloss man ›Schutzverträge‹, jene erhielten ›Schutzbriefe‹ wie im Mittelalter, um gegen die Willkür feindlicher Nachbarn gewappnet zu sein. Deutschland wiederum gewann auf diese Weise in Übersee große Mengen Land, konnte politisch Einfluss nehmen und Abgaben fordern. Die erste Kolonie des Kaiserreichs war Deutsch-Südwestafrika, ein Land, weit größer als das Deutsche Reich. Die Siedler betrachteten es als ihr Eigentum, vertrieben, unterwarfen und knechteten die einheimische Bevölkerung,

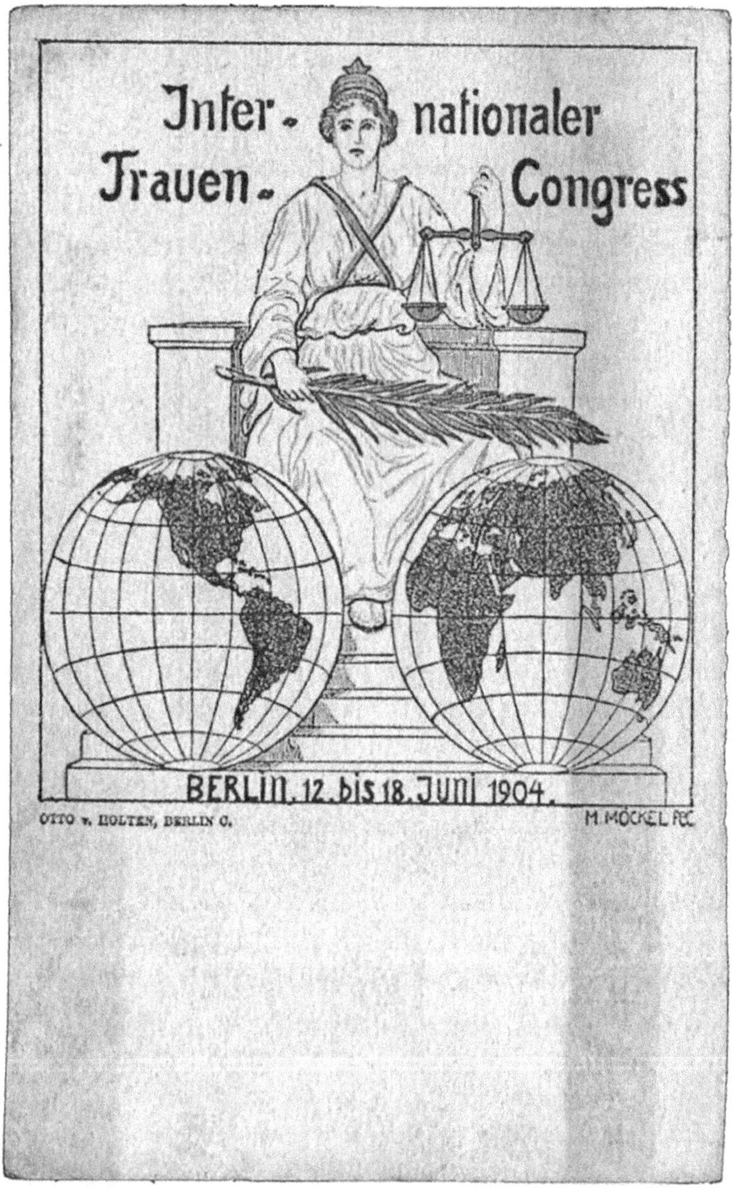
Inter- nationaler
Frauen- Congress
BERLIN. 12. bis 18. JUNI 1904.
OTTO v. HOLTEN, BERLIN C.
M. MÖCKEL FEC.

Postkarte vom »Internationalen Frauen-Congress«, 1904

die ihr Land jetzt nicht mehr besaß und es dennoch unter elenden Bedingungen bearbeiten musste. Auspeitschung, Vergewaltigung, selbst Tötung der schwarzen Menschen kamen immer wieder vor. Der Stamm der Herero war überdies durch Dürren und kriegerische Auseinandersetzungen in Not geraten, und als auch noch eine Hungerkatastrophe ausbrach, schauten sich die Herero suchend nach ihrer Schutzmacht um. Und was erblickten sie? Statt Unterstützung zu gewähren, reagierten die deutschen Siedler und Soldaten mit noch härterer Repression. Daraufhin kündigten die Herero den ›Schutzvertrag‹ und schritten zur Rebellion. Seinen Anfang nahm der Aufstand im Zentrum ihres Stammesgebiets – Okahandja. Im Januar 1904 gaben die Anführer Samuel Maharero und Jacobus Morenga den Befehl zum Widerstand. Im gleichen Monat machte ein deutsches Marine-Expeditionskorps mobil; das war nichts anderes als eine Strafexpedition. Mit dabei, in der Sanitätskolonne, reiste der Marine-Assistenzarzt Dr. Franz Tiburtius nach Deutsch-Südwest. Die deutschen Truppen waren zahlenmäßig unterlegen, allerdings besser ausgerüstet; auch konnten sie zügig Nachschub und weitere Truppenkontingente organisieren. Denn in den beiden Jahren zuvor war die etwa dreihundert Kilometer lange Bahnstrecke von Swakopmund an der Küste ins Hinterland nach Windhoek fertiggestellt worden. Die kam den Deutschen jetzt gelegen. Anführer Maharero war gut in der offenen Schlacht, Morenga beherrschte den Kleinkrieg, beide Strategien im Verbund verhinderten den erwarteten schnellen Erfolg der Expedition. Jetzt kämpfte man auf deutscher Seite ohne Rücksicht auf Verluste, Gefangene wurden in Konzentrationslager gezwungen (Reichskanzler Bernhard von Bülow hat den Begriff erstmals verwendet). Aufgrund des Vernichtungsbefehls des deutschen Kommandierenden Generals wurden schließlich keine Gefangenen mehr gemacht, auch Frauen und Kinder nicht verschont. Die Menschen wurden in die Wüste getrieben wie Vieh, Auswege und Pfade zu Wasserquellen versperrt, zehntausende Herero kamen ums Leben.

Auf Morenga, der fließend Deutsch sprach und sich aufgrund seines geschickten Guerillakampfs in kleinen Einheiten zum Volkshelden entwickelt hatte, setzte Kaiser Wilhelm II. persönlich ein hohes Kopfgeld aus. Die brutale Niederschlagung des Herero-Aufstands in Südwestafrika geriet zum ersten Völkermord des 20. Jahrhunderts. Von den etwa achtzigtausend Hereros überlebten nur fünfzehntausend, auf deutscher Seite fielen weniger als zweitausend Mann; darunter war auch Dr. Franz Tiburtius. Wenige Monate nach Beginn der Gegenwehr war er im Juli in einem Feldlazarett unweit des Kampfgeschehens an Typhus gestorben. Bis zuletzt hatte er verwundete Kameraden behandelt.

Franziska erlitt einen Schock, als sie die Nachricht vernahm. Sie rief eine Kraftdroschke herbei und fuhr nach Marienfelde. Die Tür wurde von einer gebeugten, beim Anblick der Schwägerin in lautes Schluchzen ausbrechenden Henriette geöffnet. Lange hielten die Frauen einander fest, auch Fanny weinte, was sollte sie tun. Im Wohnzimmer sah sie Carl im Sessel hängen. Sein ganzer armer Körper war von einem Tremor erfasst, es schüttelte ihn, er konnte sich nicht erheben. Franziska kniete sich vor den Sessel hin, streifte die Pantoffeln von den Füßen ihres Bruders und begann mit aller Kraft dessen Sohlen zu drücken und zu kneten, so fest, dass Carl mehrfach laut aufjammerte. Aber am Ende zeigte die Massage Wirkung, das Zittern hörte auf. In diesem Moment erschien die Gemeindeschwester auf der Schwelle; die Verlustlisten aus dem Krieg in Afrika gingen immer an die Kirchen, und die wussten auch in Marienfelde, was zu tun war. Die Schwester brachte eine Kanne mit beruhigendem Tee und drückte allen die Hände, dann sagte sie: »Lasset uns beten!« Laut deklamierte sie das Vaterunser, um danach »Ein feste Burg ist unser Gott!« zu intonieren. Sie hatte eine Stimme von außerordentlichem Wohllaut. Die Familie Tiburtius kniete auf dem Wohnzimmerteppich und summte nur leise mit, um den herrlichen Gesang nicht zu stören.

Emilie schickte Blumen. Karl kam nach Berlin. Er war davon ausgegangen, dass er an der Beerdigung seines Bruders teilnehmen könne, aber dem war nicht so. Franz' Leichnam wurde nicht überführt, sondern in Afrika in der Nähe von Okahandja beigesetzt. So weit mochte niemand aus der Tiburtius-Familie reisen, zumal alle mutmaßten, das Grab könne womöglich nicht auffindbar sein. »Ich habe keine Ruhe«, klagte Henriette, »solange ich nicht weiß, wo und wie er begraben ist.« Fanny organisierte ein Schlafmittel für Henny (und sich selbst), und Karl nahm Urlaub vom Kieler Hafenbauamt, für das er arbeitete, um jetzt den Eltern beizustehen.

Franziska hatte ihre Neffen aufwachsen sehen, sie lebte ja im selben Haushalt oder war stets in der Nähe, sie hatte die Jungen mit erzogen und sie manches gelehrt. Auch weil sie selbst kinderlos war, nahm sie regen Anteil am Großwerden der beiden. Ihr Elend nach dem frühen Tod von Franz – er war nur 28 Jahre alt geworden – ließ ihr schönes Lockenhaar fast über Nacht ergrauen. Den Eltern trug das Ende ihres Sohnes den, wie Franziska rückblickend vermerkte, *»tiefsten Kummer ihres Lebens ein«*. Carl, der genau wie sein Sohn im Felde an Typhus erkrankt war, hatte die tückische Krankheit überlebt. Nun warf er sich vor, dem Sohn das Militär nicht realistischer geschildert zu haben, er wusste doch, wie es im Krieg zuging, wie konnte er seinem Franz nur geraten haben, sich um die Stelle als Militärarzt zu bewerben. Aber der Junge wollte es ihm unbedingt gleichtun. Carls Gesundheitszustand verschlechterte sich weiter, er konnte sich kaum noch in Raum und Zeit orientieren. Henriette verlor schlagartig fast all ihre Lebensenergie, *»Wärme und Reiz des Lebens«* waren dahingeschwunden. Sie brauchte lange, bis sie in Haus und Garten wieder wirken mochte; wie vorher wurde es nie mehr. Carl starb 1910, Henriette folgte ihm ein Jahr später nach. Der Tod ihres Jüngsten hatte den Eltern einen zu heftigen Schlag versetzt, als dass sie noch die Kraft hätten finden können, sich davon zu erholen. Auch Franziska fühlte sich lange Zeit nicht auf der Höhe. Sie hatte nun auch die sechzig überschritten und dachte immer öfter an den Ruhestand. Wenn sie Carl sah, fürchtete sie, auch ihr könne es einmal so ergehen, und sie wollte im Falle einer Demenz keinesfalls noch in der Verantwortung stehen. Einstweilen sprach sie mit niemand anders als sich selbst darüber. *»Einer tätigen Natur wird das Älterwerden nicht leicht. Es ist schwer, aus dem Strom beiseite zu treten und das rasche Leben an sich vorbeifluten zu sehen. Da muss der Verstand eintreten, man fühlt ja doch, dass die Gegenwart nicht mehr ganz unsere Zeit ist. Man weiß, dass ›der Tag anderer‹ kommt und schult sich in der Entsagung, die vom Alter verlangt wird.«*

***

Obschon sie die Letzte aus dem Kreise ihrer Familie war, die noch in Berlin (genau genommen: in Schöneberg) lebte, fühlte sich Franziska zu ihrer eigenen Verwunderung gar nicht einsam. Sie war nun schon lange keine verpflanzte Landpomeranze mehr, sondern eine veritable Großstädterin, welche die Errungenschaften der neuen Zeit: die Kraftfahrzeuge, das Wasserklosett, das elektrische Licht, die Straßenbahn, den Paternoster und die zunehmende Bereitschaft der Öffentlichkeit, Frauen ohne Korsett zu akzeptieren, selbstverständlich nutzte. Ihre neue Wohnung in der Bülowstraße hatte sie mit der Hilfe Anna Knoops einfach und elegant eingerichtet. Wenn sie aus dem Fenster sah, spürte sie den Puls der Stadt: die Industrie und den Eifer der Menschen, mit ihr und durch sie voranzukommen. Berlin war ihr ans Herz gewachsen, sie beobachtete seine Entwicklung und genoss die spannungsgeladene Atmosphäre. *»Berlin war schon damals eine Fremdenstadt, allerdings in anderem Sinn als etwa Paris; nicht in erster Linie zum Vergnügen kam man hierher, sondern um zu studieren und zu arbeiten. Die Hochschule für Musik erfreute sich zahlreicher Schüler und Schülerinnen aus dem Auslande, und in* *den chemischen und biologischen Laboratorien wimmelte es von männlichen und weiblichen Studierenden, viel slawisches Volk, aber auch manche aus dem Land der unbegrenzten Möglichkeiten und aus Alt-England, es wurde wirklich achtungswerte Arbeit geleistet.«*

Der amerikanische Autor Mark Twain, Franziska und Carl durch sein Werk »*The Innocents Abroad*« (= *Die Arglosen im Ausland*) wohlbekannt und von beiden wegen seines Humors hochgeschätzt, hatte einige Jahre zuvor Berlin besucht und die Stadt in einer Serie von Zeitungsartikeln porträtiert. Er beschrieb die aufstrebende Kapitale ganz ähnlich wie Franziska: *»Berlin ist ein leuchtendes Zentrum der Intelligenz – ein Ort, wo die Errungenschaften der gesamten Forschung dem zur Verfügung stehen, der danach sucht. Berlin ist eine wunderbare Stadt für diese Art von Chancen. Sie lehren hier alles.«* Er betonte auch das jugendliche Alter der Stadt, ihren Ehrgeiz, und verglich sie kühn mit Chicago (für deren wichtigste Zeitung er seine Artikelserie schrieb). *»Berlin sieht neuer aus als jede andere Stadt, auch heller und sauberer. Keine andere Stadt macht einen derart geräumigen Eindruck, frei von Gedränge. Keine andere Stadt hat so viele schnurgerade Straßen; was die Flachheit des Geländes und was phänomenales Wachstum betrifft, kann nur Chicago mithalten. Berlin ist das europäische Chicago. Beide Städte haben ungefähr gleich viele Einwohner – etwa eineinhalb Millionen. Genau kann ich das nicht sagen, denn ich weiß nur, wie viele Einwohner Chicago letzte Woche hatte, und damals waren es etwa eineinhalb Millionen. Natürlich waren Berlin und Chicago auch vor fünfzehn Jahren schon große Städte, aber nicht solche Giganten wie heute.«*

Franziska betrachtete sich stolz als vollgültige Bürgerin der Großstadt, auch wenn es für sie und ihresgleichen noch kein Wahlrecht gab und die Öffnung der Universitäten für Abiturientinnen in Preußen noch bevorstand. Genauso wie das

Recht für Frauen, politische Vereine zu gründen. Aber die Freiheit für Frauen, Bildung zu erwerben, sich beruflich zu betätigen, sowie aus dem, was sie eh immer taten, also aus dem Sich-Kümmern, einen bezahlten Beruf zu machen, neuerdings Sozialarbeit genannt, wurde schon jetzt auf Tagungen und in Zeitungen angemahnt, was im ganzen Reich widerhallte. »*Allmählich änderte sich das Zeitbild. Von Mitte der achtziger Jahre an wurde das Interesse für den ärztlichen Beruf in der Frauenwelt lebhafter. Unter den gebildeten Mittelklassemädchen, denen von manchen Seiten Anregungen zu sozialem Denken zugingen, waren viele nicht mehr damit zufrieden, genug zu verdienen, um Essen und Kleidung zu beschaffen. Es genügte ihnen auch nicht, sich selbst vor einem geistig leeren Altjungferntum zu bewahren.*« Die jungen Frauen wollten mehr – sie wollten die Welt verstehen. Franziska war sich bewusst, dass sie ihren Beitrag zu diesem Fortschritt geleistet hatte, was ihren Stolz hob und ihre Selbstachtung stärkte. Ihre Zurückhaltung gegenüber Frauenverbänden und von Frauen geführten Salons wich gänzlich, und in den Berufsverbänden der Mediziner, auf den Tagungen, die von diesen veranstaltet wurden, trat sie, die inzwischen prominent war, ohne Scheu auf. Henny wurde, als sie wieder imstande war, das Haus zu verlassen, von Franziska manchmal einfach mitgenommen. Die Teilnahme am öffentlichen Leben schien Fanny das Nonplusultra für einen jeden Menschen, der einen wissenschaftlichen Beruf ausübt, und so wurde Henny immer wieder mal aus dem verschlafenen Marienfelde herausgepüstert, ihren leisen Protesten zum Trotz. Allerdings musste die Nachbarin bereit sein, für ein paar Stunden einzuspringen, denn Carl brauchte inzwischen ganztägig Pflege und Beistand.

Zu Franziskas engen Freundinnen, die ihr verblieben waren und mit denen sie viel Zeit verbrachte, gehörte Helene Lange, eine Frau von zarter Gesundheit. Die suchte Dr. Tiburtius öfter in ihrer Praxis auf, traf sich aber auch mit ihr privat zu

Spaziergängen, zum Tee oder zum Theaterbesuch. Franziska beschreibt die Pädagogin als hochsensible *»Bildnerin des Verstandes und des Herzens«*. Im Jahre 1906 schlug Helene ihr vor, einen Beitrag für *»Die Frau«* über das neue dänische Sittlichkeitsgesetz zu verfassen, das in der Frauenbewegung als fortschrittlich galt, weil es den polizeilichen Zugriff auf die Prostituierten unterbinden sollte. Das Thema hatte Franziska zu Beginn ihrer Berliner Laufbahn eher beiseitegelassen, weil sie fürchtete, ihre Praxis könne in Verruf geraten, wenn bekannt würde, dass sie sich für Fragen der »Sittlichkeit« interessierte. Spätestens aber seit Agnes, die Polizeiärztin gewesen war, ihr wiederholt die Demütigungen geschildert hatte, denen »Straßendirnen« seitens der Polizei ausgesetzt waren, sah sie die Dinge anders. Man denke: sogar der Prostitution gänzlich unverdächtige Bürgerinnen, die es wagten, des Nachts unbegleitet unterwegs zu sein, waren in Preußen polizeilicher Willkür ausgesetzt und von »Einschreibung« in die Liste der polizeilich erfassten Prostituierten bedroht. In Dänemark sollte das nun anders werden. Franziska fuhr nach Kopenhagen, sprach dort mit Abgeordneten und Polizeibeamten über das neue Gesetz und verfasste einen langen Artikel darüber für *»Die Frau«*. *»Die jedem fortschrittlichen Streben zugewandten Frauenvereine Kopenhagens hatten schon seit Jahren die Bekämpfung der Reglementierung in ihr Programm aufgenommen und im Parlament Unterstützung ihrer Bestrebungen gefunden – allerdings auch energischen Widerspruch. Als nun Anfang des Jahrhunderts ein liberales Ministerium ans Ruder kam, gewannen die freien Anschauungen die Oberhand und nach jahrelangen Vorarbeiten wurde durch Gesetz vom 30. März 1906 die Reglementierung aufgehoben und die sogenannte Sittenpolizei abgeschafft. Den fünfhundert ›Eingeschriebenen‹ Kopenhagens wurden von Staats wegen und wohl auch durch Vereinstätigkeiten Arbeitsgelegenheiten zugewiesen«*, es gab also ein Ausstiegsprogramm.

Helene war hochzufrieden mit Franziskas Bericht.

Auch mit Minna Cauer traf sich Franziska gerne, sie bewunderte deren Mut und die Hartnäckigkeit, mit der Minna die politische Partizipation der Frauen einforderte, vor allem das Wahlrecht, womit sie bei vielen Freundinnen keineswegs auf offene Ohren stieß, auch bei Franziska nicht. »*Sie hat jedenfalls anregend gewirkt, und vielen hat sie viel gegeben, und wenn auch ihre Begeisterungsfähigkeit nicht immer mit klarer Kritik gepaart war – wer will sagen, ob nicht die Kritik manches Sprießende, das zu gedeihlichem Leben erwachsen könnte, verkümmern lässt? Die Allgemeinheit hat den Gewinn von dem Zusammenwirken der verschiedensten Temperamente.*«

Beruflich hatte Franziska mit ihrer Kollegin Agnes Hacker am meisten zu tun, die beiden verstanden sich prächtig. Abends saßen sie gern im Empfangsraum der Klinik beieinander und sprachen von der Zukunft.

»Ich denke größer«, sagte Agnes. »Unsere kleine Privatklinik kann doch für unseren Ehrgeiz und für die Berliner Patientinnen noch nicht das Ende sein. Was mir vorschwebt, ist ein Krankenhaus nach dem Vorbild der Bostoner und Londoner Medizinerinnen. Was meinst du, Franziska? Es geht darum, dass wir Zuschüsse von den Kommunen und eine Kassenzulassung bekommen, dass wir uns auf staatlicher Ebene positionieren und präsentieren. Und auf die ganze Stadt ausstrahlen. Berlin wird nicht ewig eine Ansammlung von Dörfern bleiben mit einem Schloss, einem Dom, einer Jagdausflugsmeile in der Mitte und Industrieanlagen drumrum, es wird sich zu einer Einheit zusammenschließen müssen, ganz so wie vordem die deutschen König- und Herzogtümer zum Deutschen Reich. Und dann möchte ich mit einer großen Klinik, ausgestattet mit den modernsten Geräten und einer zweistelligen Zahl von Betten, dabei sein. Dafür sollten wir einen gemeinnützigen Trägerverein gründen, den Vereinsnamen habe ich mir schon überlegt.« Agnes konzentrierte sich und deklamierte dann mit Pathos: »*Vereinigung weiblicher Ärzte zur Errichtung eines Frauenkrankenhauses in Großberlin.«*

Franziska blinzelte. Vereinsgründungen waren ihre Sache nicht. Man brauchte dazu juristische Kenntnisse, Verständnis für bürokratische Abläufe, multiple Kontakte, Personal und vor allem Geld. »Das scheint mir mit einem ziemlichen Aufwand verbunden«, gab sie zu bedenken. »Aber ich werde dich nicht stoppen. Und ich werde natürlich beitreten. Wenn es sein muss, übernehme ich auch irgendeine Funktion.«

Anders als Franziska war Agnes eine Vereinsmeierin. Sie hatte Erfahrungen mit dieser Art Betrieb und wusste, dass man aktiv zu werden hatte, vor allem als Frau, um die Enge des weiblichen Horizonts, wie er damals aufgespannt war, zu überschreiten. Und das hieß: raus aus der Privatsphäre, hinein in die Sphäre der Staatlichkeit. Sie war Mitglied in der *Abolitionistischen Föderation*, die sich gegen die Trunksucht wandte, im Verein *Frauenwohl*, in der *Deutschen Gesellschaft zur Bekämpfung der Geschlechtskrankheiten* und Mitgründerin des *Bundes für Mutterschutz und Sexualreform* sowie des *Deutschen Vereins für Frauenstimmrecht*. Und sie war keine Karteileiche, sie tauchte auf allen Versammlungen auf und meldete sich zu Wort. Entsprechend erschöpft war sie oft, wenn sie abends mit der Kollegin die Praxis in der Bülowstraße schloss. Manchmal sagte Franziska dann:

»Komm doch noch ein bisschen mit zu mir«, denn sie hatte ja einen kurzen Weg, bloß ein paar Treppen. Agnes wohnte auch in Schöneberg, zusammen mit der Juristin und Ehegegnerin Anita Augspurg. Zu der kam sie immer gerne wieder heim, aber manchmal taten ihr die Füße weh, und dann sagte sie zu Franziska:

»Wenn du mir ein Fußbad machst …« und ging mit in den zweiten Stock.

Sie betraten das Wohnzimmer, sprachen über den zu gründenden Verein, über ihre Patientinnen und die nächsten großen Kongresse. Und einmal, das war im Jahre 1907, sagte Franziska, während sie den Kamin mit einem Fidibus anzündete:

»Es ist soweit, Agnes. Ich bin jetzt 64 Jahre alt und habe die Schwelle überschritten. Meine aktive Zeit ist zu Ende. Ich werde mich aus der Praxis zurückziehen.«

Agnes sagte längere Zeit nichts. Sie sah ins Feuer. Franziska legte den Schürhaken beiseite.

»Ich werde immer zur Stelle sein, wenn mein Rat gebraucht wird.«

Agnes schüttelte den Kopf. »Du solltest noch warten, bis die neue Klinik eröffnet worden ist, bis der Neubau eingeweiht wird ...«

Franziska zog ihr Schultertuch zusammen. »Ach. Wird das je geschehen?«

Der gemeinnützige Trägerverein, den Agnes geplant hatte, kam im Jahre 1908 tatsächlich zustande, und Franziska trat selbstverständlich ein. Nach Agnes Hacker wurde sie zur zweiten Vorsitzenden bestimmt. Sie gab auch eine größere Spende, ganz wie Emilie, die von München aus fernmündlich ihre Mitgliedschaft bestätigte; außerdem engagierten sich Dr. Agnes Bluhm, Dr. Anna Kuhnow, Dr. Pauline Ploetz und Dr. Hermine Heusler-Edenhuizen, eine auf Frauenheilkunde spezialisierte junge Ärztin aus Köln. Agnes steckte einen Gutteil ihres Vermögens in das Projekt *Frauenkrankenhaus für Großberlin.* Ein Klinik-Neubau, wie sie ihn sich unter der Ägide einer Architektin *(»Alles in Frauenhand«)* vorgestellt hatte, konnte allerdings nicht realisiert werden. Immerhin reichte es zu einer bedeutenden Vergrößerung der Klinik, und so kam es wieder mal zu einem Umzug: Im Jahr 1908 eröffnete die *Chirurgische Klinik weiblicher Ärzte* in der Kyffhäuserstraße, Schöneberg, ihre Pforten. Anna Knoop übernahm auch hier die Verwaltung. Agnes Hacker bezog im selben Haus eine Wohnung. Franziska aber war jetzt nicht mehr dabei. Doch ihr Geist schwebte über den Sälen.

»Oft bin ich gefragt worden, warum ich schon ging. Es war mir das ja lieber, als wenn Freunde und Patientinnen sich gewundert hätten, dass ich den Platz noch immer hielt. Hätte

ich sicher gewusst, dass Körperkräfte und geistige Regsamkeit mir noch treu bleiben, wäre ich wohl noch einige Jahre geblieben. Es ist mir bitter schwer geworden, aus meiner Lebensarbeit zu scheiden. Aber in diesem Lebensalter ist jedes weitere Jahr geistiger Frische ein Geschenk der Natur, und ich konnte nicht mit Sicherheit voraussehen, dass mir diese Gabe zuteilwürde. Ich hatte frühzeitiges Altern in meiner Familie gesehen und fürchtete den Verlust der Selbstkritik, die für den Arzt Berufsnotwendigkeit ist.«

***

Im Juni 1909 fand in Toronto der 4. Internationale Frauenkongress statt; für die Sektion Gesundheit erhielt Dr. Agnes Hacker eine Einladung. Sie war sehr erfreut und hätte sich gern auf den Weg nach Kanada gemacht, um dort über die deutschen Frauen im Gesundheitswesen zu referieren, wenn sie nicht von einer bösen Brustkrankheit befallen worden wäre. Sie antwortete, sie werde einen Ersatz schicken. Und so kam Franziska zu der Ehre. »Aha«, dachte die bei sich, »ich muss also doch noch nicht ganz entsagen. Es geht weiter.« Beglückt buchte sie im Agenturbüro der Norddeutschen Lloyd einen Platz auf der *Kronprinzessin Cecilie.* Und voller Stolz präsentierte sie Henny die Fahrkarte nebst Neuigkeit. Deren Augen begannen zu leuchten wie schon lange nicht mehr.

»Du fährst nach Amerika? Bei mir hat die Überfahrt mit dem Segelschiff mehr als einen Monat gedauert, später dann mit dem Dampfschiff nur noch zwei Wochen.«

»Stell dir vor«, erwiderte Franziska, »mein Schnelldampfer schafft die Atlantikpassage von Bremerhaven nach New York in nur neun Tagen. Dann brauche ich noch zwei Tage mit dem Nachtzug und, schwupps, bin ich in Toronto.«

»Und worüber wirst du sprechen?«

»Die Schwerpunkte des Kongresses werden wieder bei der Koedukation und der Forderung nach dem Stimmrecht liegen.

Mein Vortrag wird heißen *Die Entwicklung des Medizinstudiums für Frauen in Deutschland bis heute.*«

So kam Franziska nach Toronto. Sie wanderte durch die Stadt, an den Flüssen entlang und besichtigte den großen Hafen am Ontariosee. ›Karl hätte seine Freude an diesen Anlagen‹, dachte sie. ›Ich muss sehen, dass ich eine Fotografie bekomme.‹ Dank ihrer Sprachkenntnisse kam sie leicht in Kontakt mit den Torontoern. Die waren von überallher zugewandert, Engländer, Franzosen, Deutsche, Niederländer, auch die skandinavischen und die jüdischen communities waren beträchtlich. In der Innenstadt wunderte sich Franziska über die vielen Baustellen. Ein Gerüstbauer erklärte ihr, es sei erst wenige Jahre her, dass ein Großbrand um die hundert Häuser zerstört habe. Aber jetzt baue man auf in neuer Art, mehr in die Höhe. Schließlich begann der Kongress. Einige der herbeigereisten Frauen kannte Franziska vom Berliner Kongress 1894, da gab es Begrüßungen mit begeisterten Ausrufen: »Ohh! Sind Sie es wirklich?!« Zu Franziskas Vortrag erschien ein besonders interessiertes Publikum. Sie hatte zu erklären, warum gerade Deutschland, das als kulturell stark und wichtig galt, so lange gebraucht habe, um sich dazu durchzuringen, seinen Frauen ein Universitätsstudium zu ermöglichen. Sie antwortete auf ihre Weise: *»Wer slöppt un flink löppt, kümmt ook noch mit«*, sagte sie und erklärte: »Das ist ein Sprichwort aus der plattdeutschen Mundart meiner Heimat Pommern und bedeutet auf Englisch: *›People who sleep long and run quickly, will still arrive in time‹* und auf Hochdeutsch: *›Wer lange pennt und dann schnell rennt, kommt auch noch hin‹*.« Die Deutschen seien, insbesondere was den Zugang zu den Wissenschaften betreffe, ein konservatives Volk, das am liebsten überhaupt nichts ändern wolle, hierin den Engländern nicht unähnlich. Aber jetzt würde man in Sachen Frauenstudium, vor allem im Fach Medizin, rasant aufholen. Die Anwesenden applaudierten lebhaft und bestürmten Dr. Tiburtius mit Fragen nach ihrer ganz persönlichen Wirkungsgeschichte. Einige Tage später erhielt eine große Gruppe von Teilnehmerinnen die Möglichkeit, Amerika zu bereisen, Franziska schloss sich an. »*Wir Delegierten vom Internationalen Frauenkongress begaben uns nach dem Rezept einer ›Reise um die Erde in achtzig Tagen‹ auf eine Gesellschaftsreise von Toronto bis zum Stillen Ozean durch Kanada mit Rückreise durch die Vereinigten Staaten und wurden überall mit außerordentlicher Freundlichkeit aufgenommen, sowohl in den Familien als auch von den städtischen Behörden. Offizielle Empfänge mit Reden und Gegenreden absolvierten wir zu Dutzenden.*« Während der Rückfahrt nach Europa arbeitete Franziska an einem ausführlichen Reisebericht für »*Die Frau*«.

***

Als sie nach Schöneberg heimgekehrt war, stellte sie fest, dass ihre Stimme nicht nur in Toronto etwas galt. Ein großer Stapel Post bedeutete ihr, dass es noch nicht vorbei sei mit dem Arbeitsleben. Die Absender der Briefe waren der Verein *Frauenwohl*, die Redaktion von »*Die Frau*«, der *Bund für Mutterschutz*, der Lyzeumsclub und der Lette-Verein. Sie alle wünschten sich von Franziska Artikel, Referate, Berichte über den Kongress von Toronto und Unterschriften unter die eine oder andere Petition. Der Verlag Otto Lenz, Leipzig, bei dem Carls Buch »*Kandidat Bangbüx*« erschienen war, erbat sich ein Vorwort zur Neuauflage. Henriette hatte das arrangiert. Der Verlag wollte natürlich ein neues Vorwort von Carl selbst, aber der war dazu nicht mehr in der Lage. Seine Schwester, fand Henny, könnte ihn, da des Plattdeutschen mächtig, noch am ehesten ersetzen. Franziska machte sich eine Liste, sie würde auf alle Anfragen eingehen. Dann schrieb sie einen Brief an Emilie mit einem Report über ihre Erfahrungen in Toronto und den USA.

Am Abend klingelte das Telefon. Franziska vernahm eine Nachricht, die sie zutiefst beunruhigte: Agnes Hacker war gestorben.

Gerade erst, vor ein paar Tagen, als Franziska noch unterwegs war. Was sollte nun aus der Klinik werden und was aus dem Verein? Bald erfuhr sie, dass die Nachfolge in Sachen Klinik geregelt war: Dr. Hermine Heusler-Edenhuizen, die sich einen Namen als vorzügliche Gynäkologin gemacht hatte, würde die Leitung übernehmen. Und was den Verein betraf, setzte man auf niemand anderen als auf Fräulein Dr. Tiburtius in der Funktion der Ersten Vorsitzenden. Sie würde doch wohl nicht ablehnen? Tief seufzend erklärte Franziska ihr Einverständnis. So weit war es also mit ihr gekommen. Sie war nun der Kopf eines Vereins, was sie, hätte man sie vor Jahr und Tag gefragt, als Möglichkeit strikt bestritten hätte. Ihr Seufzer allerdings galt weniger der neuen Verantwortung als dem Unglück des frühen Todes der so hochgeschätzten Kollegin und Freundin. Wie alt war sie geworden? 49? Zu jung zum Sterben jedenfalls. Ob es doch die Tuberkulose gewesen war? Franziska öffnete ihren Schrank und holte ein tiefschwarzes Kleid heraus. Die Beerdigung sollte morgen stattfinden.

Ein Jahr danach holte Franziska das Kleid noch einmal aus dem Schrank. Ihr über alles geliebter Bruder Carl war 76-jährig seinem Leiden erlegen. Sie stützte ihre Schwägerin Henriette unterwegs zum Familiengrab der Tiburtius auf dem Alten Knieper Friedhof zu Stralsund und sprach ein paar Worte über Carl: dass er ein getreuer Patriot und Diener Seiner Majestät gewesen sei, in zwei Kriegen ehrenvoll als Arzt seine Pflicht erfüllt und später in seiner Rixdorfer Praxis viel Gutes getan habe. Sie erwähnte auch, dass Carl *»ein Bursche von unendlichem Humor«* gewesen sei (das war ein Zitat aus Shakespeares *Hamlet*) und die niederdeutsche Literatur bereichert habe, sogar ein Lustspiel von seiner Hand würde immer noch aufgeführt. Am Ende weinten alle. Franziska warf eine Erstausgabe des *»Kandidat Bangbüx«* ins offene Grab. Daheim schrieb sie das Vorwort für die Neuausgabe: *»Die nachstehenden Blätter erzählen von Menschen und Verhältnissen, wie sie waren, lange vor*

der Zeit der Eisenbahnen und des Weltverkehrs. Es sind ›Jugenderinnerungen eines alten Mannes‹ *und als solche ein Kulturbild von vor sechzig Jahren. Wen es interessiert, wie in diesem abgeschlossenen Winkel* (Jasmund/Rügen) *das Menschenleben mit seinen Hoffnungen, Leiden und Freuden sich abspielte, der wird wohl eine freundliche und nachdenkliche Stunde durch das Lesen dieser Blätter gewinnen. Dazu der echt niederdeutsche Humor in seinem Behagen an leichtem Spott, der auch vor der eigenen Persönlichkeit nicht Halt macht. Und so wünsche ich, dass die einfache Erzählung auch in unserer dem Sensationellen zugeneigten Zeit noch Leser finden möge, die sich daran erfreuen können.*
Dr. Franziska Tiburtius«

Ein weiteres Jahr später ging sie wieder auf dem Stralsunder Friedhof auf ein Grabmal zu, diesmal selbst gestützt von ihrem Neffen Karl. Henriette war gestorben, 77-jährig, nach einer Lungenentzündung. Franziska hatte ihr in den letzten Tagen beigestanden. »*Frau Henny konnte wie Ulrich von Hutten von sich sagen: ›Ich bin kein ausgeklügelt Buch. Ich bin ein Mensch mit seinem Widerspruch‹. Aber wer sie verstand, kam immer nur zu dem Schluss: Nehmt alles nur in allem, sie war ein großer und ein guter Mensch.*« Gertrud Bäumer schrieb später eine Würdigung der ersten deutschen Zahnärztin als Pionierin, die auch auf Franziska gepasst hätte: »*Was es bedeutet, Vorkämpferin zu sein, kann schon die zweite Generation einer siegenden Bewegung nicht mehr ermessen. Denn sie kennt die widerstrebenden Mächte – mögen sie immer noch gewaltig sein – schon im Zustande des Nachgebens und Zurückweichens, sie sieht die neuen Gedanken schon im Vorwärtsschreiten und Eindringen. Sie weiß nicht, was es heißt, den Fuß auf neues Land zu setzen, einen Ruf ins Leere zu tun, auf die Gefahr hin, dass kein Echo zurückkommt.*«

Neffe Karl begleitete Franziska zurück nach Berlin und Schöneberg und blieb noch ein paar Tage bei ihr. Er wollte die

Gelegenheit nutzen, um alte Berliner Freunde wiederzusehen, darunter Persönlichkeiten, die es im Parlament und in der Regierung zu etwas gebracht hatten. Nach dem Abschied und dem Tode Bismarcks war Franziskas Interesse an der großen Politik zurückgegangen, dafür hatte die Frauenpolitik einen wachsenden Raum in ihrem Denken und Handeln eingenommen. Nicht mal das Lesen der Tageszeitungen machte ihr noch Freude, denn Emilie war ja nicht mehr da, mit der sie diese Leidenschaft geteilt hatte. Dafür las sie *»Die Frau«*, für die sie auch schrieb und besprach sich mit Helene Lange über die nächsten Schritte, die Frauen für ihre Rechte zu gehen hätten. Aber jetzt, da sie mit Karl im Wohnzimmer Tee trank und von alten Zeiten in der Potsdamer Straße sprach, kamen die Erinnerungen wieder hoch, und sie musste an Franz denken. Es wurde ihr bewusst, dass ihre beiden Jungs sich in den Dienst des Großmachtstrebens des Deutschen Reiches gestellt hatten, und einer, Franz, war in diesem Dienst zugrunde gegangen. Musste man das aus lauter Patriotismus hinnehmen? War dieser viel zitierte »Platz an der Sonne« das wert? Tausende hatten ihr Leben gegeben, zu schweigen von den Angehörigen jenes Eingeborenenstammes, der beinahe ausgelöscht worden war. Und wozu? Die Frauenpolitik und ihre Berufspraxis hatten Franziska nach und nach gelehrt, politisch auch von den Machtlosen her zu denken, nicht nur von Thron und Altar her, auch von den Unterdrückten, den Armen, den Toten. Karl arbeitete noch immer für das Hafenbauamt in Kiel, man erweiterte die Anlagen – und wozu? Um den Engländern zu zeigen, dass auch »wir« eine beachtliche Stärke zur See aufbieten können? Franziska mochte Großbritannien, sie hatte dort gelebt und gearbeitet und sprach die Sprache – warum sollte sie jetzt in dem Land einen Gegner sehen, gar einen Feind?

»Ich unterstelle mal«, sagte sie zu Karl, »dass Admiral Tirpitz weiß, wie sehr es die Engländer ärgert, wenn er die Hochseeflotte noch weiter ausbaut …«

Karl lächelte. »Tante Fanny«, sagte er in begütigendem Ton, »der Admiral und der Kaiser rüsten doch nur aus diesem einzigen Grund: um der anderen Seite klar zu machen, dass es teuer wird, wenn sie uns angreift. Nur deshalb. Mit anderen Worten: Grund ist der Erhalt des Friedens.«

Franziska nickte. »Ich denke aber manchmal, dass all die Vorkehrungen, die getroffen werden, die Kriegsschiffe, eins nach dem anderen, und schon der Kanalbau, dass all diese Drohungen nur darauf warten, wahrgemacht zu werden.«

Karl ergriff ihre Hand. »Du weißt es wohl nicht, und du musst es auch nicht wissen, Tante, aber die neue Lage ist die, dass sich die Franzosen und die Engländer zusammengetan haben, um uns auf See in die Schranken zu weisen. Wir müssen reagieren.« Er tätschelte ihre Hand, und Franziska dachte: ›Das ist es eben. De Mannslüüt denken immer, wir Fruenslüüt hätten keine Ahnung.‹

***

Im Jahre 1911 starb auch noch Franziskas fünf Jahre ältere Schwester Bertha, der Alte Knieper Friedhof zu Stralsund wurde Fanny immer vertrauter. Zurück in Schöneberg fühlte sie sich wie eine Übriggebliebene, denn alle waren nun fort, die ihre Nächsten und ihre Familie gewesen waren. Karl erbte dic Villa in Marienfelde, aber er wollte nicht dorthin ziehen, er würde sie verkaufen. Franziska nahm die Fachbücher ihres Bruders und ihrer Schwägerin zu sich. Was sollte sie jetzt tun? Sich in Lektüre vergraben? Den Sitzungen des BDF beiwohnen oder für das nächste Treffen von *Frauenwohl* einen Kuchen backen? Eine ganz andere Idee kam ihr. *»Ich wusste, dass für alte Leute gewöhnlich mit dem Beruf das Rückgrat des Lebens genommen ist und dann der Zusammenbruch eintritt. Um Ruhe zu ertragen, braucht man auch noch ein gewisses Ausmaß von Kräften.«* Wenn sie es, so allein wie sie war, nicht mehr schaffte, sich den großen Fragen der Zeit diskutierend zu stellen, so könnte sie doch per Schiff, Bahn, Automobil und zu Fuß die großen Länder der Welt bereisen. Was sie fürs Alter zurückgelegt hatte, würde noch lange reichen. Und die Fahrt nach Toronto hatte ihr gezeigt, dass ihre Kräfte keineswegs, wie stets von ihr befürchtet, so weit nachgelassen hatten, dass sie keine Treppen mehr gehen oder ihren Koffer zur Not nicht mehr selbst tragen konnte. Flüchtig dachte sie daran, sich eine Begleiterin zu suchen. Emilie? War immer noch geschwächt durch ihre Lungenerkrankung, ihr war eine weite Reise nicht zuzumuten. Helene? War wohl ebenfalls für eine Weltreise gesundheitlich nicht stabil genug und außerdem nur mit Gertrud gemeinsam zu haben. Hedwig Dohm? Schrieb gerade ein wichtiges Buch über das Stimmrecht. Agnes Bluhm? Hatte ständig mit ihrem Ohrenleiden zu tun und außerdem nie Zeit. Minna? Sie wäre bestimmt eine rüstige Gefährtin, aber sie war nun mal sehr radikal. Womöglich gäbe es Streit wegen ihrer Neigung zur Sozialdemokratie. Franziska entschloss sich, allein zu reisen, war sie doch immer, bei aller Betriebsamkeit, die der Beruf verlangte, eine Einzelgängerin gewesen. *»Ich verbrachte einen Winter in Rom, fünf Monate in Nordamerika mit Fahrt durchs Land bis zum Pazifik, Rückfahrt durch den Yellowstonepark, eine herrliche Winterreise durch Spanien und Nordafrika, einige Wintermonate in Sizilien, Palästina und Ägypten gaben Anregungen und Gedankenstoff.«* Mehr schrieb sie über diese ihre längste Reise nicht in ihren Memoiren, wahrscheinlich aus dem Grund, den sie in der Zeitschrift *»Die Frau«* so erläuterte: *»›Wenn einer eine Reise tut, so kann er was erzählen‹ – heißt es im Sprichwort. Für unsere Zeit ist das kaum noch zutreffend; und zwar nicht etwa, weil der Heimkehrende nichts erzählen möchte, sondern weil er gar nicht so häufig Menschen findet, die bereit und geneigt sind, zuzuhören; das Interesse an den Erlebnissen anderer ist geringer, seitdem jeder sich selbst Erlebnisse durch Reisen verschaffen, selbst sehen kann, und wer doch darauf besteht, erzählen zu wollen, fühlt zuweilen mit unbehaglicher Klarheit, dass er langweilt.«*

Als sie zurückkehrte, waren es Europa und insbesondere der Balkan, worüber alle sprachen. Ein neuer großer Krieg stand ins Haus.

IX
Mühe, Arbeit und Genugtuung

»Dann kam der Krieg«, schrieb Franziska nüchtern, nachdem sie hinter den kurzen Bericht ihrer langen Reise einen Punkt gesetzt hatte. Für sie persönlich hieß das vor allem, dass sie in ihren Beruf zurückkehren konnte. *»Was mir an Kräften geblieben, habe ich noch einmal in den Dienst der Wohlfahrtspflege stellen dürfen.«* Sie arbeitete in Berliner Lazaretten, und keiner der Soldaten, deren Wunden sie verband, deren Knochen sie schiente und bei deren Fußamputationen sie assistierte, störte sich daran, dass sie eine Frau war. ›Der Krieg ist der große Gleichmacher‹, dachte sie. Und sie sah sich in einer verdienstvollen Reihe: Carl hatte als Arzt hinter den Linien Rekruten und Offiziere zusammengeflickt, Franz hatte es getan und jetzt sie. Das hätte sie sich nie träumen lassen. Sie wäre berechtigt gewesen zu sagen, aus Altersgründen sei sie nicht mehr einsatzfähig, jeder hätte das verstanden und sie unbehelligt gelassen. Aber so war sie nicht. Es war ihr im Gegenteil ganz recht, dass sie mit über siebzig noch ihre Frau an den Pritschen der Verwundeten stehen konnte. Und es gefiel ihr, dass nicht nur sie jemals pflichtvergessen gewesen war, sondern dass auch die Pflicht sie nicht vergessen hatte. Ferner registrierte sie teils verwundert, teils erleichtert, dass die Sozialdemokratie (= SPD), inzwischen mit einem Drittel der Stimmen die stärkste Fraktion im Reichstag, den Kriegskrediten zugestimmt hatte. Ganz so vaterlandslos, wie sie gedacht hatte, waren diese Gesellen also doch nicht. Aber wie war das mit Konsequenz und Rückgrat? Waren die Genossen nicht immer strikte Kriegsgegner gewesen? Ach, sie waren auch nur Menschen, fühlten sich bedroht und sahen sich zur Gegenwehr genötigt. Die Gewerkschaften schlossen einen »Burgfrieden« mit den Unternehmern und das Volk mit dem Kaiser. Da der Waffengang nicht mehr aufzuhalten war, so glaubten jetzt auch die Führer der SPD, müssten sie, gegen ihre

pazifistische Überzeugung, zur Verteidigung bereit sein. Zur Wehr setzen dürfe, ja müsse man sich doch wohl. ›Genauso‹, dachte Franziska, die ihre Zeitungslektüre wieder aufgenommen hatte, ›argumentieren die anderen auch.‹

In der Frauenbewegung führte der Krieg zu großer Not, was den Standpunkt betraf. Es kam zu hastig vorbereiteten und wieder abgesagten Konferenzen und zu einer tiefen Spaltung. Die meisten Frauenorganisationen, obwohl zuvor eher pazifistisch gesinnt, unterstützten jetzt die Kriegspolitik, teils in dem Glauben, ihrem Vaterland zu Diensten sein zu müssen, teils in dem Verlangen, durch Übernahme verwaister Posten im zivilen Leben zeigen zu können, was in ihnen steckte. Die BDF-Vorsitzende Gertrud Bäumer rief den Nationalen Frauendienst (= NFD) ins Leben; die meisten Frauenbünde, die es damals gab, machten mit, auch konfessionell gebundene. Ehrenamtlich schwärmten die Frauen aus, um den Witwen gefallener Soldaten beizustehen, um Kinder zu hüten, deren Mütter den Laden weiterführen mussten, und um Schmuck und Gelder zu sammeln, die für warme Kleidung, Helme und Stiefel der kämpfenden Truppe ausgegeben werden sollten. Bald wurden Arbeiterinnen für die Munitionsfabriken gesucht, und auch bei deren Rekrutierung wirkte der NFD mit.

Es gab auch Kriegsgegnerinnen, die ihren Standpunkt durchhielten. Sie hatten es schwer, denn die Zensur verhinderte, dass sie ihre Überzeugungen öffentlich darlegen konnten. Unter ihnen war die Sozialdemokratin Clara Zetkin die populärste Figur. Es gelang ihr, im März 1915 in Bern eine internationale Konferenz gegen den Krieg auszurichten. Größere Ausstrahlung gewann der Internationale Frauenfriedenskongress in Den Haag vom April des Jahres. Hier war es Anita Augspurg, die als Initiatorin auftrat. Franziska kannte sie als Freundin Agnes Hackers, sie schätzte sie als Gefährtin auf dem Weg zur Eroberung der Wissenschaft durch die Frauen: Augspurg war Deutschlands erste Volljuristin – nach einem Studium in Zürich. Jetzt lebte die Frauenrechtlerin mit ihrer neuen Lebenspartnerin Lida Gustava Heymann in München; sie sah mit Entsetzen, dass der Internationalismus an Zugkraft verlor und sich auch die Frauen stattdessen auf die Devise einschworen: *»Right or wrong, my country«* (= Ob richtig oder falsch, es geht um mein Land). Nicht so Augspurg. Die einzige patriotische Aktion, zu der sich die Tierfreundin durchringen konnte, war die Gründung eines Pferde-Samariter-Corps, das todwunden Kriegsrössern den Gnadenschuss geben sollte. Aus der Sache wurde jedoch nichts, weil die Oberste Heeresleitung keine Zivilisten hinter den Linien duldete. – Auch Minna Cauer blieb standfeste Pazifistin. *»Also doch – Krieg«*, schrieb sie in ihr Tagebuch. *»Und hier in Berlin herrschte gestern ein widerwärtiger Hurrapatriotismus des jungen Volkes. Wird dieses Volk nie sehen lernen?«* – Zum Kongress in Den Haag erschienen mehr als tausend Frauen aus zwölf Ländern, was angesichts des neu ausgebrochenen Nationalismus nicht schlecht war. Die Frauen forderten ein sofortiges Ende des Krieges sowie eine Neuordnung der Staaten nach den Prinzipien von Demokratie und Gleichberechtigung. Augspurg: *»Ist es nicht Wahnsinn, Streitfälle, gleichviel welche, auf solchem Wege zu regeln? Ist es nicht Wahnsinn, um Land-, Macht- und Profitgier jeder Art zu befriedigen, die Massen der Völker gegeneinanderzuhetzen, sie mit grausigsten Mitteln einander abschlachten zu lassen?«* Da Augspurg in ihrer Jugend eine Ausbildung zur Schauspielerin absolviert hatte und eine trainierte Stimme besaß, war sie als Rednerin zu ihrer Zeit unübertroffen. Die Resolutionen des Kongresses wurden den Staatslenkern in Europa persönlich ausgehändigt.

Franziska verstand beide Seiten, den patriotischen NFD ebenso wie die *Internationale Frauenliga für Frieden und Freiheit,* die aus dem Haager Kongress hervorging. Da sie mit ihrer ärztlichen Tätigkeit in den Lazaretten voll ausgelastet war, kam sie nicht dazu, sich zu entscheiden. Lange telefonierte sie mit

Emilie, die sich in München ebenfalls als Ärztin nützlich machte, namentlich bei den gar nicht seltenen Augenverletzungen. Beide verwünschten den Krieg und hofften doch für ihre Heimat auf den Sieg. Auch sie waren jeweils *»ein Mensch mit seinem Widerspruch«*. Franziska hatte die drei sogenannten deutschen Einigungskriege bei vollem Bewusstsein erlebt, und da diese Kriege jeweils nur kurz gewährt hatten, war sie davon ausgegangen, dass auch der neue Feldzug nach einigen hoffentlich gewonnenen Schlachten bald wieder zuende sein würde. Sie kaufte jetzt mehr als eine Zeitung täglich und sah bald, dass die Dinge diesmal komplizierter lagen. Ein serbischer Terrorist hatte den österreichischen Thronfolger samt Gattin erschossen, was hatte den Unseligen angetrieben? Steckte womöglich mehr dahinter, gab es Drahtzieher in Belgrad? Österreich-Ungarn musste reagieren, den Vergeltungsimpuls verstand Franziska. Nur: Russland war Schutzmacht jener Balkanvölker, die sich gegen die Donaumonarchie erhoben oder bald erheben würden. Der Zar brauchte den Weg zum Mittelmeer, er musste sich gut mit jenen Ländern stellen, die diesen Weg säumten. Und als es dann passierte, dass Russland Österreich-Ungarn den Fehdehandschuh hinwarf, blieb dem mit letzterem verbündeten Deutschen Reich nichts anderes übrig, als seinerseits mobilzumachen. England und Frankreich wiederum sahen sich in der Pflicht, durch irgendwelche Bündnisse, von denen Franziska weiter nichts wusste, mit Russland zu gehen – also gegen die Deutschen (und die Österreicher) ins Feld zu ziehen. Frankreich hatte da noch eine Rechnung offen, das war Franziska wohl bewusst, sie erinnerte sich gut an die Jahre 1870/71. Im Berliner Tageblatt vom 3. August 1914 las sie: *»Bisher hatten deutsche Truppen dem erteilten Befehl gemäß die französische Grenze nicht überschritten. Dagegen greifen seit gestern französische Truppen unsere Grenzposten an. Sie haben, obwohl uns die französische Regierung die Innehaltung einer unbesetzten Zone von zehn Kilometern zugesagt hatte, an verschiedenen Punkten die deutsche Grenze überschritten. Frankreich hat damit den Angriff* *gegen uns eröffnet und den Kriegszustand hergestellt. Des Reiches Sicherheit zwingt uns zur Gegenwehr. Seine Majestät der Kaiser hat die erforderlichen Befehle erteilt.«* England seinerseits sah in Deutschland lange schon einen harten Konkurrenten auf dem Weltmarkt und auf den Weltmeeren, der gedeckelt gehörte. Als dann die Stunde schlug und die Deutschen, zwecks Vernichtung der französischen Armeen, ins neutrale Belgien einmarschierten, überwanden die Briten ihre zögerliche Haltung und traten in den Krieg ein.

Und die Russen? Das Land war so riesengroß, und die Menschen waren abseits der Städte, also in ihrer überwältigenden Mehrheit, wie Franziska aus ihrer Studienzeit wusste, so arm, ungebildet, rückständig und die jungen Männer so wehrlos und opferbereit, dass dieser Gegner trotz mangelnder militärischer Intelligenz mehr als alle anderen gefürchtet wurde. Man sprach bange von der »russischen Dampfwalze«. Franziska rief Karl an, der mit kriegswichtigen Aufgaben betraut in Kiel saß und nicht ins Feld musste. »Wie lange wird das alles dauern?«, rief sie. Karl sagte etwas, was sie nicht verstand, weil die Verbindung so schlecht war. Im Grunde wusste niemand eine Antwort auf diese Frage, wie auch? Fräulein Dr. Tiburtius richtete sich auf eine längere Phase ihrer neuen ärztlichen Tätigkeit im Militärhospital ein. Sie wurde gebraucht, das befriedigte sie. Sie sah so viele junge Menschen sterben, und das ließ sie verzweifeln, auch an ihren Grundsätzen. Sie überwies einen mittleren Betrag an die *Frauenliga für Frieden und Freiheit.* Womöglich hatten Minna und Anita doch recht. Um gleichwohl ihrem Patriotismus aufzuhelfen, memorierte sie Helene Langes Gedicht über den Krieg:

»Da klang das Erz, da loderte das Feuer, / Da härtete das Volk sich heil'ge Wehr, / Da wandte feste Faust das zage Steuer: / ›Ein Kreuzzug war's, kein Krieg der Kronen mehr.‹ / Da rang der Mann um alles, was ihm teuer, / Um Gut und Blut und deutsche Zucht und Ehr'. / Und in den Kampf um Not und Tod und Grauen, /

Da blickten festen Auges deutsche Frauen. / Wir hörten durch des Dichters Mund euch preisen, / Dass ihr des Ruhmes Hälfte euch gewannt, / Dass Gold ihr freudig tauschtet gegen Eisen, / Und Wunden schloss die linde Frauenhand. / Ihr nehmt mit wachem Ohr den letzten leisen, / Den wehen Laut, der noch die Lippe fand, / Eh auf das Haupt sich senkte, das geschieden, / der Welt Geheimnis und der ew'ge Frieden.«

›*Linde Frauenhand?*‹, fragte sich Franziska. ›Ich muss Helene sagen, dass unsere Hände vor allem zupacken können müssen.‹ Als sie von der Zerstörung des britischen Passagierdampfers *Lusitania* durch ein deutsches Torpedo las, kaufte sie eine dritte Zeitung. Und sie schrieb an Karl. »Wie konnte so etwas geschehen?« Karl schrieb zurück, es habe sich Munition an Bord der *Lusitania* befunden, mithin sei der kriegerische Akt gerechtfertigt. Fanny antwortete: »Und deswegen mussten über tausend Zivilpersonen sterben, darunter viele Kinder?« Die meisten Opfer kamen aus Amerika. ›Jetzt wird man auch dort‹, befürchtete Franziska, ›darüber nachdenken, ob zu den Waffen zu greifen sei.‹

***

Im Oktober des Kriegsjahres 1916 rief Emilie an und berichtete, dass Dr. Hope Bridges Adams Lehmann gestorben war – auch diese Münchner Ärztin hatte in Lazaretten gearbeitet und war jetzt durch die Tuberkulose dahingerafft worden. Die Engländerin gehörte genau wie Emilie, Henriette und Franziska in die stolze Reihe der »Ersten« – sie hatte 1880 als erste Frau ein Medizinstudium in Leipzig abgeschlossen, musste dann aber ihren Doktorgrad in Bern erwerben. Hope war eine sehr nahe Freundin Anitas – Franziska überlegte kurz, ob sie nach Bayern fahren und an der Beerdigung teilnehmen sollte. Immerhin schätzte sie die Kollegin als Kämpferin hoch. Aber sie entschied sich anders. Sie konnte ihren Dienst bei den Verwundeten jetzt nicht unterbrechen, es gab zu viel zu tun.

Hope Adams war in der Tat eine singuläre Erscheinung zu ihrer Zeit. Sie hatte in London an einem der ersten Colleges für Frauen Literatur, Sprachen und Mathematik studiert und war dann mit ihrer Mutter nach Leipzig gezogen. Dort schrieb sie sich an der Universität für Medizin als Gasthörerin ein; just als Franziska ihr Studium in Zürich beendete. Hope, zwölf Jahre jünger als ihre Kollegin, trug Anzug mit Weste und die Haare kurz, so fiel kaum auf, dass sie ja eine Frau war. Ein geflügeltes Wort sagte damals *»Die beste Frau ist die, von der man nicht spricht.«* Das war Hope nur recht, konnte sie so doch ihre Energien ganz aufs Studium und ihre sozialreformerischen Ideen verwenden, vor allem für die Sache der Frau. *»Die Frau ist nur dann ganz Weib, wenn sie ein ganzer Mensch ist, und nur ein ganzer Mensch, wenn sie ganz Weib ist.«* Hope Adams war überzeugt, dass eine selbstbestimmte Frau eben auch eine attraktive und lustvolle Partnerin sei. Das Wissen um weibliches Begehren und die Erziehung hin zur sexuellen Genussfähigkeit der Frau war eines ihrer zentralen Anliegen – damit stand sie auch innerhalb der Frauenbewegung ziemlich allein da. In ihrem sehr erfolgreichen *»Frauenbuch«* gab sie Hinweise zu einer gesunden Lebensführung (*»Ein Fahrrad wäre ein besseres Geschenk als ein Ballkleid«*) und schrieb fachkundig über sexuelle Aufklärung und Verhütungsmethoden, was Ende des 19. Jahrhunderts in dieser Deutlichkeit außergewöhnlich war. Entsprechend groß war die Nachfrage. Hope selbst ließ sich von ihrem ersten Mann Otto Walther scheiden, um den zehn Jahre jüngeren Sozialdemokraten Carl Lehmann zu ehelichen. Dennoch arrangierten sich Walther und sie als Eltern zweier Kinder und wechselten sich mit der Betreuung ab; vollkommen unüblich damals und sogar für heutige Verhältnisse modern: *»In einer besseren Zeit werden sich Vater und Mutter bei der Kinderpflege unterstützen und ablösen.«* Franziska hatte die berühmte Hope Adams immer ein bisschen beneidet, weniger wegen des Ruhms und der Ehemänner, als wegen ihres schriftstellerischen Erfolges. ›Eigentlich‹, dachte sie, ›könnte ich das auch.‹ Helene Lange hatte ihre

Texte für »*Die Frau*« wegen der schwungvollen Ansprache und des von leichter Ironie durchwirkten Tons oft gelobt. ›Warum habe ich kein *Frauenbuch* geschrieben?‹, fragte sich Franziska. Sie wusste die Antwort: Für so etwas hatte stets die Zeit gefehlt. Aber jetzt, wo sie ihre Praxis verlassen hatte, was ihr, wie sie zugab, »*bitter schwer geworden war*«, musste Muße fürs Schreiben da sein. Wenn bloß der Krieg nicht wäre!

Der Krieg führte in Berlin und im Reich erst zu Versorgungslücken, dann zu regelrechten Hungersnöten, das Wort »Heimatfront« kam auf. Dort folgte Notlage auf Notlage, der Schwarzmarkt dominierte, die Preise stiegen, die Moral verfiel, jeder war sich selbst der Nächste. Franziska gehörte zu denen, die Kontakt zu Menschen draußen auf dem Lande hatten, was unbedingt von Vorteil war. So konnte sie sich über Verwandte auf Rügen mit Kartoffeln, Mehl, Eiern, Äpfeln und Butter eindecken. Aber auch wenn sie vollends auf den Schwarzmarkt angewiesen gewesen wäre, hätte sie nicht hungern müssen. Zwar war sie immer ganz Dame und Respektsperson, zu der man Distanz wahrte. Doch andrerseits war sie als Fräulein Doktor im Kiez bekannt wie ein bunter Hund, und man brauchte ja auch ihren Rat und vielleicht eine Behandlung. Bezahlt wurde wie einst auf dem Dorf in Naturalien. Franziska legte einen Vorrat an Lebensmitteln an und lernte backen. Einmal bekam sie für die Therapie einer Bronchitis ein fettes Huhn und eine Packung Zigaretten. Die steckte sie ein für den nächsten armen Teufel, dem sie im Lazarett die Stirn kühlen und einen letzten Wunsch erfüllen würde.

Was der Krieg nicht verhinderte, war der Lehrbetrieb an den Universitäten. Und dort sah man jetzt, da die jungen Männer, schon die achtzehnjährigen, allesamt an die Front mussten, dass auch Mädchen an der Alma Mater unterwegs waren – viele sogar, und es wurden immer mehr. Das außerordentliche Ereignis, das Franziska einst in Zürich verkörpert hatte, die weibliche

Studierende mit Büchern und Mappen unterm Arm, war nun zu einem fast schon gewohnten Anblick geworden.

Helene und Franziska hatten sich in der Bülowstraße zum Frühstück getroffen, vielleicht für längere Zeit zum letzten Mal, denn Helene würde mit Gertrud nach Hamburg gehen, wo sie die Leitung der *Sozialen Frauenschule* übernehmen sollte. Sie brachte frisches Weißbrot mit, das Gertrud aufgetrieben hatte, »der Teufel weiß, wo«, wie Helene sagte.

Franziska schenkte Tee ein. Sie betastete das Weißbrot.

»Der Geruch allein«, sagte sie, »weckt in mir ein Vorkriegsgefühl.«

Helene blickte erfreut auf. »Es gibt da eine Sache, die ich mit dir besprechen möchte«, sagte sie. »Es ist ja so, dass an den Universitäten immer mehr Mädchen herumspazieren und ihre Fragen stellen und ihre Abschlüsse machen – was eine hocherfreuliche Entwicklung ist. Aber wer denkt dabei noch an uns? Wo bleibt die Anerkennung, dass doch wir es waren, die das alle ermöglicht haben, das Frauenstudium und die daran anschließenden Berufsperspektiven?«

Franziska schenkte Tee nach. »Ja, wo bleibt sie? Ich vermisse sie nicht. Jede junge Generation glaubt, sie selbst habe die Welt verbessert oder doch wenigstens verschönert oder sei im Begriff, es zu tun. Und sie übersieht und vergisst die Vorarbeit der Älteren. Das ist vollkommen in Ordnung so. Eltern dürfen auch von ihren Kindern keine Dankbarkeit erwarten – für Milch und Brot, für Bett und Dach und gute Worte. Das alles versteht sich von selbst.«

Helene lächelte erleichtert. »Das meine ich eben auch. Und doch gibt es unter uns Alten so manch ein Streitross, das glaubt, auf eine Ehrung Anspruch erheben zu dürfen oder gar auf eine Lizenz, den jungen Frauen vorzuschreiben, wo entlang ihr Weg schlussendlich gehen müsste. Warte!« Sie zog eine Zeitschrift hervor und suchte die Seite. »Du kennst Minnas Revue ›*Die Frauenbewegung*‹. Da habe ich folgende Überlegung gefunden: ›*Um ein Nur-Brotstudium für Frauen zu ermöglichen, dafür hat die Frauenbewegung wahrlich nicht gekämpft. Freidenkende, starke Persönlichkeiten wollte sie erziehen, damit sie, erfüllt von Idealen, helfend und fördernd für die wichtigen Fragen der Gegenwart einzutreten vermögen. Wir kennen eine ganze Anzahl sozial denkender Studentinnen, sonst hätten wir es tief beklagen müssen, dass wir den Frauen Tür und Tor für die Wissenschaft geöffnet haben. Eine Vermehrung der Trivialitäten und Banalitäten, die im Studententum genügend vertreten sind und die sich leider jetzt bei den Studentinnen breit zu machen scheinen, leihen wir unsere Kräfte nicht. Und ohne die Frauenbewegung erreichen die Studentinnen nichts, im Gegenteil, sie können ohne sie leicht alles Gewonnene verlieren.‹* Der Text ist nicht gezeichnet, aber ich vermute mal, er stammt von Minna selbst. Was sagst du dazu?«

Franziska schüttelte den Kopf. »Minna redet wie die Reservisten aus dem Krieg von 1870, die den Soldaten von heute vorwerfen, sie hätten keinen Mumm in den Knochen oder keine Ehre im Leib. Das ist Unsinn. Frauen werden künftig in der Überzahl ein Nur-Brotstudium beginnen, die wenigsten werden starke Persönlichkeiten sein und die meisten sich in Trivialitäten ergehen. Das ist doch gerade der Punkt, dass auch die ganz normalen Frauen ohne großen freidenkerischen Anspruch Zugang zur höheren Bildung haben müssen, wie das auch bei den Jungs so ist. Und liegt es etwa in unserer Hand, ihnen das Tor zur Wissenschaft wieder zu verschließen, nur weil sie keine Ideale haben? Ach, Helene, was ist das bloß für eine Denkungsart, der Minna da Raum gibt? Es kommt noch so weit, dass sie Orden für die richtige frauenbewegte Gesinnung verteilt.«

Helene nickte. »*Und so könnten die Studentinnen den Spieß umkehren und den Agitatorinnen der Frauenbewegung sagen: Seid ihr dankbar, dass wir versuchen wollen, Eure Verheißungen zu erfüllen, dass wir leisten wollen, was ihr verspracht, dass wir, so wie ihr eure Pflicht in der Agitation tatet und tut, die unsere in der Vorbereitung für und in der Hingabe an unsere Arbeit tun wollen?*«

»Wenn die jungen Frauen«, sinnierte Franziska, »nicht mit so viel Selbstverständlichkeit, Sachlichkeit und Undank an ihre Aufgaben gingen, hätten wir nicht genug erreicht, scheint mir.«

Helene bat um ein neues Rezept für das Stärkungsmittel, das Franziska gerne verschrieb und setzte ihren Hut auf.

»Ich empfinde in der Tat Dankbarkeit für die jungen Frauen«, sagte sie, »dass sie so prompt auf die Wege strömen, die wir ihnen gepflastert, und wo es sie am Ende hinführen wird, das müssen sie selber wissen.«

Franziska war nicht gar so verwundert über Minnas Sicht der Dinge. »So ist das mit den Radikalen«, versetzte sie. »Allzu leicht werden sie intolerant.« Sie drückte Helene zwei große pelzige Quitten in die Hände. »Hier«, sagte sie, »riech daran, dann kriegst auch du ein Vorkriegsgefühl. Und komm bald mal wieder zu Besuch. Hoffen wir, dass der Zugverkehr nicht vollends aus den Fugen gerät.«

***

Die von den Deutschen nach anfänglichem Hurra! dann doch verlorene Schlacht an der Marne, bald nach Beginn des Krieges, war Franziska immer wie ein böses Omen vorgekommen, und jetzt hatte sich bei Verdun die nächste Niederlage ereignet. Davor und danach kam es zu einem Phänomen, das keiner gern ansprach, weil es nicht offiziell war, denn die Zensur herrschte. Aber alle wussten davon: das Phänomen hieß Stellungskrieg, hieß Grabenkrieg. Die Soldaten lebten und starben in den von ihnen selbst ausgehobenen und befestigten Schützengräben, ohne dass sich irgendwo militärisch etwas entschied. Es waren Hunderttausende, auf beiden Seiten, meist junges Blut, dem man den größten Mut und die stärkste Attacke zutraute. Sie wurden ihres Lebens beraubt, hörte Franziska, ohne dass ein Geländegewinn, ein Einmarsch, ein Sieg dies gerechtfertigt hätte, sofern es überhaupt irgendetwas gebe, was diese Massen an Todesopfern rechtfertigen könnte. Sie versuchte zu beten, aber sie erlangte keine spirituelle Sammlung. ›Das Einzige, was ich tun kann‹, sagte sie sich, ›ist hingehen und den tapferen Opfern die Hand halten‹, wobei es ja auch einige gab, denen sie helfen konnte zu überleben. Es entstanden ständig neue Fronten, in Italien, im Kaukasus, in den Karpaten, immer mehr Länder erklärten den Krieg, so die Türkei, Bulgarien (diese beiden auf Seiten Deutschlands und Österreichs), Rumänien und Griechenland. Es gab neue Waffen, so Splitterhandgranaten, Flammenwerfer, Panzer und Giftgas. Franziska wurde müde bei ihrer Anstrengung, sich in einer tödlichen Welt zu orientieren. Jetzt konnte sie, wie die meisten anderen, nur noch hoffen, dass bald alles ein Ende habe. Immerhin war der allzu aggressive Admiral Tirpitz seines Postens enthoben worden; doch der U-Boot-Krieg ging weiter. Deutschland und Großbritannien bekriegten sich auf den Meeren, wie der Kaiser es sich einstmals ausgemalt hatte, und deshalb trat nun auch Amerika an der Seite seines alten Mutterlandes in den Krieg ein. Franziska kaufte nur noch eine Zeitung, das *Berliner Tageblatt.* Manchmal las sie auch das nicht.

Natürlich wollte sie gerne wissen, wie es um »ihre« Klinik in der Kyffhäuser Straße bestellt war, die jetzt von anderen Ärztinnen, darunter Agnes Bluhm und Anna Kuhnow, betrieben wurde. Die Vereinsarbeit war zum Erliegen gekommen, die noch aktiven Frauen arbeiteten für den NFD oder in Friedensinitiativen. Franziska musste keine Versammlungen mehr abhalten, sie verbuchte bloß die Beiträge, die glücklicherweise noch flossen. Aber sie traute sich nicht, einfach in der Kyffhäuserstraße aufzutauchen, das hätte so ausgesehen, als wolle sie die Kontrolle nicht abgeben. Von Anna Knoop erfuhr sie, dass es dort ganz ähnlich aussah wie in ihrem Lazarett. Es mangelte an Verbandszeug, an Desinfektionsmitteln, an Chloroform und Morphium. Kranke flüchteten aus der Praxis, schreiend vor Schmerzen. Und die Putzkräfte kamen nicht mehr, die Ärztinnen selbst schwangen den Besen. Franziska zerriss es das Herz: ihre Klinik ohne Hilfsmittel ins Chaos sinkend. Sie musste an Florence Nightingale denken, die als Erste einen Standard für Lazarette formuliert hatte. Sauberkeit galt damals als Luxus, Krieg war nun mal dreckig, wie sollten die Lager der Verwundeten davon ausgenommen sein. Sechzig Jahre war das jetzt her. Inzwischen hatte ein neues Zeitalter begonnen, Robert Koch hatte die Welt der Krankheitserreger ausgeforscht, die moderne Hygiene war aufgekommen und hatte verhindert, dass Patienten sich in Kliniken erst recht und zusätzlich infizierten. Das medizinische Personal trug weiße Kittel. Und jetzt? Man war zurückgefallen in die alte Gleichgültigkeit, den alten Dreck. Als Franziska ausging, um eine Zeitung zu kaufen, kam ein kleines Mädchen auf sie zugerannt. Sie kannte es von irgendwoher – ja, das war ein Nachbarskind. »Fräulein Doktor!«, rief die Kleine, »Sie müssen kommen, meine Mutti kriegt ein Baby!« Franziska ging mit dem Kind erst in ihre Wohnung, nahm ein paar Äpfel mit und folgte dann dem Mädchen. Der Geburtsprozess war schon fortgeschritten; als die Ärztin erschien, begannen die Presswehen. Ein kleiner Junge kam auf die Welt. Sein Vater war, erzählte die erschöpfte Frau, irgendwo an der Westfront verschollen. Dr. Tiburtius entband die Frau, wickelte den kräftig schreienden Knaben in eine Windel und reichte der Mutter das Bündel. Es war eine leichte Geburt gewesen, der Kleine trank gleich an der Brust. Franziska fragte:

»Wie soll er denn heißen?«

»Siegfried«, antwortete die Mutter und lächelte. Franziska setzte sich auf die Bettkante. Ob die Frau wirklich noch an einen Sieg glaubte? Sie unterdrückte den Impuls, danach zu fragen. Sie wollte den Frieden dieser Szene nicht stören und legte die Äpfel auf den Nachttisch.

***

Im Frühling des Kriegsjahres 1917 ereignete sich eine Sensation: die Russen brachten einen Umsturz zuwege. Zar Nikolaus musste abdanken, seine Generäle und Minister mit ihm, eine Übergangsregierung unter dem Sozialisten Kerenski wurde gebildet und Russland zur Republik erklärt. Franziska kaufte wieder mehrere Zeitungen am Kiosk oder bei den Zeitungsjungen auf der Straße. Sie studierte eifrig alle Meldungen über Russland in der Hoffnung, auf einen vertrauten Namen zu stoßen. Aber es kamen nur Männer vor. Die Akteure waren ja auch jünger, die aufständischen Frauen aus der Generation der Kosakenpferdchen, vom »Mammut« bis hin zu Madame Vladikin, wohl schon gestorben oder zu alt für eine Revolution. Die Übergangsregierung erwies sich als Übergang von der einen Revolution zur nächsten: Im Herbst ging es noch einmal zur Sache. Sogenannte Kommunisten setzten Kerenski ab und ergriffen die Macht unter der Parole: »Frieden und das Land den Bauern!« Diese Radikalen mit ihrem Anführer Lenin hatten zuvor im Exil gelebt, sie waren aus England, Finnland oder der Schweiz in ihr vom Umsturz erschüttertes Heimatland gereist und wollten jetzt eine völlig neue Ordnung errichten. Was daraus werden würde, war gänzlich unabsehbar; für das von hohen Verlusten gebeutelte Deutsche Reich aber zeichnete sich die Erlösung von der Qual des Zweifrontenkrieges ab. Doch wo die Russen aus dem Kriegszustand heraustraten, traten die Amerikaner in ihn ein. Für Deutschland brachte der Separatfrieden mit Russland keine dauernde Erleichterung. Die Westmächte triumphierten am Ende. Im August 1918 war das Deutsche Reich militärisch besiegt, der Kaiser floh ins Exil nach Holland. Diese Worte las Franziska im *Berliner Tageblatt* vom 9. November 1918: »*Wilhelm II. war nicht der alleinige Urheber, aber der Repräsentant einer aberwitzig kurzsichtigen, alle Kräfte und Ideen des Auslands falsch schätzenden Politik, und er war das Symbol einer Zeit und eines Geistes, der, in Machtbegehren und Selbstüberhebung, die Katastrophe herbeigeführt hat. Er musste abdanken, auch wenn die Aufstandsbewegung im ganzen Land nicht so brausend und unbezwingbar angeschwollen wäre, wie es niemand erwartet hat. Nur diejenigen sollten ihn heute nicht anklagen, die ›Hurra!‹ gerufen haben, als er ihnen ›herrliche Zeiten‹ und, im August 1914, die glanzvollsten Siege versprach.«* Der Autor hieß Theodor Wolff.

Es folgten Waffenstillstand und ein Friedensvertrag zu allerhärtesten Bedingungen. Das Land, seine Oberste Heeresleitung, seine überlebenden Soldaten, seine Menschen an der »Heimatfront«, die Hinterbliebenen all der Gefallenen, sie versanken in eine tiefe Depression, auch Franziska. Der Spanischen Grippe wegen, die horrende Opfer verlangte, arbeitete sie wieder von früh bis spät an verschiedenen Standorten und konnte sich ihren Verlustempfindungen gar nicht hingeben. Dafür fürchtete sie das Schlimmste für die Zukunft. ›Deutschland eine Republik?‹, dachte sie. ›Und an der Spitze die SPD? Wie kann das gutgehen?‹ Dem Kaiser mit seinen pompösen Auftritten, auch seiner würdelosen Flucht, weinte sie keine Träne nach. Aber die Monarchie hätte doch wegen Wilhelms Abdankung nicht erledigt sein müssen. Aus dem Hause Hohenzollern waren echte Majestäten hervorgetreten, wer wollte das leugnen, nur eben Wilhelm II. hatte kein Format gehabt und auch kein Glück. Obschon die Staatsform Republik zu der nüchternen, vernünftigen und bescheidenen Franziska viel besser passte als die Monarchie mit ihrem offenbar unabdingbaren Gepränge, trauerte die Doktorin Tiburtius um das untergegangene Reich. Es war nun einmal ihre Welt gewesen. Sie war in und mit dem Kaiserreich etwas geworden, wenn auch über lange Strecken in der Revolte, dann aber doch als Siegerin, diese Erkenntnis und dieses Gefühl ließen sich nicht einfach abschütteln. Der Krieg war vorbei, darin lag eine große Erleichterung. Aber um welchen Preis? Nicht nur Deutschland war geschlagen und hatte über zwei Millionen Tote zu beklagen, wobei die Revolution, die auf die Niederlage folgte, immer noch zusätzliche Opfer forderte. Eine ganze Weltordnung war zusammengebrochen. Das Deutsche und das Zarenreich, das Habsburger und das Osmanische Reich existierten nicht mehr. Die Zukunft, das fürchtete Franziska, würde düster aussehen, trist und arm.

Im Frühjahr 1919 kam Karl nach Berlin, um alte Freunde und seine Tante zu besuchen. Er hatte den Kieler Matrosenaufstand miterlebt und konnte Franziska davon erzählen.

»Der Krieg war längst verloren«, erläuterte er. »Das wussten auch die Matrosen. Und dennoch erhielten sie Befehl, noch einmal gegen England auszulaufen. Was sollten sie tun? Sie konnten nicht einfach wegrennen und sich verstecken. Es blieb ihnen nur die Meuterei.«

»Stand darauf nicht die Todesstrafe?«, fragte Franziska ernst. »Im Übrigen hatte noch im Oktober ein deutsches U-Boot schon wieder ein Passagierschiff versenkt. Die RMS Leinster. Fünfhundert Tote.«

»Natürlich stand auf Meuterei der Tod. Doch auf Auslaufen stand auch der Tod. Also wählten die Matrosen ein Drittes: die Revolution. Es ging schneller, als man gucken konnte. Überall schossen Räte aus dem Boden, zuerst in den Küstenstädten, dann anderwärts. Kiel war am 4. November ganz in der Hand der Meuterer. Sie forderten die Abdankung der Hohenzollern und das freie und gleiche Wahlrecht für Männer – und Frauen! Es gab Massenstreiks im ganzen Land, nun, ich denke mal, du hast all das in der Zeitung gelesen. Seit dem 9. November ist unsere Monarchie Geschichte.«

Franziska nickte. »Eine Gefahr liegt wohl darin, dass die Kommunisten, die sich jetzt hier im Reich zu Wort melden und, wie man hört, eine eigene Partei gegründet haben, dass diese Radikalen zur Gewalt greifen wie vor zwei Jahren in St. Petersburg.«

»Das würde mich nicht wundern«, antwortete Karl. »Man begegnet ihnen ja auch mit Gewalt. Ihre Führer, du hast bestimmt von Rosa Luxemburg gehört, wurden auf der Straße totgeschlagen.«

»So macht die Republik ihren Anfang«, sagte Franziska verächtlich, »das ist entsetzlich. Wir befinden uns im Rückschritt. Unsere Zivilisation bröckelt.«

Karl wiegte den Kopf. »Nicht nur. Sie schreitet auch fort. Oder was sagst du zum Frauenwahlrecht? Die Nationalversammlung wird uns eine neue Verfassung schreiben. Es sind Frauen dabei!«

»Ich hielt das Frauenstimmrecht«, seufzte Franziska, »immer für minder wichtig, für eine bloße Formalie. Ich habe mich getäuscht. Es bedeutet viel. Vor allem jetzt, wo das Parlament mehr Macht bekommt.« Sie stand auf und holte ein Blatt Papier und einen Bleistift.

»Lass uns mal eine Liste aller Parteien anfertigen, die es schon gibt und die gerade entstehen, und dann überlege ich mir, welche ich wählen soll. Ich glaube, mein Herz schlägt für die Liberalen.«

»Tante«, sagte Karl, »warum gehst du nicht in die Politik? Dass du jetzt wählen kannst, ist natürlich ein großer Schritt nach vorn, aber ich glaube, dass du eine Persönlichkeit bist, die selbst Chancen hätte, gewählt zu werden.«

»Ach, Karl«, lachte die Tante, »die Partei, die mich aufstellen würde, hat keine Zukunft. Sie würde so manches aus der Vergangenheit bewahren wollen, was unwiederbringlich dahin ist.«

»Zum Beispiel?«

»Gekrönte Häupter. Pferdekutschen. Platzkonzerte. Und lange Kleider mit gerüschtem Stehkragen.«

***

Die Spanische Grippe konnte es in puncto Tödlichkeit mit dem Weltkrieg aufnehmen, nur dass sie zwischen Männern und Frauen keinen Unterschied machte. Sie wütete nicht nur in Spanien, sondern überall, auch in Übersee. Franziska war dauernd im Einsatz, sie verarztete Freunde und Bekannte und arbeitete als Aushilfe wieder in ihrer »alten« Klinik, die inzwischen in erweiterter Gestalt in die Alexanderstraße umgezogen war und immer noch unter der Leitung von Dr. Hermine Edenhuizen stand. Überall fehlten Ärzte und Pflegekräfte, weil die Influenza auch vor ihnen nicht haltmachte. Ein Kollege aus der Charité, den Franziska von früher kannte, suchte sie eigens auf, um sie zu bitten, auf seiner Station einzuspringen. Sie musste nun doch Nein sagen, sie hatte keine Zeit übrig; neben der Aushilfe in der Klinik betreute sie auch noch eine Reihe von anhänglichen Privatpatientinnen.

»Wie schade«, seufzte der Kollege, »aber ich verstehe Sie. Unser aller Zeit ist begrenzt. Was mir übrigens noch mehr Sorgen bereitet als der Ärztemangel, ist der Ausfall von Krankenpflegerinnen. Da herrscht akuter Notstand. Und wir können die Lücke durch männliche Kräfte nicht füllen, weil ...« Er stockte.

Franziska sah ihm in die Augen. »Weil ... was?«

»Krankenpflege ist ein weiblicher Beruf. Und wird es immer sein. Männer haben kein Talent dafür, und Frauen ...« Er schmunzelte. »Manche Frauen haben überhaupt nur dieses eine Talent.«

»Mit umgekehrtem Vorzeichen habe ich diese Einschätzung oft vernommen, als ich mit dem Studium anfing«, entgegnete Franziska. »Damals hieß es, Frauen seien für den ärztlichen Beruf vollkommen ungeeignet und schon deshalb vom Studium auszuschließen. So einfach liegen die Dinge aber nicht, lieber Herr Kollege.« Sie stand auf und ging an ein Regal, wo sie alte Zeitungen lagerte.

»Vor ein paar Jahren«, sagte sie, »habe ich in der Zeitschrift ›*Die Frau*‹ – Sie kennen sie vielleicht? – zu dieser Frage einen Artikel geschrieben und bei der Gelegenheit auch über die Weiblichkeit der Pflegeberufe nachgedacht. Möchten Sie einen Absatz hören?« Franziska sah über den Rand ihrer Lesebrille zu dem Kollegen hinüber.

Der hüstelte, ihm war etwas mulmig. Aber was sollte er machen, er nickte.

Franziska las: »*In dieser Zeit des Widerstreits der Ansichten über das Gebiet und die Grenzen beruflicher und häuslicher Frauenarbeit, ist, glaube ich, die Krankenpflege eines der sehr wenigen Tätigkeitsfelder, die ohne Einsprache von irgendeiner Seite als für die Frauen geeignet bezeichnet werden; es ist weiblich* sans phrase. *Nun ist mir recht oft schon aufgefallen, dass Leute, die sonst gewohnt sind, ein Wort einem Begriff zu unterstellen, es sehr schwer finden zu erklären, was sie eigentlich unter dem Wort ›weiblich‹ verstehen. Ich jedenfalls habe noch nirgends eine den ganz elementaren Anforderungen vernunftgemäßen Denkens entsprechende Auslegung des Wortes finden können und finde es auch recht schwer zu erklären, was ich mir selbst darunter denke.* Sie sehen, ich mache es mir nicht leicht. Und ich frage mich, ob Sie mir nicht zustimmen müssen, wenn ich sage, dass, wo Frauen gezeigt haben, wie tüchtig sie als Ärztinnen sein können, wohl auch die Zeit kommen wird, in der Männer sich als Pfleger bewähren, und es mag damit beginnen, dass sie es, weil wie derzeit sonst niemand da ist, einfach mal versuchen.«

Der Doktor schaute ernst drein. »Sie behaupten also, dass der Aufstieg der Frauen in der Medizin mit einem Abstieg der Männer einhergehen müsste?«

»Abstieg?«, sagte Franziska streng, »so würde ich das nicht nennen. Inzwischen ist die Pflege ein Ausbildungsberuf, der, je nach Institut, ein oder zwei Jahre dauert. Und da sich längst nicht alle männlichen Personen, die sich für das Gebiet der Medizin interessieren, zum Arzt eignen oder die Mittel für ein langes Studium haben, so läge es doch im Interesse der jungen Männer, wenn auch ihnen –«

Der Arzt unterbrach Franziska mit einer fuchtelnden Geste. Er stand auf und tat ein paar Schritte, nachdenklich an seinem Bart zupfend. Dann sagte er:

»Ich gebe mich geschlagen. Sie haben die besseren Argumente, das meine ich so. Ich habe nur meine Gewohnheit, Sie aber haben nachgedacht. Chapeau.« Und er ergriff seinen Hut.

***

Schon im Jahr 1920 erwachte Berlin aus der Nachkriegsdepression und besann sich auf seine Kraft. Die Stadt war in kurzer Zeit sehr schnell gewachsen, alle Planungen für Verkehr und Verwaltung, Wohnen und Arbeiten stießen an Grenzen, eine größere Ordnung musste her – und so wurde das Groß-Berlin-Gesetz verabschiedet. Alt-Berlin wuchs zu Großberlin durch die Eingemeindung von Spandau, Charlottenburg, Wilmersdorf, Schöneberg, Neukölln, Köpenick und Lichtenberg. Zu den 1,9 Millionen Einwohnern kam noch einmal die gleiche Menge hinzu, das Stadtgebiet war mit einem Schlag dreizehnmal größer als zuvor – nach Los Angeles war Berlin damit die flächenmäßig zweitgrößte Stadt der Welt und nach London und New York die drittgrößte, bezogen auf die Einwohner. Damit hatte es ein Ende mit dem Konglomerat von Kirchspielen, das Berlin rein äußerlich oder verwaltungstechnisch zuvor gewesen war. Dem Magistrat von Groß-Berlin waren jetzt zwanzig Bezirksämter unterstellt und ebenso viele Rathäuser. Diese weitsichtige Reform bildete das Fundament für den Aufstieg Berlins zu einer echten Metropole mit mehreren glanzvollen Zentren – Kurfürstendamm, Friedrichstraße, Unter den Linden. *»Was die Breite der Straßen betrifft, kommt ihr keine andere Stadt in keinem Zeitalter der Menschheit gleich. ›Unter den Linden‹ – das sind drei Straßen in einer«*, so Mark Twain. Und weiter: *»Berlin ist in vielerlei Hinsicht eine Überraschung. In fast jeder Hinsicht, um es deutlich und exakt auszudrücken. Es scheint die am intensivsten verwaltete Stadt der Welt zu sein, aber man muss einräumen, dass es auch die am besten regierte Stadt zu sein scheint. Alles hat Methode und System – große Dinge, kleine Dinge, alle Details jeglicher Größenordnung. Und dabei handelt es sich nicht um Methode und Praxis auf dem Papier, sondern um Methode und System in der Praxis.«* Womit es jetzt nun auch ein Ende nahm, war die totale Unübersichtlichkeit bei der Hausnummerierung, die, je nach Kirchspiel, mal linear mit 1, 2, 3, 4 verlief, oder aber so, dass auf einer Straßenseite nur die geraden, auf der anderen die ungeraden Nummern an den Haustüren standen, wenn nicht noch weitere Merkwürdigkeiten hinzukamen. Die Schwierigkeit einer Orientierung in Berlin hatte einst Mark Twain so auf den Punkt gebracht: *»Zunächst denkt man, die Nummerierung der Häuser sei das Werk eines Idioten, aber dafür ist die Sache zu abwechslungsreich. Ein Idiot könnte sich nicht so viele Varianten ausdenken, Konfusion zu schaffen. Manchmal wird die gleiche Nummer für drei oder vier Häuser verwendet, manchmal schraubt man sie nur an eines der Häuser, und was die anderen betrifft, darf man raten. Manchmal gibt man einem Haus zum Beispiel die Nummer 4, dann geht es weiter mit 4a, 4b, 4c, und man wird alt und gebrechlich, bis man endlich Haus 5 gefunden hat. Das Schlimmste an dieser komplizierten Angelegenheit ist allerdings, dass in Berlin nicht alle Hausnummern in eine bestimmte Richtung verlaufen. Nein, sie reichen vielleicht bis 50 oder 60, und dann ist man plötzlich bei Nummer 140. Dann kommt Nr. 139 und man merkt mit Erstaunen, dass die Hausnummern nun in die entgegengesetzte Richtung verlaufen.«* Die große Reform von 1920 sollte diese Konfusion zumindest etwas mildern. – Ihre größte Leistung war die Verkehrspolitik. Die orientierte sich an einem Siedlungsstern, an dessen Strahlen Schnellbahnlinien gebaut wurden. Das war zukunftsweisend und für Menschen, die, wie Franziska und auch sonst die meisten Berliner, auf den Nahverkehr angewiesen waren, eine große Erleichterung und die Bedingung der typisch berlinerischen brausenden Mobilität. Die radiale Stadterweiterung wird von der Ringbahn umfasst, die auf den S-Bahn-Plänen, wenn man die einzelnen Stationen mit einer Linie verbindet, einen charakteristischen »Hundekopf« bildet. Noch im selben Jahrzehnt wurde der gesamte S-Bahnkomplex elektrifiziert.

Die Verfassung der Weimarer Republik gewährte nie zuvor gekannte Grundrechte und Freiheiten, der Achtstundentag war noch ganz neu. Im Januar geriet eine Demonstration vor dem

Reichstag für das Betriebsrätegesetz zu einem Blutbad mit über vierzig Toten und über hundert Verletzten. Diesmal erklärte sich Franziska bereit, aushilfsweise Nachtschichten in der Charité zu schieben. Im März versuchten rechtsextreme Verschwörer einen Putsch, sie besetzten das Regierungsviertel und ernannten sogar einen eigenen Reichskanzler, denn die amtierende Regierung war geflohen. Doch der anschließende Generalstreik und die Weigerung der Verwaltungsbeamten, den Verschwörern Folge zu leisten, ließen den Staatsstreich wie ein misslungenes Soufflé in sich zusammenfallen.

Franziskas Großnichte, Enkelin ihrer ältesten Schwester Dorothea, lebte seit dem Krieg in Charlottenburg, am Kurfürstendamm; ihr Mann hatte einen Posten bei der Eisenbahn. Zwei kleine Kinder waren da, ein Junge und ein Mädchen, und jetzt sollte ein drittes Kind kommen. Franziska und eine Hebamme halfen bei der Geburt und, na sowas, es wurden Zwillinge, zwei winzig kleine Deerns. Als die Großtante zur Nachsorge erschien, fand sie die junge Mutter in Tränen. »Was sollen wir bloß tun? Jetzt sind wir zu sechst. Dafür ist diese Wohnung doch viel zu klein.« Während Franziska ihre Urgroßnichten wusch, kam ihr eine Idee. Ihre Wohnung in der Bülowstraße war im Grunde zu geräumig für eine Person. Und die Familie ihrer Großnichte lebte in einem Gartenhaus, eine feine Gegend, aber eine kleine Klause. Bei einem Gartenhaus denkt man ja an ein Haus in einem Garten oder an ein Haus mit Garten, aber nicht an den Kurfürstendamm. Der luxuriöse Boulevard mit seiner schmucken Bebauung, den vielen Geschäften, Tanzcafés und Restaurants, wies doch keine Gärten auf! Mit dem Berliner »Gartenhaus«, wo auch immer gelegen, hat es eben eine besondere Bewandtnis. Die Blockbebauung der Innenstadtstraßen umfasste einen Hof, manchmal auch deren zwei. Die Häuser, welche den ersten Hinterhof flankierten, nannte man Seitenflügel, die Häuser längs des zweiten Hofes hießen Gartenhäuser. Es waren ganz normale Mietshäuser, nur etwas kleiner und niedriger als die Vorderhäuser. Und weil die zweiten Höfe häufig begrünt waren und Bäumen, Beeten und Remisen Platz boten, war die Bezeichnung Gartenhaus ganz passend. Als Franziska zur Geburtshilfe durch die Höfe zu ihrer Großnichte eilte, nahm sie den duftenden zweiten Hof erfreut wahr: ein Birnbaum und eine Akazie standen darin, in den Büschen spielte eine Katze, eine Bank gab es auch. Ein quasidörfliches Idyll inmitten der Metropole. Gartenhäuser waren zwar nicht repräsentativ, aber sie gewährten einen für die Großstadt seltenen Frieden, das Getrappel, das Geknatter und die Abgase der Straße – immer mehr Automobile waren unterwegs – drangen hier nicht ein. Und da der Hof kudammgemäß recht groß war, konnte das Sonnenlicht in alle Fenster des Gartenhauses fallen. Kurz hatte Franziska gedacht, dass eine Wohnung an diesem schönen Hof ein *buon retiro* für sie wäre. Jetzt trocknete sie die greinenden Püppchen ab und legte sie der Mutter in den Arm. Dann fragte sie: »Würdest du gern in der Bülowstraße wohnen?« Die Großnichte drückte ihre Babies an sich und starrte Franziska mit offenem Mund an. Dann schluchzte sie wieder, diesmal vor Freude. Ein Wohnungstausch wurde beschlossen. Und sobald die Großnichte wieder auf den Beinen war, ging es in Schöneberg und Charlottenburg ans Kistenpacken, ein Umzugsunternehmen fuhr hier und dort vor.

***

Nachdem Franziska sich im Gartenhaus am Kudamm eingerichtet hatte (wobei ihr bewusst war, dass sie nicht etwa von der Schönebergerin zur Charlottenburgerin wurde, sondern nunmehr Berlinerin war und blieb), lud sie zu einer kleinen Feier. Sie trug dazu ein festliches langes Kleid mit Rüschen, das sie sich schon in den 1880ern gekauft hatte. Es passte immer noch. Franziska behielt bis an ihr Ende ihre schlanke Figur und ihre stolze, aufrechte Haltung. Es kamen als Gäste die *Züricher Garde*, die Pflegekräfte und Doktorinnen der *Klinik weiblicher Ärzte*, Anna

Knoop, Minna Cauer und Helene Lange, die inzwischen aus Hamburg nach Berlin zurückgekehrt war, mit Gertrud Bäumer. Gertrud brachte Brot und Salz, die meisten anderen Blumen, manche Obst und Backwerk. Franziska ließ sich feiern. Als die Gäste sich verabschiedeten, blieb Helene zurück, Franziska hatte sie darum gebeten. Helene trank noch einen letzten Schluck Bier. Die Gastgeberin bevorzugte Holunderbeersaft. Und sie rang sich dazu durch, auszusprechen, was sie auf dem Herzen hatte:

»Liest du gern Autobiografien, Helene?«

»Und ob. Gerade habe ich Bismarcks ›Gedanken und Erinnerungen‹ gelesen. Sehr zu empfehlen.«

Franziska räusperte sich. »Würdest du mir zutrauen, eine Autobiografie zu schreiben?«

Helene stellte ihr Bierglas ab. »Aber immer. Was hättest du nicht alles zu erzählen! Und schreiben kannst du auch. Deine Artikel redigiere ich besonders gern. Manchmal machst du die Dinge komplizierter als sie sind, es kommt vor, dass du lieber zwei mittlere statt einen überlangen Satz hättest schreiben sollen. Andrerseits bist du gefeit gegen all den Schwulst und die Schnörkel, die ja nun, und ich nehme mich nicht aus, der Fluch der Literatur des vergangenen Jahrhunderts sind – Fontane immer ausgenommen. Ja, ich mag deinen Stil, ja, ich traue dir zu, ein autobiografisches Buch zu schreiben, das die Leute gerne lesen.«

Franziska freute sich, war allerdings auch ein wenig verlegen – sie fing an, Tassen und Gläser auf ein Tablett zu stellen.

»Ich würde meine Aufgabe darin sehen«, erklärte sie, »Zeugnis abzulegen über meine Epoche. Mein Innenleben geht andere nichts an. Das möchte ich aus den Memoiren heraushalten –«

»Oh«, unterbrach Helene, »du musst aber auch bedenken, dass sich dein Buch verkaufen soll. Ein bisschen Innenleben gehört zu einer Biografie dazu, das Publikum liebt dergleichen. Außerdem könnten ihm Bekenntnisse so etwas wie Trost spenden oder Lebenshilfe geben.«

Franziska schüttelte energisch den Kopf. »Soweit meine Berufstätigkeit und damit meine Ansprüche an mich selbst vorkommen, werde ich auch über meine Gefühle sprechen, das versteht sich. Aber sonst … Ich werde nichts preisgeben, um das es mich später reuen würde. *Jedes Leben, das nicht ganz flach verplätschert, führt unter der Oberfläche noch vieles mit, das eigenstes Eigentum des Menschen bleibt, Freude und Schmerz. Beides sind Schätze, die man nicht missen und auch nicht anrühren möchte, sie sind mit dem Ich verwebt.*«

Helene war schon in den Flur vorgedrungen und nahm ihren Mantel von der Garderobe.

»Du bist von allen Menschen, die ich kenne«, sagte sie, »die mit Abstand diskreteste Person. Als solche solltest du auch in deinen Memoiren hervortreten. Also gut, lass weg, was du nicht berichten willst, weil es zu intim ist. Es wird genug übrigbleiben.« Auf der Schwelle blieb sie noch mal stehen.

»Du darfst aber die Mühe nicht unterschätzen, die es macht, ein ganzes Buch zu schreiben. Hast du die Kraft noch? Du wirst in wenigen Jahren achtzig. Möchtest du nicht einfach ausspannen?«

Franziska drückte der Freundin die Hand. »Ruhestand? Alles, bloß das nicht. Ich wüsste nicht, was ich im ausgespannten Zustand tun sollte. Ich fürchte, ich würde sehr bald an Langeweile zugrunde gehen.«

Helene kicherte. »So kenn ich dich.«

»Eine Frage wäre da noch«, rief Franziska der Freundin hinterher. »Ich brauche ja jemand, der das Buch herausbringt. Meinst du, ein Verlag könnte sich dafür interessieren?«

Helene winkte ab. »Das überlass nur mir. Ich hätte da schon jemand im Auge. Glaub mir, die Verlage werden darauf anspringen.«

Als Helene gegangen war, setzte sich Franziska ans Fenster vor den kleinen Tisch und nahm einen Bogen Papier aus der Schublade. Unten im Hof spielten Kinder. Die Katze lag auf der Bank und schlief. Ein Wind fuhr in die Zweige der Akazie, die auf und nieder schwangen. Franziska sagte leise: »Es kann losgehen.« Sie war angetan ob der Ermutigung, die Helene ihr hatte zuteilwerden lassen. Aber was sie vor allem beglückte, war, dass sie wieder eine Arbeit hatte.

***

Der Titel ihres Buches war ihr von Helene quasi nebenbei eingegeben worden. Er würde »*Erinnerungen einer Achtzigjährigen*« lauten. Sie begann mit der Kindheit auf Bisdamitz. »*Abgeschlossen und verträumt war das Ländchen, und von dem, was draußen in der Welt vorging, blieb das Leben hier unberührt. Untereinander, das heißt unter den einzelnen Gütern auf Rügen, war aber der Verkehr recht lebhaft, und vornehmlich in meinem Elternhause wurde eine relativ großartige Gastfreundschaft geübt. Kein Sommer verging, wo nicht durch viele Monate zwei oder drei Verwandte, meist ältere, einsame Tanten – von uns Kindern sehr geschätzt, weil sie prachtvolle Geschichten erzählen konnten – bei uns Wohnung nahmen, oder auch die eine oder andere auf Sand geratene Existenz aus dem entfernteren Verwandtenkreise versuchte, unter dem gastlichen Strohdach in Bisdamitz zu neuer Fahrt flott zu werden. Uns waren solche Gäste hochwillkommen, brachten sie doch ein Bild der Welt da draußen mit.*« Es tat Franziska leid, dass Carl nun nicht mehr in der Lage war, ihr Buch zu redigieren. Er hätte wissen sollen, dass sie nicht nur als Medizinerin viel mit ihm gemein hatte, sondern auch als Autorin. Karl hatte gern kleine Anekdoten erzählt, in seinen Büchern, aber auch im Gespräch. Franziska würde das ebenfalls tun. Helene sollte sich keine Sorgen machen, auch Leserinnen, die sich Unterhaltung wünschten, würden auf ihre Kosten kommen. Anekdoten waren etwas anderes als vertrauliche Mitteilungen. Derlei würde Franziska nicht unterlaufen, aber die eine oder andere lütte Posse könnte ihre Memoiren durchaus würzen. Und so setzte sie sich hin und erzählte die Geschichte von ihrer ersten Tanzstunde: »*Die große Scheunendiele war sauber gereinigt, die Spinnweben nach Möglichkeit entfernt, die Fachluken mit Laken verhängt. Der Tanzsaal war fertig, und Herr Wendt mit der Fiedel trat ein, um den Unterricht zu beginnen. Ich war damals sechs Jahre, und der Tänzer, der mir zugeordnet war, mein Vetter Ernst, sieben oder acht Jahre alt. Er war sehr wenig empfänglich für die Ehre, mit mir zu tanzen. ›Na, denn komm, dumme Deern‹, lautete die wenig höfliche, halblaut gemurmelte ›Aufforderung zum Tanz‹, während unter den Augen des Tanzlehrers der offizielle tiefe Diener vollführt wurde und ich die Karikatur eines Hofknickses fertigbrachte. Während des Tanzes gab es Meinungsverschiedenheiten, die nach dramatischem Ausgleich drängten. Bei einer recht komplizierten polnischen Tourenpolka brach das Unheil los: Ich wollte rechts herum, Ernst links. Plötzlich ließ er, immer weiter tanzend, meine Hand los und gab mir eine Ohrfeige. Natürlich durfte das nicht unerwidert bleiben, und so ohrfeigten wir einander nach dem Takt der Musik und hopsten gegeneinander auf, bis Herr Wendt die Fiedel absetzte und lachte, dass die Tränen herunterkollerten.«*

Gegen Ende des Werkes notierte Franziska etwa im Jahr 1922: »*Was ich mir vom Leben noch wünsche, ist, dass es mir noch den Anfang des Weges zum neuen Aufstieg Deutschlands zeigen möge.*« Es war besser für sie, dass sie diesen Aufstieg in seinem späteren Furor nicht mehr erlebt hat. – Der letzte Satz ihrer Erinnerungen ist ein abgewandeltes Bibelzitat: »*Mein Leben ist köstlich gewesen, denn es ist Mühe und Arbeit gewesen.*« Dr. Tiburtius hat sich die Früchte dieser Mühe noch ordentlich schmecken lassen dürfen, das wird eine Genugtuung für sie gewesen sein. Weitere Nutznießerinnen, die Studentinnen der Medizin, die Ärztinnen der Zukunft, traten erst nach ihrem Tod in großer Zahl auf den Plan. Für sie hatte Franziska ebenfalls gearbeitet. Sowie für die ungezählten Patientinnen, auch Kinder, die sich bis heute gern in die Hand der »Tante Doktor« begeben.

***

Während Franziska schrieb und schrieb, geriet ihr Vaterland wirtschaftlich in schweres Wasser. Die Reparationslasten, die Deutschland im Frieden von Versailles auferlegt worden waren, mussten bezahlt werden, und nachdem die junge Republik ihre letzten Reserven verbraucht hatte, kam die Regierung auf die nicht eben rettende Idee, Geld zu drucken, immer mehr. So stand ein exponentiell wachsender Haufen Papiergeld einem schrumpfenden Warenangebot gegenüber, mit der Folge, dass die Preise ins Unermessliche stiegen. Bald wurden Löhne täglich ausgezahlt, und ein Brot kostete eine Million. Die Geldwirtschaft war praktisch zum Erliegen gekommen, es blieb nur die Rückkehr zur Tauschwirtschaft und zur »Flucht in die Sachwerte«. Alle Sparer verloren ihre Guthaben, auch Franziska. Viele Berliner verließen sich nur noch auf die eigene Scholle, sie wurden zu Selbstversorgern. Die Kleingärten, immer schon ein Instrument preußischer Sozialpolitik, erwiesen sich als essentiell für die Versorgung mit Nahrungsmitteln. Schuldner hingegen waren fein raus, sie zahlten, wenn überhaupt, was in alten Verträgen stand, obwohl die Mark jetzt das Papier nicht mehr wert war, auf dem sie gedruckt stand. Als später eine stabile Währung, die Rentenmark, eingeführt wurde, beliefen sich die Schulden des Staates auf nur noch 15 Pfennige. Mieter sind in einem gewissen Sinn auch Schuldner. Das Haus, in dem sie wohnen, gehört ihnen nicht, dafür müssen sie Monat für Monat einen Mietzins entrichten. In der Inflation profitieren sie, solange die Miete nicht erhöht wird, das galt auch für Franziska, die sich ihre Wohnung im Gartenhaus weiterhin leisten konnte. Aber wie war das mit den Lebensmitteln? Sie hatte keinen Kleingarten, und ihr Geld war nichts mehr wert. Doch sie besaß Verwandte auf Rügen, die Landwirtschaft betrieben und auch sie mit versorgten, wie damals im Krieg. So kam sie einigermaßen ungeschoren durch die Krise.

Als sie im Jahre 1923 das Manuskript »*Erinnerungen einer Achtzigjährigen*« dem Verlag C. A. Schwetschke & Sohn in Berlin übergab, wo es noch im selben Jahr als Buch erschien, hatte die

Währungsreform schon stattgefunden, und die Autorin erhielt ihr Honorar in der neuen Rentenmark. Das Werk wurde ein großer Erfolg. Es verkaufte sich wie geschnitten Brot, bald musste nachgedruckt werden. Wertschätzende Besprechungen erschienen, Briefe mit Bitten um Kontakte und Auskunft von weither trafen ein. Befriedigt stellte Franziska fest, dass ihr Deutschland mit der reformierten Währung wieder Vertrauen zu sich selbst gefasst hatte, ja, dass die Menschen eine neue Lebenslust verspürten, gingen doch die Lichter in den Tanzlokalen gar nicht mehr aus. Ihr Buch trug ihr eine schöne Stange Geld ein, das tat wohl. Sie kaufte sich sogleich ein langes dunkelgraues Seidenkleid mit Volants und Spitzenborten von der Art, die, wie Franziska ganz richtig vermutete, jetzt aus der Mode kam. Ein Jahr nach seinem ersten Erscheinen, 1924, wurde ihr Buch in zweiter, erweiterter Auflage noch einmal herausgebracht.

Am 5. Mai 1927 ist Franziska Tiburtius 84-jährig verstorben, friedlich und bestens betreut in der Berliner *Klinik weiblicher Ärzte*, die sie selbst vor langer Zeit gegründet hatte und die bis 1933 bei beständiger Erweiterung (zuletzt mit 48 Betten) fortbestand. Betrauert wurde sie von den Kolleginnen aus der *Züricher Garde*, von ihren engen Berliner Freundinnen, von Emilie Lehmus in Gräfenberg, wo die langjährige Kollegin und Freundin der Toten inzwischen wohnte, von all den hervorragenden Frauenrechtlerinnen, die ihr in den letzten Jahrzehnten nähergekommen waren – und von ihrem Neffen Karl, der nach Bremerhaven gezogen war und eine Familie gegründet hatte. Es trauerten auch alle ihre Patientinnen, darunter viele Kinder und einige verwundete Soldaten, welche die Ärztin über die Jahrzehnte untersucht, behandelt, beraten, getröstet und geheilt hatte.

Ihre letzte Ruhestätte fand Franziska im Familiengrab der Tiburtius auf dem Alten Knieper Friedhof in Stralsund. Helene Lange schrieb einen Nachruf für *»Die Frau«*. Auch andere

Blätter würdigten die Verstorbene, die so viel für die Bildung des weiblichen Geschlechts und für die Etablierung des weiblichen Arztes im Gesundheitswesen getan hatte. Und dieses Vorwort hat die Autorin Tiburtius für die zweite Auflage ihrer Memoiren geschrieben:

»Es hat mich beglückt, aus verschiedenen freundlichen Zuschriften und Besprechungen des Büchleins zu ersehen, dass der Gedanke, der mir beim Niederschreiben vorschwebte, zum Ausdruck gekommen und verstanden worden ist; nicht sowohl das kleine Einzelleben wollte ich darstellen, als die Zeitbilder in ihrer wechselvollen Färbung, durch die dieses Einzelleben sich bewegen musste. Ich wollte die Umwelt so zeichnen, dass sie zum Zeitbild wurde, in dem das Ich nur der reflektierende Punkt ist. Ein Zweites kam noch hinzu: der Reiz, der für die alte Frau darin liegt, zu erzählen von einer Zeit, die ihre *Zeit war, wo sie mitarbeiten und ihre Fäden spinnen durfte am Webstuhl der Zeit.«*

Nachwort

Dass der Autor und die Autorin dieses Buches die ersten sind, die eine ausführliche Biografie der Franziska Tiburtius vorlegen, mag damit in Zusammenhang stehen, dass in der Hauptquelle für so ein Unterfangen, der Autobiografie von Deutschlands erster Ärztin, nur sehr knappe Äußerungen über ihr Privatleben zu finden sind und so gut wie nichts über ihr Liebesleben. Das hat sicher die eine oder andere potenzielle Biografin abgeschreckt. Tiburtius selbst rechtfertigt die große Lücke in ihren Memoiren durch den Verweis auf die Notwendigkeit von Diskretion: Was ihr *»Eigenstes«* sei, ginge die Mitwelt nichts an, und außerdem sei es auch nicht von Interesse. Das *»kleine Einzelleben«* habe sich dem größeren *»Zeitbild«* unterzuordnen, nur das sei es wert, heraufgerufen zu werden. Und nach dieser Devise hat sie ihre Lebenserinnerungen verfasst.

Unsere Zeit sieht das ganz anders. Dass das Private politisch ist beziehungsweise das Politische ohne das Private nie ganz verstanden wird, besonders wenn es um eine Lebensgeschichte geht, dürfte Konsens sein. Andrerseits: Was tun, wenn der Stoff für eine hochinteressante Lebensgeschichte vorliegt, aber leider eine ganze Ebene, die des persönlichen Gefühlslebens, ausgespart ist? Soll man als Biograf dann resignieren? Oder darf man es trotzdem versuchen – in der Hoffnung, dass die Lücke entweder nichts ausmacht oder hier und da durch Mutmaßungen und Anspielungen geschlossen werden kann, was ja bei einer Romanbiografie erlaubt ist?

Der zweite Teil der Frage sei hier klipp und klar und nachdrücklich beantwortet: Nein, eine erotische Biografie darf man dort, wo jegliche Quelle fehlt, nicht hinzudichten. Dazu ist die ganze Sache zu wichtig und zu heikel. Hiermit beantwortet sich der erste Teil der Frage von selbst: Ja, wir hoffen, dass die

Lebensgeschichte der Franziska Tiburtius, wie wir sie hier erzählen, lesenswert und aufschlussreich ist, obwohl ein entscheidender Teil fehlt. Ihre Zielstrebigkeit, ihr Wissensdurst, ihre Entschlossenheit, sich nicht, was die Lebensumstände betrifft, in Abhängigkeit von einem Mann zu begeben, ihr Arbeitsethos und nicht zuletzt ihr Erfolg – all das ist interessant und mitreißend genug, um ein Leben in einer Epoche darzustellen. Wir hoffen sehr, dass uns das im Großen und Ganzen gelungen ist.

Man darf natürlich, spätestens im Nachwort, von Wahrscheinlichkeiten sprechen. Franziska hat ihr Leben lang die Gesellschaft von Frauen bevorzugt: beruflich und privat war sie stets nur von Frauen umgeben – immer abgesehen von ihrem Bruder, zu dem sie eine innige Nähe bewahrte und mit dem sie auch beruflich zu tun hatte. Mit ihrer engen Freundin und Kollegin Emilie Lehmus war sie drei Jahrzehnte als Mensch und Ärztin eng verbunden, ihre Freundinnen aus der Berliner Frauenbewegung blieben ihr bis zu ihrem Tod treu, und mit den Ärztinnen der *»zweiten Generation«*, die alle noch wie sie in Zürich studiert hatten, arbeitete sie nicht nur zusammen, sie bildete mit ihnen auch eine Art verschworenen Zirkel. Solidarität war überlebenswichtig, die Frauen unterstützen einander. Also darf man in aller Vorsicht schließen, dass Franziskas Herzensneigungen und auch ihre erotischen Interessen Frauen galten. In den Kreisen, in denen sie verkehrte, waren Frauenpaare keine Seltenheit, man denke an Anita Augspurg und Lida Gustava Heymann, an Helene Lange und Gertrud Bäumer und an Franziskas Kollegin Dr. Agnes Bluhm, die mit einer Schwester der früh verstorbenen Dr. Agnes Hacker (Franziskas Nachfolgerin bei der Leitung der *Klinik weiblicher Ärzte*), der Malerin Adrienne Hacker, liiert war. Es wäre bestimmt faszinierend, eine Geschichte dieser Kreise mit Schwerpunkt auf den beruflichen ebenso wie auf den erotischen Beziehungsnetzen zu schreiben, wenn nur die Quellenlage, was letzteren Punkt betrifft, nicht so völlig unzureichend wäre. Man redete dereinst nicht über »diese

Dinge«, und deshalb kann man heute nicht freiweg von ihnen erzählen – obschon es ja diese Pionierinnen der medizinischen Wissenschaft und Praxis waren, die hier und da Tabus brachen. Was Franziska Tiburtius betrifft, muss man konstatieren, dass es keinen Hinweis wo auch immer gibt, aus dem sich erschließen ließe, wohin ihr Herz und ihre Sinne gestrebt haben. Auch in Sekundärquellen ist nichts zu finden, und selbst zeitgenössische Autorinnen, die nur Kurzporträts über sie geschrieben haben, bedauern zuweilen, dass man so wenig Persönliches über Franziska weiß, zum Beispiel, welche die Gründe waren, die ihre Freundin Emilie dazu brachten, nach ihrem Erholungsaufenthalt in Bayern nicht mehr nach Berlin zurückzukehren. Franziska hat zu dieser Frage und zu allen ähnlichen persönlichen Belangen eisern geschwiegen; uns Nachgeborenen, die wir ihr Leben erzählen wollten, blieb nichts anderes übrig, als das zu respektieren.

Barbara Sichtermann, Ingo Rose

Editorische Notiz

Bei den kursiv gesetzten Passagen in dieser Romanbiografie handelt es sich um Originalzitate aus Biografien, Briefen, Zeitungs- und Zeitschriftenartikeln und anderen Texten. Alle Quellen sind in der Literaturliste aufgeführt.

Literatur

Andreas Austilat: Mark Twain in Berlin. Berlin 2014

Emmy Beckmann (Hrsg.): Was ich hier geliebt: Briefe von Helene Lange. Tübingen 1957

Barbara Beuys: Franziska Tiburtius und Emilie Lehmus. Die ersten Ärztinnen im deutschen Kaiserreich, in: Agnes Schmidt (Hrsg.): »Die Frau hat die längste Zeit ihrer Dulderperiode hinter sich«, Festschrift zum 200. Geburtstag von Luise Büchner. Darmstadt 2021

Eva Brinkschulte (Hrsg.): Weibliche Ärzte – die Durchsetzung des Berufsbildes in Deutschland. Berlin 1995

Elisabeth Dickmann u.a. (Hrsg.): Barrieren und Karrieren. Die Anfänge des Frauenstudiums in Deutschland. Bremen 1997

Hedwig Dohm: Die wissenschaftliche Emancipation der Frau. Berlin 1874

Renate Feyl: Der lautlose Aufbruch: Frauen in der Wissenschaft. Darmstadt 1983

Sören Flachowsky: Saubere Stadt. Saubere Weste? Berlin 2021

Lilian R. Furst (Hrsg.): Women Healers and Physicians. Kentucky (USA) 1999

Hermann Hiery: Deutschland als Kaiserreich. Wiesbaden 2021

Kristin Hoesch: Ärztinnen für Frauen. Stuttgart 1995

Michaela Holdenried (Hrsg.): Geschriebenes Leben. Autobiographik von Frauen. Berlin 1995

Henrike Hülsbergen (Hrsg.): Stadtbild und Frauenleben. Berlin 1997

Ernst Johann (Hrsg.): Innenansicht eines Krieges. Deutsche Dokumente 1914–1918. München 1973

Angela Klaßen: Mädchen- und Frauenbildung im Kaiserreich 1871–1918. Würzburg 2003

Else Lüders: Minna Cauer. Leben und Werk. Gotha 1925

Cécile Mack: Henriette Hirschfeld-Tiburtius (1834–1911). Frankfurt am Main 1999

Paulette Meyer: From ›Uncertifiable‹ Medical Practice to the Berlin Clinic of Women Doctors: The Medical Career of Franziska Tiburtius. Granada (Spanien) 1999

Lina Morgenstern/Minna Cauer u. a. (Hrsg.): Der Internationale Kongress für Frauenwerke und Frauenbestrebungen in Berlin 1896. Berlin 1897

Agnes Schmidt: Luise Büchners Reise nach Zürich 1875. Darmstadt 2011

Barbara Sichtermann: Kurze Geschichte der Frauenemanzipation. Berlin 2009

Barbara Sichtermann/Ingo Rose: Berlinerinnen. Dreizehn Frauen, die die Stadt bewegten. Berlin 2019

Franziska Tiburtius: Erinnerungen einer Achtzigjährigen. Berlin 1929

Karl Tiburtius: Kandidat Bangbüx. Leipzig 1910

Barbara Tuchman: August 1914. Frankfurt am Main 1990

Links

https://geschichte.charite.de/aeik/biografie.php?ID=AEIK00138 (10. 8. 2022)

https://www.ub.uni-koeln.de/cdm/search/searchterm/451892/field/identi/mode/all/conn/and/order/date (5. 8. 2022)

https://www.zeitstimmen.de/index.php?page=text&is_text=667 (13. 10. 2022)

Abbildungsnachweis

akg-images: S. 2, 120

bpk-Bildagentur: S. 110

privat: S. 211, 230

Wikimedia Commons: S. 112, 171, 196